MONIKA FELL-HAGEN

DIE ENERGIE DER CHAKREN

MONIKA FELL-HAGEN

DIE ENERGIE DER CHAKREN

MIT YOGA IN DIE 50 PLUS

KÖSEL

Umschlaggestaltung: Kaselow Design, München
Fotos im Innenteil und auf dem Umschlag: Wolf-Dietrich Weissbach, Würzburg
Druck und Bindung: Kösel, Krugzell
Printed in Germany
ISBN-10: 3-466-34493-X
ISBN-13: 978-3-466-34493-2

*Gedruckt auf umweltfreundlich hergestelltem Bilderdruckpapier
(säurefrei und chlorfrei gebleicht)*

www.koesel.de

INHALT

EINLEITUNG

Die Chakren werden in verschiedenen spirituellen Traditionen als Brücke zwischen unserem grobstofflichen Körper und der feinstofflichen Welt betrachtet. Im indischen und tibetischen Yoga gibt es seit Jahrhunderten wunderbare Abbildungen dieser geheimnisvollen Verbindung zwischen Körper und Seele. Auch die indianische Kultur in Amerika spricht von unserem Körper als dem *Regenbogenkörper*, der nach den Farben des Regenbogens aufgebaut ist.

Die Chakren sind Energiezentren, in welchen die kosmische Energie auf unsere individuelle Lebensenergie transformiert wird. In jeder Körperregion sind spezifische Funktionen, Aufgaben, Erfahrungen, sowohl körperliche wie auch seelische gespeichert. Es ist nicht zufällig, dass überall auf der Erde dem Herzen die Liebe zugeordnet ist. Mit der kollektiven Symbolsprache, die C.G. Jung in der Archetypenlehre herausgearbeitet hat, werden allgemein menschliche Erfahrungen – körperliche, seelische, geistige und soziale – zusammengefasst. Die Chakren werden manchmal mit der Jakobsleiter verglichen, unserem ganz persönlichen Weg von der Erde zum Himmel. Was ist mit diesem Weg gemeint?

Außerdem müssen wir das Abenteuer nicht einmal allein wagen, denn die Helden aller Zeiten sind uns vorausgegangen. Das Labyrinth ist bestens bekannt. Wir müssen nur den Pfaden des Heldenpfades folgen, und wo wir gemeint hatten, einen Gräuel zu finden, werden wir einen Gott finden. Und wo wir gemeint hatten, einen anderen zu erschlagen, werden wir uns selbst erschlagen. Wo wir gemeint hatten, nach außen zu fahren, werden wir in das Zentrum unseres eigenen Daseins gelangen. Und wo wir gemeint hatten, allein zu sein, werden wir mit der ganzen Welt sein.

Joseph Campbell

So wird unser Leben oft verglichen mit einer Heldenreise zu *einem* Ziel. Im Indischen hingegen hören wir häufig: Der *Weg* ist das *Ziel!* Gibt es also gar kein wirkliches Ziel? Dieses Paradox zu verstehen, dauert vielleicht unser ganzes Leben lang. Es gibt immer wieder Annäherungen und wir meinen dem Geheimnis ganz nah zu sein, und dann rückt das Verstehen dieses Paradoxons weit weg, und wir fühlen uns wie in einer dunklen Nacht, ohne Orientierung, wie in einem Irrgarten. Jeder Mensch geht letztlich auf diese Heldenreise oder große Überfahrt, und jede(r) kann diese

Reise nur sehr subjektiv beschreiten, verstehen und zum Ende führen. Es gibt in uns Wünsche, Sehnsüchte, Leiden und Schmerzen, und sie alle treiben und führen uns in eine bestimmte Richtung auf unserer Seelenreise. Wir gehen in das Labyrinth, gehen vielleicht vorwärts, zurück, fallen, stehen wieder auf, lassen uns von sichtbaren Kräften oder von inneren Seelenkräften führen.

Der Weg zum inneren Heilwerden ist so ein Weg mit immer neuen Herausforderungen und Aufgaben, um der Einheit von Körper, Seele und Geist gerecht zu werden. Nicht vordergründige Ziele wie Gesundheit oder Erfolg oder Wohlstand sind gemeint. Sie können sich als Begleiterscheinungen einstellen. Der Weg zu unserem Ziel des Heilwerdens geht in eine tiefere Dimension, wo immer auch Leiden und Schmerz mit dazu gehören und angenommen sein wollen. Und so gibt es natürlich viele »Heilswege«, die uns die großen Weltreligionen oder politischen Systeme vorgeben und auf die wir uns begeben können. Es gibt jedoch auch den mystischen Weg des Gottsuchers, der in allen Religionen, Zeiten und Gesellschaften sehr ähnlich beschrieben oder auch in den großen Mythen und Sagen der Welt in vielfältiger Weise dargestellt wird.

Östliche Wege und westliche Weisheit werden oft als diametral gegensätzlich und nicht vereinbar betrachtet. Man kann sie jedoch auch als einander fruchtbar ergänzende Möglichkeiten betrachten, mit der Welt umzugehen, in der Welt zu sein. Der westliche Weg wird oft als der *via activa* bezeichnet, der Weg, auf dem die männlichen, Kontrolle ausübenden Kräfte mehr im Vordergrund stehen, im Gegensatz zum östlichen *via contemplativa* mit den weiblichen, hingebungsvollen Kräften. Mein Anliegen ist, aus den östlichen Weisheitslehren des Yoga und des Buddhismus Mittel herauszufiltern, die uns Menschen hier im Westen helfen können, auf unserem Lebensweg mehr Energie, Freude, Gelassenheit, Liebe, Mut und Klarheit zu entwickeln. Gemeinsam mit Hilfsmitteln aus der westlichen Philosophie, der Psychotherapie und dem abendländisch-christlichen Kulturgut sollen sich östliches und westliches Wissen in einer guten Weise verbinden.

Ich möchte möglichst praktische Anleitungen geben und doch so viel Hintergrundwissen einfließen lassen, dass ein tieferes Verstehen des »Heilwerdens« bzw. »Heldenweges« möglich wird. Die yogische Chakrenlehre wird dabei helfen, die sieben wichtigsten Lebensbereiche zu beleuchten.

Nähere Informationen zu den einzelnen Chakren und ihrer Bedeutung auf Seite 12 und ab Seite 55.

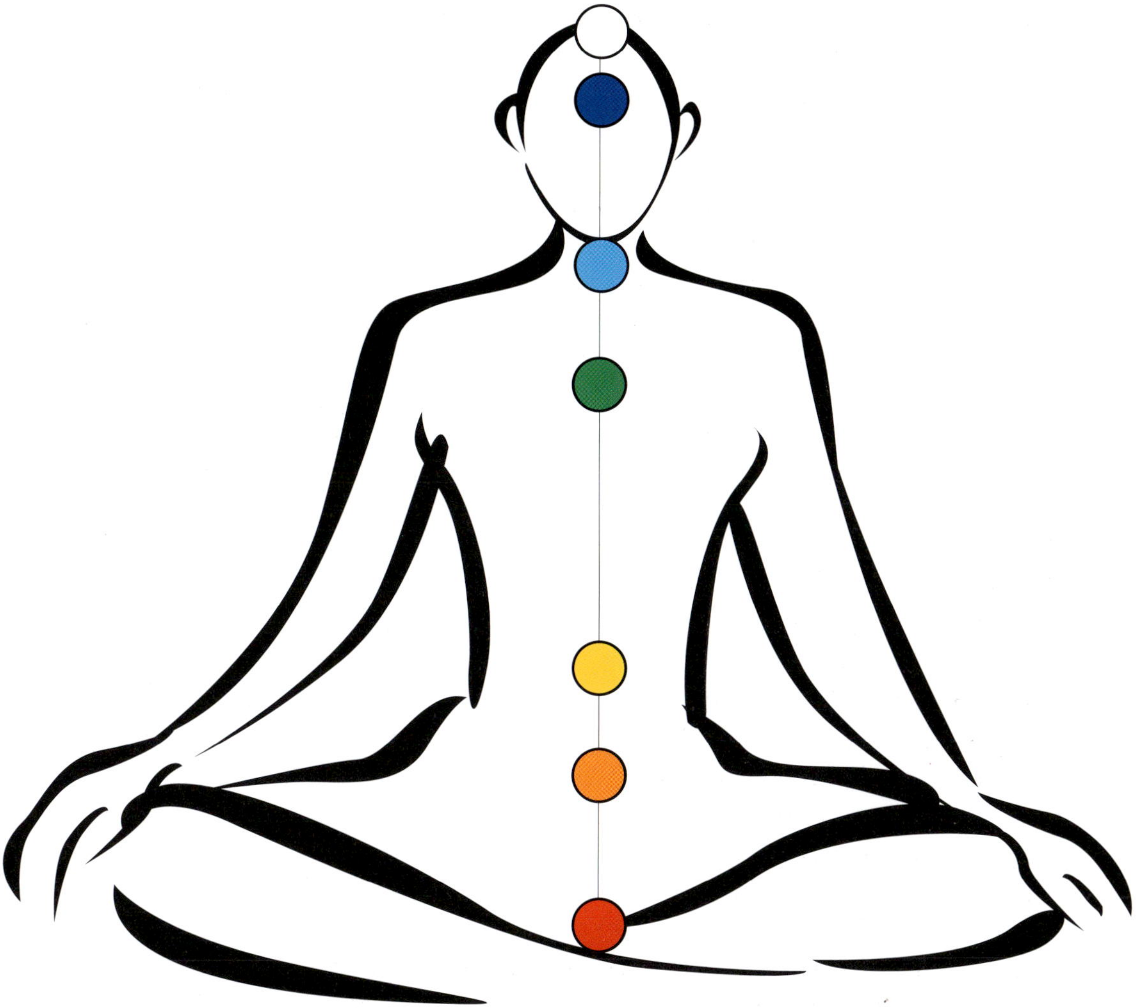

- **ERSTES CHAKRA:** *Wurzelchakra*
- **ZWEITES CHAKRA:** *Sakralchakra*
- **DRITTES CHAKRA:** *Nabelchakra*
- **VIERTES CHAKRA:** *Herzchakra*
- **FÜNFTES CHAKRA:** *Kehlchakra*
- **SECHSTES CHAKRA:** *Stirnchakra*
- **SIEBTES CHAKRA:** *Kronenchakra*

ERSTES CHAKRA:	*Wurzelchakra*	Urvertrauen, Sicherheit, Willkommen-Sein auf der Erde
ZWEITES CHAKRA:	*Sakralchakra*	Sexualität, das Fließen aller lustvollen sowie schmerzlichen Gefühle
DRITTES CHAKRA:	*Nabelchakra*	Gesunde Ich-Kräfte, Wegfindung zwischen Macht und Ohnmacht
VIERTES CHAKRA:	*Herzchakra*	Die Liebe als sich wandelnde Erfahrung der Lebensenergie, Erfüllung, Hingabe, Vergebung
FÜNFTES CHAKRA:	*Kehlchakra*	Kommunikation, authentisches Sein, Kreativität
SECHSTES CHAKRA:	*Stirnchakra*	Intuition, Weisheit, Durchdringung der Geheimnisse von Leben und Tod
SIEBTES CHAKRA:	*Kronenchakra*	Verbundenheit mit dem Absoluten, All-Einheit

Wir können die sieben Chakren als Seinsweisen des Menschlichen betrachten, als Ausdruck verschiedener Bewusstseinsebenen oder ganz einfach als Lebensthemen, die uns in jedem Alter schwerpunktmäßig verschieden betreffen oder beschäftigen. In der Anthroposophie wird unser Leben in Siebener-Schritte eingeteilt. So könnte man auch die Themen der sieben Chakren den jeweiligen Altersabschnitten zuordnen. Nach dem 49. Lebensjahr (7 x 7 Jahre gelebt) beginnt die Chakrensymbolik von neuem. Wir sind nun wieder auf einer anderen Ebene mit den Wurzeln beschäftigt. Die heranwachsenden Kinder gehen aus dem Haus, was häufig bei Frauen als »empty-nest-syndrom« mit entsprechenden depressiven Stimmungen erlebt wird. Auch fällt in diese Zeit meist der Tod der nun alt gewordenen eigenen Eltern. Körperliche Beschwerden, die mit dem Älterwerden oder falscher Lebensführung zu tun haben, fordern Stellungnahme und Veränderungen. Eine starke Verunsicherung, eine Orientierungslosigkeit bis in die Wurzeln kann entstehen. Auch die verbleibende Zeit bis zum Ruhestand wird immer kürzer und man spürt auf einmal einen Druck, eine Anspannung, es taucht die Angst auf, die verbleibenden Jahre der Schaffenskraft hoffentlich richtig zu nutzen. Diese Zeit ist häufig vollgeladen mit verantwortlichen Aufgaben in Familie und Beruf und doch erscheinen am Horizont Fragen, die von der Endlichkeit all unsres Schaffens und Seins handeln. Habe ich mein Leben richtig ausgefaltet? Tue ich das, was ich wirklich wollte? Möchte ich nochmals neue Weichen stellen, damit ich eines Tages in Frieden auf mein Leben zurückblicke? Der Beginn des neuen 7er-Zyklus' stellt die Aufgabe und bietet die Chance, sich dem Leben neu zu stellen.

Die Chakrenlehre will auch in das so genannte esoterische Wissen einführen, also in Geheimlehren, welche die inneren, mystischen Erfahrungen von Weisheitslehrern widerspiegeln. Esoterik wird heute oft in die abwertende New-Age-Schublade gesteckt und es haftet dem Wort leicht etwas Unseriöses an. Ich möchte mich jedoch auf den ursprünglichen Gebrauch dieses Wortes beziehen, dass nämlich in jeder Religion exoterisches, also die äußeren Rituale und Gebote betreffendes Wissen unterschieden wird vom esoterischen Wissen, das den mystischen Weg der Gottsuche betrifft. Mit diesem esoterischen Wissen sollen solche Einsichten und Reflexionen aus dem aufgeklärten menschlichen Bewusstsein moderner Denker und Weiser verbunden werden wie etwa Ken Wilbers Ansatz der transpersonalen Psychologie.

So gehen wir nach dieser Sichtweise als einzelne Menschen wie auch als Menschengemeinschaft durch eine evolutive Entwicklung von Schichten des Bewusstseins. Je nachdem, wo wir gerade stehen, gibt es unterschiedliche Mittel und Möglichkeiten der Weiterentwicklung.

Aus dem Zusammenfließen verschiedener Weisheitslehren ergeben sich für mich vorab sieben Grundlagen der inneren Heilung, die alle gemeinsam, in ihrem unterschiedlichen Wirken dem Heilwerden dienen:

- Ganzheit
- Achtsamkeit
- Einsicht in die tiefenpsychologischen Wurzeln bedrängender Gefühle
- Hier- und Jetzt-Orientierung
- Entwicklung von liebendem Verstehen und Mitgefühl
- Alleinsein und In-Beziehung-Sein als zwei wesentliche Seinsqualitäten (Kommunikation mit dem Du und mit dem eigenen Selbst)
- Bemühung und Hingabe (Weckung des inneren Feuers)

Nach diesen allgemeinen Grundlagen werde ich im 1. Kapitel dieses Buches auf die yogischen Grundlagen eingehen, um die Chakrenlehre besser einordnen zu können. Dabei ist es mir wichtig, die zwei großen Strömungen im Yoga, die heute im Westen zum Tragen kommen, aufzuzeigen: Zum einen den ursprünglichen Yoga des Patanjali mit den Yoga-Sutren, der eher asketisch ausgerichtet ist und meist als *Raja-Yoga* bezeichnet wird. Zum anderen den Tantrismus, als die Wurzel der leibbejahenden, matriarchal ausgerichteten, philosophischen Denkweise des *Hatha-Yoga*, in dem die Chakrenlehre aufgehoben ist.

Wenn Sie als Leserin, als Leser sich lieber gleich mit dem Weg durch die einzelnen Chakren befassen wollen, so ist dies gut möglich. Vielleicht kommen Sie dann zu einem späteren Zeitpunkt zu diesem Grundlagenkapitel zurück. Im Anschluss daran folgen die einzelnen Kapitel zu jedem Chakra. Zu Beginn wird jeweils eine Übersicht über das einzelne Chakra gegeben, verbunden mit esoterischen Zuordnungen. Wenn Sie diese nicht gleich verstehen sollten, lesen Sie weiter und vertrauen Sie auf die Erfahrungen, die Sie mit den Übungen und Meditationen machen werden. Zu jedem Chakra gibt es Fallgeschichten aus meiner psychotherapeutischen Praxis, um die psychische Qualität des jeweiligen Chakras zu verdeutlichen. Jeder Übungsteil zu einem Chakra beginnt mit Fragen, die Sie in diese psychische Qualität hineinführen können. Nehmen Sie die Fragen als Denkanstöße oder auch mit hinein in Ihre stille, innere Selbsterforschung. Es folgt dann der Teil der Yoga-Asanas, der dieses Chakra stärken kann. Im Anschluss daran werden geführte Imaginationen, Körperübungen aus anderen Richtungen von Therapie oder Leibarbeit und letztendlich Meditationsübungen angeboten. *Ich habe mir erlaubt, Sie, liebe Leserin und lieber Leser, bei den Übungen mit* du *anzusprechen. Dies soll lediglich zu einer entspannten Atmosphäre beitragen, in der Sie sich fallen lassen und in liebevollen Kontakt zu sich selbst kommen können.*

Wenn Sie üben, sollten Sie sich ein Chakra zur Selbsterforschung vornehmen, sich eventuell zu Ihren Erfahrungen ein Tagebuch anlegen, in den Dialog mit einem spirituellen Lehrer oder Therapeuten gehen oder mit einem Menschen, dem Sie sich gerne anvertrauen.

Außerdem bietet meine im Kösel-Verlag erschienene CD (*Die Energie der Chakren*, siehe Seite 200) die Möglichkeit, sich auf die Tiefenentspannung einzulassen, die ich als zentral und wesentlich halte, um überhaupt von unserem stressbelasteten Alltag loszukommen. Diese Tiefenentspannung sollte häufig und mit heller Wachheit immer wieder geübt werden. Die Reise zur inneren Weisheit sollte nur in größeren zeitlichen Abständen erfolgen. Die Chakren-Meditation können Sie häufig ausführen, da sie ein Handwerkszeug ist, um in die tiefere Erfahrung von Präsenz und Stille hineinzukommen. So wünsche ich Ihnen viel innere Freude und Inspiration beim Lesen und eine gute Führung auf Ihrem inneren Weg.

GRUNDLAGEN

GANZHEITLICHKEIT

Einheit von Körper, Seele, Geist

Wenn wir von »Heilwerdung« sprechen, ist immer der ganze Mensch gemeint, in dem Körper, Seele und Geist zusammenwirken. In den östlichen Gesundheits- und Krankheitslehren, etwa dem Ayurveda oder der chinesischen Medizin, geht man ganz selbstverständlich von diesem holistisch-systemischen Modell aus, dass alle Systeme (Organe, seelische Strukturen, geistige Konzepte) miteinander in Verbindung stehen. Auch in der westlichen psychosomatischen Medizin hat es dieses Wissen schon immer gegeben. Aktuell werden in der Psychosomatik nur bestimmte eingegrenzte Erkrankungen wie etwa Bulimie, Asthma bronchiale oder Colitis ulcerosa (entzündliche Erkrankungen des Darms) als psychosomatische Erkrankungen eingestuft. Die moderne Schulmedizin betrachtet noch immer sehr vieles im Körper vor dem Hintergrund eines materialistischen Weltbilds und verhindert so oft wichtige Diagnose- und Therapiemöglichkeiten, die sich eröffnen, wenn man das Seelisch-Geistige des jeweiligen Menschen mit einbeziehen würde. Der Arzt und Zen-Meister Graf Dürckheim sprach davon, dass wir »keinen Körper haben«, sondern »Leib sind«, und verwies damit auf den Paradigmenwechsel vom mechanistischen zum holistisch-systemischen Weltbild.

Auch im Yoga wird ganz selbstverständlich von den fünf verschiedenen Körperhüllen ausgegangen, die in wechselseitiger Durchdringung die Ebenen vom Grobstofflichen zum Feinstofflichen bezeichnen. Meister Eckhart (1260–1328) schreibt dazu:

Darum sagen unsere Meister der Naturlehre, der Leib sei vielmehr in der Seele, als die Seele im Leibe: So wie das Fass mehr den Wein enthält, als der Wein das Fass, so hält die Seele den Leib mehr in sich als der Leib die Seele.

Zitiert nach Willigis Jäger und Beatrice Grimm

Alles Geistig-Seelische hat einen Niederschlag im Körper, und alles Körperliche beeinflusst wiederum das Geistig-Seelische. Auch die modernen Naturwissenschaften gehen immer mehr von der Auffassung aus, dass alles materielle Schwingung und Energie ist. Lichtenergie in der Atomphysik, so konnte Heisenberg nachweisen, zeigt sich entweder als Teilchen oder als Welle, je nachdem, in welcher Erscheinungsform es betrachtet wird. So hat alles, was zur Materie verdichtet ist, seine geistige Spur in sich und ist ebenso ständigen Veränderungen ausgesetzt, genauso wie unsere Gefühle und Gedanken, die zum Beispiel feinstofflicher sind als etwa ein Stück Holz oder ein bestimmter Körperteil. Unsere Erfahrungen der ätherischen, subtilen oder kausalen Welt, wie sie etwa Ken Wilber für die höheren Bewusstseinszustände beschreibt, unterscheiden sich nur in der Weise der Verdichtung von Materie.

Die folgenden Worte sagt Buddha im Dhammapada – und genauso könnte es auch ein moderner Systemtheoretiker des Konstruktivismus formulieren oder etwa westliche Philosophen wie Platon oder Hegel:

Wir sind das, was wir denken.
Alles, was wir sind, entsteht in unseren Gedanken.
Mit unseren Gedanken gestalten wir die Welt.
Sprichst oder handelst du mit unreinem Geist,
werden Probleme die Folge sein,
so wie das Rad dem Ochsen folgt, der den Wagen zieht.
Sprichst oder handelst du mit reinem Geist,
wird Glück die Folge sein,
so wie dein Schatten dir folgt, unerschütterlich.

Buddha

Mir ist bewusst, dass ich dem platonischen Weltbild folge und somit die geistige Ideenwelt als Seinsgrund unserer Erfahrung bevorzuge. Dialektischer Methode folgend, hat natürlich auch das Sein, unsere materielle, stoffliche Existenz einen großen Einfluss auf unser Leben und unser Bewusstsein, so wie etwa Feuerbach und Marx dies ganz grundlegend aufgezeigt haben. Das Bewusstsein spiegelt sich im Sein und das Sein spiegelt sich im Bewusstsein. Solange wir in dieser Existenz unserer Körper-Seele-Geist-Einheit leben, sind wir dem Gesetz der Polarität bzw. Dualität unterworfen und damit der gegenseitigen Bedingtheit von Sein und Bewusstsein. Beide Sichtweisen erfahren zu unterschiedlichen Momenten unterschiedliche Gewichtung. Im Aushalten der Spannung und Ergänzung beider Bewegungen finden wir immer nur für diesen Augenblick angemessen die Wahrheit oder Einsicht für unser jetziges Leben. Ken Wilber beschreibt diese Bewegung als Aufwärtsbewegung, von der Materie zum Geist, als Sehnsucht nach Erleuchtung, als eine Bewegung, die vom »Flach-Land-Bewusstsein« ausgeht. Dieses bedient sich rein innerweltlicher Gesetzmäßigkeiten und strebt nach oben. Auf der anderen Seite gibt es die Abwärtsbewegung in Anlehnung an Sri Aurobindo: Das göttliche Licht will von oben in die Welt, bis in das Innerste jeder Zelle, jedes Atoms hineinleuchten, hat also die Immanenz der Transzendenz in der Welt zum Ziel.

Die Richtung nach oben ist jenseitig, sie geht vom Vielen zum Einen. Bei dieser Bewegung sieht man, dass es hinter den flüchtigen und schemenhaften Formen der Manifestation eine einzige Quelle gibt, einen grundlosen Grund, das Absolute, und man erhebt sich zu einem Verständnis dieses absoluten Gottes.

Ken Wilber, Eine kurze Geschichte des Kosmos

Die andere Richtung nach unten ist diesseitig. Das Eine ergießt sich in die ganze Schöpfung, schenkt sich allen Formen, sodass die ganze Schöpfung eine vollkommene Manifestation des Geistes ist. Diese Welt, diese Erde nannte Platon »einen sichtbaren, fühlbaren Gott«. Dies ist dann der Abstieg des Einen in die Vielheit.

Oh könntet ihr die Sehnsucht
der Materie nach dem Licht erfassen,
oh könntet ihr die Sehnsucht
des Lichtes nach der Materie erahnen,
so würdet ihr göttlichen Rausch kosten.

Gitta Mallasz

Im Yoga heißt es: Brahman ist die Welt, Atman ist die individuelle Seele. Atman und Brahman sind eins, die individuelle Seele und die Welten-Seele sind eins.

Die Auf- und Abwärtsbewegung fällt zusammen, ihr polarisierendes Gesetz der Dualität wird transzendiert und löst sich auf. Dies ist jedoch nicht vom Verstand oder der aufgeklärten Vernunft zu begreifen, sondern nur in der meditativen Erfahrung, in der Erfahrung der Ganzheit, die als numinose oder spirituelle Erfahrung nur schwer in Worte zu fassen ist.

Ken Wilbers Spektrum des Bewusstseins vom Grobstofflichen zum Feinstofflichen wie auch die Chakrenlehre aus dem Yoga sind wunderbare Modelle dieses ganzheitlichen Zusammenwirkens von Körper, Seele und Geist, von Welt und Gott.

ACHTSAMKEIT
Körper, Gefühle, Gedanken, Atem, Handeln

Achtsamkeit ist zunächst ganz einfach und grundlegend zu sehen. Wir lehren jedes Kind achtsam den Löffel vom Teller zum Mund zu führen, damit das Essen gelingt, oder achtsam über die Straße zu gehen, damit kein Unglück passiert. Achtsamkeit meint immer eine Bewusstwerdung und häufig auch eine Verlangsamung des augenblicklichen Geschehens, um bewusst im gegenwärtigen Moment wach bei dem zu sein, was gerade geschieht.

Der vietnamesische Zen-Meister Thich Nhat Hanh lehrt vier Grundlagen der Achtsamkeit: Achtsamkeit auf den Körper, auf die Gefühle, die Gedanken, auf den Atem.

Eine wesentliche Brücke zwischen Leben und Achtsamkeit ist der Atem. In der Beobachtung und Wahrnehmung des Atems sind wir verbunden mit innen und außen, mit der Luft und Lebensenergie, die in dieser Sekunde, in diesem Einatem jetzt zu uns kommt, die uns geschenkt wird und mit der wir in diesem Ausatem uns selbst zurück an die Welt schenken.

Der Atem verbindet Körper und Geist. Sich des Atems bewusst zu werden, ist bereits Achtsamkeit. Achtsam atmen kann Achtlosigkeit beseitigen. Mit der Achtsamkeit sind wir im lebendigen Gewahrsein. Sie führt uns in ein vollkommen waches und frisches Leben.

In den Yogaübungen, die ich weiter unten aufführe, lernen wir, uns mit der Atemachtsamkeit in den Augenblick hineinzulassen und mit diesem Üben überträgt sich auch die Gewohnheit des Achtsamseins in das alltägliche Leben.

Dreifach ist der Rhythmus des Lebens
nehmen – geben – sich selbst vergessen
– einatmend nehme ich die Welt in mich auf
– ausatmend gebe ich mich an die Welt
– leergeworden lebe ich in mir selbst
leer, ohne Selbst in vollkommener Leere.

Einatmend nehme ich die Welt in mich auf
ausatmend gebe ich mich der Welt
leergeworden erfahre ich die Fülle
formlos bin ich Form.

Govinda

Mit der Achtsamkeit entwickeln wir den inneren Beobachter, der uns ständig begleitet und uns in allem, was wir tun, sanft unterstützt. So können wir mit allen Sinnen, mit allen Gedanken und Gefühlen in Kontakt sein und daraus ein authentisches Begegnen mit der Welt entstehen lassen. Der innere Beobachter oder Zeuge hat im Gegensatz zum äußeren Beobachter keine bewertende, kontrollierende Eigenschaft, sondern er gibt Weite und Überblick über das, was gerade geschieht. Achtsamkeit bezieht sich also auch auf unsere Gedanken und Gefühle und Empfindungen im Körper, und selbstverständlich insbesondere auf unser Handeln. Wenn wir mit dem Gewahrsein umgehen wie eine Sonne, die auf alles, was in und um uns geschieht, ihre Strahlen wirft, sind wir in der Achtsamkeit und dadurch in einer immer sich weiter entwickelnden Bewusstwerdung.

Achte gut auf diesen Tag
Denn er ist das Leben
Das Leben allen Lebens.
In seinem Ablauf liegt alle Wirklichkeit
Und Wahrheit des Daseins.
Die Wonne des Wachsens – die Größe der Tat
Die Herrlichkeit der Kraft.
Denn das Gestern ist nichts als ein Traum
Und das Morgen nur eine Vision
Das Heute jedoch – recht gelebt –
Macht jedes Gestern zu einem Traum voller Glück
Und jedes Morgen zu einer Vision voller Hoffnung
Darum achte gut auf diesen Tag!

Aus dem Sanskrit

Achtsamkeit weist auch in den modernen Psychotherapien auf die Bedeutung der Erfahrung hin. Dies steht im Gegensatz etwa zu einem Energiemodell, wo der Mensch wie eine Maschine, mit bestimmten Trieben, Spannungen, Druckausgleich usw. gesehen wird (Sigmund Freud), oder etwa dem Modell eines Informationsverarbeitungszentrums, wo der Mensch nur auf der kognitiven Einsichtsebene gesehen wird. Letzteres Modell wird der kognitiven Verhaltenstherapie oder auch den aufklärenden ärztlichen Gesprächen zugrunde gelegt, die jedoch dann meist wenig Wirkung haben, weil die Erfahrungsebene ausgeklammert ist.

Mit dem Prinzip der Achtsamkeit hingegen wird der Informationsfluss zwischen innen und außen und das Gestalten und Erleben von Erfahrung immer in den Vordergrund gerückt. Es geschieht also stets eine Rückkopplung von aufnehmender Information, innerer Bewertung und dem Aussenden von Information, eine Verarbeitung innerhalb eines Feed-back-Systems. So ist eine wache Erfahrung mit den fünf Sinnen, den Gedanken, Gefühlen und Handlungen möglich. Das innere Zentrum des erfahrenden Beobachters bleibt präsent und neutral. Dann können wir die Früchte der Achtsamkeit ernten.

BEDRÄNGENDE GEFÜHLE

Einsicht in die tiefenpsychologischen Wurzeln

Licht in das Feld unserer Gefühle hineinzubringen, ist eine wertvolle Aufgabe, der sich die westliche Psychotherapie besonders angenommen hat. Wir alle finden uns immer wieder in bedrängenden Gefühlen von Angst, Wut, Trauer, Verzweiflung, Neid, Gier, Schmerz. Der rechte Umgang damit verlangt sehr viel tiefes Verstehen und Selbstverantwortung.

Psychotherapie und Meditation beanspruchen beide für sich, den ganzen Menschen zu heilen und zu entwickeln mit dem Ziel von mehr innerem und äußerem Glück, Wohlergehen, Gelassenheit, Zufriedenheit, Ruhe und Selbstbewusstsein. Sigmund Freud spricht vom Ziel als die »Liebes-, Arbeits- und Genussfähigkeit des Menschen«. Buddha spricht von einem »Leben ohne Leid«. Die östlichen Wege betrachten die Gefühle als Teil der illusionären Welt, als Maya, die es nur zu erkennen gilt. Patanjali beschreibt den Weg, sich von Störungen zu befreien wie folgt:

Bei einer Behinderung durch störende Gedanken soll man über das Gegenteil meditieren.

Patanjali/Bäumer

Ayya Khema, Lehrerin des Theravada-Buddhismus, spricht im Zusammenhang mit dem Umgang von Gefühlen von einer Folge von Erkennen – Ersetzen – Ändern. So soll die Identifikation mit dem Gefühl aufgelöst und eine Befreiung von den Gefühlen stattfinden. Also nicht das Annehmen und Ausdrücken störender Gedanken und Gefühle, sondern das Erkennen und Ersetzen werden als richtiger Weg beschrieben. Eine Gefahr auf diesem Weg ist natürlich, dass dieses Ersetzen einem Verdrängen gleichkommt und die Emotionalität sich auf verborgenen Wegen einen anderen, oft noch unerwünschteren Ausweg sucht, sei es in körperlicher Erkrankung, gestörten Beziehungen oder im Erstarren der Persönlichkeit, die dann von innen her nicht mehr lebendig ist.

Die westliche Psychotherapie erweitert den »Selbststudiumsweg« des Ostens durch die Dimension des Biografischen. Die Erforschung und Aufarbeitung der persönlichen Geschichte ist eingebettet in eine heilsame, menschliche Begegnung, in ein therapeutisches Setting. Die persönliche (oder auch karmische) Geschichte, die insbesondere die Kindheitsgeschichte mit Mutter und Vater oder den frühen Bezugspersonen beleuchtet, trägt zur Aufhellung des persönlich gewordenen Menschen wesentlich bei. Der XIV. Dalai-Lama stellte bei einem Vortrag einmal fest, dass er sehr erstaunt und bewegt gewesen sei, zu sehen, wie viele Menschen im Westen in gestörten Familien, in Ungeborgenheit und Einsamkeit aufgewachsen seien, und dass das Selbstwertgefühl der westlichen Menschen in dieser Weise empfindlich gestört, angegriffen oder gar nicht entwickelt sei. Im Gegensatz dazu seien die östlichen Menschen im kollektiven Bewusstsein und der Großfamilie eingebunden und zum größten Teil auch so aufgewachsen.

Jack Kornfield, ein amerikanischer buddhistischer Lehrer und Psychotherapeut, berichtete, wie er, zurückgekehrt nach sieben Jahren Aufenthalt in verschiedenen buddhistischen Klöstern in Asien, bitter erfahren musste, dass er sich für die Spiritualität im Alltag zu wenig Handwerkszeug angeeignet hatte. So musste er sich von den oberen Chakren nach unten entwickeln, um Licht in seinen Beziehungsalltag zu bringen, seinen Umgang mit seiner Familie, den Freunden, der Umwelt und auch die Beziehung zu seinem eigenen Körper. Das Wichtigste im Leben sei, das Allgemeine mit dem Persönlichen, der eigenen Reife, zu verbinden, um ein erfülltes, spirituelles Leben zu führen.

Wir brauchen also hier im Westen eine andere Zugehensweise für das individuell gewordene Leid. Meist erfahren wir ein gebrochenes oder falsches Ich in Form von so genannten negativen Gefühlen, wie Verzweiflung, Schmerz, Trauer, Ohnmacht, Hass, Konkurrenz, Eifersucht, Ausgeliefertsein oder Unverstandensein. Wenn wir nun tiefenpsychologisch nach dem Entstehungsgrund dieser Gefühle fragen, stoßen wir in der Erinnerung auf vergangene Erfahrungen. Sie können – alt und traumatisch – einen direkten Hintergrund für bedrängende Gefühle abgeben. Meist sind es lange zurückliegende Prägungen und Muster aus der Kindheit. Sehr häufig haben sie mit Themen wie Gewalt, Manipulation, Lieblosigkeit, Missbrauch, Einschüchterung oder ganz einfach Nicht-so-sein-Dürfen, wie man als Kind ist, zu tun.

Winnicott, ein amerikanischer Psychoanalytiker, nennt dies die Entwicklung des falschen Selbst, die Selbst-Entfremdung. Die Prägungen wirken wie eine alte Trance, und sie wird augenblicklich reaktiviert, wenn ähnliche oder als ähnlich geglaubte äußere oder innere Bedingungen auftauchen. Die inneren Grundüberzeugungen werden, entsprechend der kindlichen Prägungszeit zusammenfassend als »inneres

Kind« bezeichnet, das in einer ganz bestimmten Weise und mit bestimmten Mustern und Strategien reagiert. Die kindlichen Erfahrungen sind wie Filmaufnahmen im Unterbewussten gespeichert und bestimmen und verzerren in Form von Projektionen die Wahrnehmung der jetzigen, erwachsenen Wirklichkeit. Insbesondere während der Geburt und in den ersten vier Lebensjahren befindet sich der Säugling bzw. das Kleinkind in einer hilflosen und abhängigen Situation, und es hat nur den einen Wunsch: zu überleben. (Siehe auch: Jeru Kabbal, *Die Anwendung des Pendels, um die Kraft des Geistes zu erschließen.*) So entwickelt es viele Einstellungen, tiefsitzende Reaktionen (Gefühle) und »Weltanschauungen«, wie diese Welt, in die es hineingeboren wurde, ihm erscheint.

Es gibt eine schöne Geschichte von fünf blinden Menschen, die zu einem Elefanten geführt und gefragt werden, was sie vor sich haben. Ein jeder beschreibt die Stelle, wo er den Elefanten gerade berührt: Der eine sagt, dieses Objekt der Erfahrung sei dick und stämmig wie ein Baum (Beine). Der andere sagt, es sei hart und gebogen wie ein Säbel (Stoßzähne). Der nächste sagt, es sei wie ein verfilzter Lappen (Ohr) usw. Es entstehen völlig andere Beschreibungen der einen Wirklichkeit. So verhindert die Erblindung das Wahrnehmen der *ganzen* Wirklichkeit. Dieses Gleichnis will darauf hinweisen, dass unser Gehirn eine bestimmte Selektion von Wahrnehmung vornimmt und damit die Realität nur begrenzt abbildet, nicht so, wie sie wirklich ist. Sie wird verzerrt, eingeengt und völlig subjektiv verformt, je nachdem, welche prägenden Erinnerungsspuren sich festgesetzt haben.

Da die Prägungen sehr früh in den ersten Lebensjahren stattfinden, sind sie meist von starken Gefühlen der Hilflosigkeit, von Angst oder Schmerz gekennzeichnet. Um diese belastenden Gefühle nicht immer wieder neu durchleben zu müssen, entwickelt das Kind eine Art Schutzschicht von abwehrenden Gefühlen, Strategien, die helfen sollen, die ursprüngliche Angst oder Hilflosigkeit zu vermeiden. So entwickelt sich Schicht um Schicht ein Menschenkind und später ein Erwachsener, der sich getrennt fühlt von seinem innersten Selbst und immer wieder Gefahr läuft, die alten Prägungen und Muster zu wiederholen, weil seine Gefühle ihm glauben machen wollen, er sei immer noch in der kindlichen Abhängigkeit. Das, was einem früher dazu diente, Leid zu vermeiden, hindert einen heute daran, Glück zu erleben, weil die alten Trancen und Abwehrmechanismen am Werk sind.

Stanislav Grof hat diese Prägungen bis in die Geburtsphase hinein erforscht. An unzähligen Beispielen in der Psychotherapie oder beim holotropen Atmen, das von ihm entwickelt wurde, konnte er vier prägende Erfahrungen während der Geburt nachweisen. Er nannte sie COEX Systeme (systems of condensed experience), Systeme verdichteter Erfahrung. Diese Geburtsmatrizen sind wie Grundmuster, auf dem sich jedes vergleichbare Lebensereignis später in ähnlicher Weise emotional einfärbt. Die erste Phase der Geburt erlebt der Fötus im Fruchtwasser als ozeanische, paradiesische Empfindungswelt. Die zweite Phase, die Gebärmutterkontraktionen, wird als Erfahrung von Bedrohung, Angst, Aussichtslosigkeit, Resignation eingespeichert. In der dritten Phase, der Austreibungsphase, herrschen Kampf, Aggression und Vernichtungsangst vor. Die vierte Phase, der Austritt aus dem Geburtskanal wird als Befreiung und Erlösung erlebt. (S. Grof, *Geburt, Tod und Transzendenz*, S. 109–124)

Je nachdem in welcher Matrix wir besonders starke Erlebnisse hatten, ist unser Leben geprägt von dieser Grunderfahrung. Auch später erlebte atmosphärische Bedingungen oder bestimmte frühkindliche Ereignisse in der Familie können diese Grundüberzeugungen prägen, wie zum Beispiel: »ich bin nicht willkommen« oder »ich werde verlassen, bin ungeliebt« oder »ich bin unfrei« oder »ich sollte eigentlich ein Junge (bzw. Mädchen) sein«. Aus den Grundüberzeugungen entwickeln sich dann Strategien, um schmerzliche Gefühle nicht mehr zu spüren und sich mit einem bestimmten Muster durch die Welt zu schlagen. Dies klingt dann beispielsweise wie folgt: »Wenn ich für andere da bin, werde ich geliebt« oder »Wenn ich viel leiste, bekomme ich Anerkennung von meiner Mutter« oder »Wenn ich möglichst wenig auffalle, komme ich hier in der Familie durch«. Diese Grundüberzeugungen und Strategien bestimmen aus dem Unbewussten heraus unsere Erfahrungen in der Erwachsenenwelt, und es gilt sie zu verstehen und loszulassen. Dies ist eine lebenslängliche Aufgabe. Samuel Widmer (*Im Irrgarten der Lust*, S. 34 f.) beschreibt diesen Vorgang in einem schönen Bild:

Das sich selbst erforschende Ich geht einen Flur entlang. Dieser Flur ist dunkel. Er kann erhellt werden durch das Öffnen der Türen, links und rechts des Flurs entlang. Hinter den Türen befinden sich die Gefühle. In jedem Raum ein anderes. Das Ich geht in die Räume und geht auch wieder heraus; so kann es die Türen offen lassen, der Flur wird durch das einfallende Licht immer heller. Bleiben die Türen verschlossen, so weiß der Suchende nicht, in welche Richtung er geht. Die Orientierung auf dem Weg vom Ich zum Selbst wird durch das einfallende Licht leichter und klarer. Das Öffnen der Türen weist den Weg.

Es geht also nicht darum, in diesen Räumen zu verharren oder immer wieder in diese Räume hineinzugehen ohne Bewusstwerdung. Es geht um das einfallende Licht, das den Weg des Suchenden erhellt. Dies ist der Prozess der Individuation, der Ganzwerdung, der Integration der verletzten und gestörten Anteile von uns, die häufig auch als Schatten bezeichnet werden. Das Zulassen dieser Erfahrungen führt uns direkt in unseren Kern, zu unserem Wesen zurück. So kann sich Verzweiflung, Schmerz, Ohnmacht, Trauer, Lieblosigkeit, Ausgeliefertsein in Getragen- und Aufgehobensein verwandeln. Verlassenheit, Unverstanden-Sein, Zu-kurz-gekommen-Sein, Nicht-geliebt-Sein in Aussöhnung und Vergebung. Der Weg ist die Verwandlung des Ungeliebtseins in die eigene Liebesfähigkeit. Die Sehnsucht nach Liebe verwandelt sich am tiefsten Punkt der Verlorenheit in die Kraft, Liebe zu geben.

Wer sich nach Licht sehnt, ist nicht lichtlos,
denn die Sehnsucht ist schon Licht.

Bettina von Arnim

Hinter den abwehrenden Projektionen in Form von Ärger, Hass, Schuldzuweisungen liegt fast immer das Schwache, Ungeliebte, Verletzliche, das Zarte, das beschützt werden will. Und dahinter liegt wiederum die göttliche Kraft des Wesenskerns, sich selbst mit allem, was ist, anzunehmen, sich in der göttlichen Ordnung geborgen zu wissen. Wenn das verwundete innere Kind in Liebe von uns selbst angenommen wird und ich selbst für diese Teile Verantwortung übernehme, wird der Weg frei für das göttliche innere Kind. Dieser Prozess entwickelt den freien, erwachten Erwachsenen, der in der Liebe mit sich selbst, den Menschen, der Natur und dem Universum leben kann.

Unsere tiefsten Ängste
sind wie Drachen,
die unsere tiefsten Schätze bewahren.

Rainer Maria Rilke

HIER- UND JETZT-ORIENTIERUNG
Sakrament des Augenblicks

Ein zentraler Grundsatz von Willigis Jäger lautet, dass jeder Augenblick, den wir bewusst erleben, eine Kommunion mit Gott ist, vergleichbar mit dem, was ein praktizierender Christ in der Eurachistiefeier erlebt. Also nicht nur ein ausgewähltes Ritual ermöglicht den heiligen Augenblick, sondern jeder Augenblick kann die mystische Erfahrung von Einheit, Fülle und Leere auslösen. In der Psychotherapie war es vor allem Fritz Perls und die Bewegung des Sensory Awareness um Charlotte Selver, die das Hier- und Jetzt-Erleben als wesentliches Fundament für jede Erfahrung und als eigentliches Ziel des Wachstumsprozesses postulierten.

Charlotte Selver entwickelte viele kleine Übungen, um bewusst die fünf Sinne, Auge, Ohr, Geruch, Geschmack und den Hautsinn zu entwickeln. Damit sollte die Instanz der Sinneswahrnehmung gestärkt werden, im Vergleich zu unserem »Mind«, der mit den vielen Gedanken und Konzepten so übermächtig über unser Leben regiert. Das Motto dieser humanistischen Therapieform lautete: *Vom Kopf in den Bauch*. So einseitig kann dieses Ziel sicher nicht mehr angegangen werden, aber als wesentliche Richtung hat es auch heute noch durchaus Bestand.

Sicher ist es wichtig, in unserer westlichen Kultur zu erkennen, dass wir mehr *in* die Erfahrung der Wirklichkeit kommen sollten, als *über* die Erfahrung der Wirklichkeit zu sprechen oder Konzepte zu entwickeln. Unser »Mind« möchte sich immer gerne in der Vergangenheit oder in der Zukunft aufhalten. In der Vergangenheit sind viele emotionale und kognitive Prägungen entstanden, die uns behindern, jetzt wach da zu sein. Der Blick in die Zukunft lässt ebenfalls häufig Gefühle und Emotionen entstehen, die mit der augenblicklichen Realität wenig zu tun haben, zum Beispiel Sorgen, Ängste, Verzweiflung oder schwärmerische Fluchtideen. Natürlich gibt es sinnvolles Planen und Reflektieren von Vergangenem, um eine Essenz oder Handlungsanweisung für die Gegenwart zu finden. Doch im Allgemeinen sind wir so stark von Gefühlen und Gedanken absorbiert, dass die Erfahrung des Augenblicks völlig verstellt ist.

Der Buddhismus bietet eine sehr wirksame Psychologie, die uns, unabhängig von Theologie oder religiöser Einstellung, in die Erfahrung der Wirklichkeit führen will, vor allem in die immer stärkende Erfahrung des Hier und Jetzt, die nicht von Leiden gekennzeichnet ist. Die vier edlen Wahrheiten nach Buddha lauten:

1. Es gibt Leiden, Kränkung, Unzulänglichkeit (Armut, Krankheit, Alter, Tod).
2. Ursache des Leidens sind die Wünsche und Erwartungen (Begierden, Ablehnung, Hass, Ängste und Täuschungen).
3. Das Loslösen von den Wünschen und Erwartungen führt in die Freiheit und die Erfahrung, dass jeder Augenblick neu ist, dass Vergänglichkeit und Leerheit wesentliche Lebensprinzipien sind und Veränderung das eigentliche Wunder im Leben darstellt.
4. Der mittlere, achtfache Pfad wird als Weg beschrieben, diese Wahrheiten immer mehr zu verstehen und zu realisieren, um insbesondere dabei ein Maß zu finden zwischen Wunscherfüllung und Askese (also Weltzugewandtheit und Weltabkehr).

Zentral ist hier also das tiefere Eindringen in die Bedeutung der Wünsche und der Vergänglichkeit allen Seins. Es geht ja auf dem Übungsweg ganz oft um die Erfahrung des Loslassens, der Hingabe, des Einverständnisses von dem, was jetzt ist. Dabei geht es jedoch nicht um eine falsch verstandene Ich-Auflösung, wo eine kraftlose, schwache Persönlichkeit zurückbleibt. Wir sollen erst ein Ich haben, bevor wir es loslassen können, sagte Graf Dürckheim einmal. Nur auf der Basis eines gesunden Ichs kann zunehmend die Hingabe und das Zustimmen in die tiefere Wesensnatur geschehen. Die Wesensnatur in der buddhistischen Terminologie ist dabei vergleichbar mit dem Christusbewusstsein in unserer abendländischen Religion, dem Selbst, wie es bei C.G. Jung verwendet wird, oder auch dem höheren Selbst in der transpersonalen Psychologie. Was geschieht, wenn wir aufhören, nach allen möglichen Dingen zu streben, ein Ziel zu erreichen, uns zu bemühen, etwas zu manipulieren, zu erträumen oder Pläne zu schmieden? Hierzu eine kleine Geschichte erzählt in einem Teisho von Willigis Jäger:

Eine ca. 70-jährige Frau steht am Bügeltisch und bügelt ihre Wäsche, als der Todesengel zu ihr kommt und sagt, er möchte sie mitnehmen. Die Frau antwortet: »Jetzt noch nicht, ich habe noch so viel zu tun, muss meinen alten, kranken Mann pflegen und bin noch lange nicht so weit, mit dir zu gehen.« Der Engel willigt ein und kommt einige Jahre später und wiederholt seine Aufforderung. Die Frau antwortet: »Jetzt noch nicht, ich habe das Kind meiner Schwiegertochter zu versorgen und werde ganz dringend gebraucht.« Der Engel willigt erneut ein und gibt ihr Zeit. Nach einigen Jahren kommt er wieder. Er fordert sie erneut auf mitzugehen. Doch erneut antwortet die Frau: »Ich habe so viel zu tun, ich werde dringend gebraucht, ich muss ins Altenheim und dort noch viel älteren Menschen als ich selbst Gutes tun.« Und wieder willigt der Engel ein und die Frau ist nun schon über 80 Jahre. Nach einigen Jahren sitzt die Frau müde auf ihrem Sofa und denkt sich, nun könnte der Todesengel kommen und mich in das Paradies führen. Sie ruft ihn und der Engel kommt und sie stellt ihm die Frage: »Willst du mich jetzt mitnehmen in die Herrlichkeit des Paradieses?« Der Engel antwortet ihr: »Was glaubst du, wo du die ganze Zeit gewesen bist?«

Willigis Jäger, Suche nach der Wahrheit

Die kleine Geschichte will uns zeigen, dass wir wirklich immer wieder in diesen Augenblick, in diese Gegenwart finden. Vielleicht kann dann dieser Einbruch in das Paradies, die »erste Wirklichkeit«, wie Willigis Jäger es nennt, entstehen. Die Erfahrung des Sakramentes des Augenblicks, die Erfahrung der Dankbarkeit für unsere Existenz, der Präsenz und Erfahrung unseres Naturzustandes, der aus Fülle und Leichtigkeit besteht, entfaltet uns immer mehr für diesen ursprünglichen Seinszustand, wenn wir uns nur auf jetzt, auf diesen Augenblick einlassen. Das Leben liebt uns, auch wenn wir es manchmal nicht sehen können.

Der Körper und der Atem sind auch hier wieder gute Fahrzeuge, um in diese Präsenz zu kommen. Auch Fragen wie: Bin ich jetzt wirklich da, in aller Fülle? oder: Bin ich identifiziert mit nur einem Teilausschnitt aus dieser Wirklichkeit, der mich unnötig einengt?, können unsere Bewusstheit fördern.

Im Zen wird das Einüben in das reine Gewahrsein Shikantaza genannt. Im Yoga nennt man es vichara, Klarheit im Vergleich zu vitarka, Abwesenheit. Im folgenden kleinen Text wird das ewige Jetzt ganz greifbar und plastisch beschrieben:

Wer ein Dichter ist, sieht ganz deutlich, dass eine Wolke in diesem Blatt Papier dahin treibt. Ohne eine Wolke gäbe es kein Wasser, ohne Wasser könnten die Bäume nicht wachsen. Also ist die Wolke hier drinnen. Die Existenz dieses Papiers ist bedingt durch die Existenz einer Wolke. Papier und Wolke sind einander so nah. Denken wir an etwas anderes, etwa an die Sonne. Die Sonne ist sehr wichtig, denn ohne Sonne kann der Wald nicht wachsen, und wir Menschen können ohne Sonne nicht wachsen. Also braucht der Holzfäller die Sonne, um den Baum zu fällen, und der Baum braucht die Sonne, um ein Baum zu sein. Deshalb könnt ihr die Sonne in diesem Blatt Papier sehen. Und wenn ihr noch tiefer schaut, mit den Augen eines Bodhisattva, eines erwachten Wesens, seht ihr nicht nur die Wolke und den Sonnenschein darin, sondern ihr seht, dass alles hier ist, der Weizen, der zum Brot wurde, das der Holzfäller isst, und auch der Vater des Holzfällers ist hier – alles in diesem Blatt Papier …

Das Papier ist leer von einem nicht bedingten Selbst. Leer bedeutet in diesem Sinne, dass das Papier voll von allem ist; der gesamte Kosmos ist enthalten.

Thich Nhat Hanh, Mit dem Herzen verstehen

Hier kommt zum Ausdruck, dass das Jetzt immer transparent ist für das ewige Jetzt. Das Hier und Jetzt birgt in sich die Synthese von Augenblick zu Augenblick, und jeder Augenblick hat eine Rückbindung in die Alleinheit und Verbundenheit mit allem Seienden und damit mit Gott, dem Universum.

LIEBENDES VERSTEHEN
In Verbindung mit sich und anderen

Glaube, Hoffnung, Liebe, drei Gaben aus Gottes Fülle,
die Liebe aber ist die größte unter ihnen.

Neues Testament, Brief des Paulus an die Gemeinde in Korinth

Die christliche Religion ist in den Ursprüngen und Kernaussagen die Religion, welche die Liebe in den Mittelpunkt rückt. »Liebet einander, so wie ich euch geliebt habe«, sagte Jesus beim letzten Abendmahl. »Liebe deinen Nächsten wie dich selbst« ist die zentrale Botschaft des Neuen Testaments. Leider wurde im Laufe der Jahrhunderte diese Wurzel, auch sich selbst zu lieben, als Egoismus gebrandmarkt. Nur der erste Teil der Botschaft wurde gepredigt und die Liebe verfiel zu einem moralischen Appell statt zu einer inneren Erfahrung der Verbundenheit, die sich selbst verströmt. Es ist ein tiefes Geschenk, sich selbst verstehen zu dürfen und in liebevoller Aufmerksamkeit bei sich zu sein. Alle Meditationswege beginnen mit dem Innehalten, bei sich selbst ankommen, um aus diesem Zustand heraus offen zu werden für die Welt.

Tritt einen Schritt zurück
aus dem Getriebe des Lebens,
und ein jedes Ding –
sei's auch gering –
erschließt sein Wesen dann
dem Blick der Liebe.

Rita Reimers

Die Liebe ist somit mehr ein Zustand, eine innere Haltung, als eine bestimmte Handlung oder ein Tun. Wenn wir aus diesem Zustand heraus leben, sind wir verbunden mit der göttlichen Liebe, die keine Bedingungen setzt. Gott lässt es regnen über die Gerechten und Ungerechten. Der Mangel an Liebe sitzt jedoch oft tief. Die eigene Erfahrung des Ungeliebtseins hinterlässt Spuren und verhindert immer wieder diesen Zustand der Liebe. Liebendes Verstehen kann so wie eine Übung werden. Lieben heißt verstehen wollen, Zeit schenken, nicht urteilen, falsche Annahmen und Vorurteile loslassen, Missverständnisse aufklären. Auch Unterschiede aushalten und trotzdem im Strom der Liebe sein. Vieles, was wir tun, tun wir, um geliebt zu werden. Der Hungergeist in uns verlangt nach immer wiederkehrender Bestätigung und Anerkennung. Die Wunde des Nicht-Geliebtseins brennt schwer, und so taucht ganz häufig die Angst auf, herauszufallen, nicht dazuzugehören, abgelehnt zu werden. Viele Handlungen erfolgen aus dieser Grundhaltung: Ich muss mir die Liebe anderer verdienen. Um geliebt und anerkannt zu werden, muss ich viel leisten und viel für andere tun. Wenn wir programmatisch lieben, um die eigene Bedürftigkeit auszugleichen, werden unweigerlich Erschöpfung und inneres Ausgebranntsein entstehen.

Wenn wir bei uns selbst beginnen, ist zunächst das Lied der Liebe oft schmerzlich, voll von Traurigkeit oder Wut. Die Mangelerfahrungen aus der Kindheit haben Wunden hinterlassen. Am Anfang des Übungsweges ist es wichtig, sich diesen Gefühlen zu stellen.

Vielleicht entdecken wir dann allmählich, dass Schmerz und Freude unweigerlich zusammengehören, dass wir diese Gefühle mit anderen teilen können. Die Erfahrung von Zusammengehörigkeit, von Liebe auf einer anderen Ebene kann geschehen. Das ist die eigentliche Frucht, wenn tiefe Verbundenheit erfahren wird. Wem diese Erfahrung zuteil wird, die Allverbundenheit, dem erwächst die Liebe von selbst.

Von Buddha wird folgende Geschichte erzählt:

Als Buddha die Erleuchtung erlangte und Einsicht in die Ursache menschlichen Leidens, fühlte er tiefes Mitgefühl mit den Menschen, die sich so vielen Täuschungen hingeben, um Glück zu erlangen. Er weinte bittere, grüne Tränen. Die Tränen fielen auf die Erde und aus einer Träne entsprang die grüne Tara, Göttin des Mitgefühls und der Liebe. Diese Göttin steht allen Menschen zur Seite, die sie anrufen.

Jack Kornfield, Frag den Buddha und geh den Weg des Herzens

Auch wenn wir die Liebe als Geschenk oder Gnade erfahren, bleibt immer das Bemühen, das Ringen um die Liebe, das uns wach hält und mutig sein lässt, auch die

Dornen der Rosen anzunehmen. Jörg Zink beschreibt wunderbar, wie das Weihnachtsmysterium uns erinnern möchte, um was es eigentlich geht, wenn wir das Kind in der Krippe betrachten.

Eigentlich müsste es möglich sein, die verängstigten und gemütskalten Menschen unserer Tage zu heilen, indem man ihnen gibt, was man einem Säugling gibt. Man müsste sie stillen an einer warmen Brust, man müsste sie im Arm halten und zärtlich streicheln und man müsste ihnen all das nachreichen, was an ihnen versäumt worden ist durch eine spröde Pädagogik, alle die Liebkosungen, alle die Küsse, die ihnen nicht gewährt worden sind, all das freundliche Anschauen, das Liebesspiel und die Worte der Zärtlichkeit, und es ist gut, dass dies heute besser verstanden wird als zu der Zeit, als die Kinder waren, die heute erwachsen sind. Denn Gottes Geist wird leiblich durch die Liebe, und der Leib des Menschen wird durch die Liebe geistig. Der Leib des Menschen erwacht aus seiner Stummheit, wo ihm Liebe begegnet. Er fängt an zu antworten, zu reden. Er wird seinerseits fähig, einen anderen Menschen zu berühren, zu lieben, ihm zu zeigen, wie nah er ihm sei. In der Liebe wird Gottes Geist Leib.

Jörg Zink, Zwölf Nächte

Wenn wir diese Bilder vor Augen haben und auch uns selbst damit bedenken, ist ein guter Weg vorgezeichnet, dem näher zu kommen, was die Religionen und auch die Psychotherapie als Heilungsweg angeben.

Der erste Schritt liegt also in der Selbstliebe, dann kommt die Liebe zu meinem Nächsten, sei es Freund oder Feind. Die Feindesliebe wird im Christentum und Buddhismus sehr hoch eingeschätzt. Und tatsächlich zeigt die Psychologie des Hasses, dass die größte Verletzung demjenigen selbst geschieht, der hasst, ablehnt oder voll zerstörerischer Wut ist. Auch wenn wir gekränkt oder verletzt wurden, liegt im tiefsten Grund des Schmerzes die Chance zu vergeben und damit aus dem Teufelskreis negativer Gedanken und Handlungen herauszutreten.

ALLEIN- UND IN-BEZIEHUNG-SEIN

Zwei wesentliche Seinsqualitäten

Der Dalai-Lama prägte den Satz: »Sei jeden Tag eine halbe Stunde mit dir allein.« Man könnte meinen, das sei doch kein Problem, das müsste doch leicht gelingen. Überprüfen wir jedoch zum Beispiel die letzten drei Tage daraufhin, wird es uns auffallen, wie voll gefüllt der Alltag ist mit Kontakten oder im weitesten Sinne Reizeinflüssen von außen. Entsteht eine kleine Lücke freier Zeit, wird sie meist ausgefüllt mit Zeitung lesen, fernsehen, telefonieren, Internet surfen, Haushaltsarbeiten erledigen usw. Es ist wirklich eine Kunst, eine halbe Stunde mit sich allein zu sein – in Ruhe und Wachheit. Viele spirituelle Traditionen schlagen vor, am Morgen den Tag mit einer halben Stunde Meditation, Gebet oder geistiger Versenkung zu beginnen. Doch es geht auch zu einer anderen Tageszeit. Eine Entspannungszeit, eine Auszeit zu wählen, untertags oder am Abend, wo die stille Gegenwart sich ausbreiten kann, ist vergleichbar wohltuend und zentrierend. Auch ein Gang durch die Natur ermöglicht dieses Mit-sich-Sein, um in die Erfahrung des Alleinseins (All-eins-Seins) zu kommen. Ein absichtsloses Dasein fällt uns in unserer Kultur sehr schwer. Doch es enthält ungeheure Stärkungsmöglichkeiten, wie das Sich-Anschließen an die innere Lebensquelle.

Ich trage Ruhe in mir,
ich trage in mir selbst die Kräfte, die mich stärken
ich will mich erfüllen mit dieser Kräfte Wärme
und fühlen will ich
wie Ruhe sich ergießt durch all mein Sein.

Aus dem Qi Gong

In der Stille kann sich die Erfahrung des All-Eins-Seins auftun und wir entdecken, dass die Stille ernährt und der Lärm verbraucht.

Die andere Seite dieser Qualität heißt: In Kontakt, in Kommunikation treten mit Menschen. Mit Menschen zusammen sind wir natürlich zwangsläufig in vielen alltäglichen Situationen. Doch bewusste Begegnung mit einem oder mehreren Menschen in achtsamer und wertschätzender Weise erfüllt das wichtige Bedürfnis nach Gemeinschaft, Austausch, sich spiegeln, sich inspirieren und unterstützen. Carl Rogers, der Mitbegründer der humanistischen Psychologie ging von dieser nährenden und heilsamen Kraft der menschlichen Beziehung aus. Er erforschte drei Grundlagen, die in jeder Beziehung dienlich sind und eine Begegnung zu einer beglückenden Erfahrung machen können: Wertschätzung, Einfühlung und Ehrlichkeit (siehe auch unter Fünftes Chakra – Kehlchakra).

Virginia Satir, eine amerikanische Familientherapeutin formulierte dieses Glück der Begegnung wie folgt:

Ich glaube daran, dass das größte Geschenk,
das ich von jemandem empfangen kann, ist
gesehen, gehört, verstanden und berührt zu werden.
Das größte Geschenk, das ich geben kann, ist
den anderen zu sehen, zu hören, zu verstehen
und zu berühren.
Wenn dies geschieht, entsteht Begegnung.

Virginia Satir

Auch der große jüdische Philosoph Martin Buber spricht davon, dass wir erst am Du zum Ich werden. Wir brauchen den menschlichen Kontakt wie Nahrung und Luft. Säuglinge, die ohne menschliche Beziehung aufwachsen, werden sehr krank, können sogar an diesem Mangel sterben. Dies zeigten eindrücklich die Hospitalismus-Studien von Réné Spitz.

Dialogisches Leben ist nicht eins,
in dem man viel mit Menschen zu tun hat,
sondern eins, in dem man mit den Menschen,
mit denen man zu tun hat,
wirklich zu tun hat.

Martin Buber

Martin Buber spricht von dreierlei Arten von Dialog:

Dem echten, gleichviel, geredeten oder geschwiegenen –, wo jeder der Teilnehmer den oder die anderen in ihrem Dasein und So-Sein wirklich meint und sich ihnen in der Intention zuwendet, die lebendige Gegenseitigkeit zwischen ihm und ihnen zu stiften; dem technischen, der lediglich von der Notdurft der fachlichen Verständigung eingegeben ist; dem dialogisch-verkleideten Monolog, in dem zwei oder mehrere im Raum zusammengekommene Menschen auf wunderlich-verschlungenen Umwegen jeder mit sich selber reden und sich doch der Pein des Auf-Sich-Angewiesen-Seins entrückt dünken.

Martin Buber

Beziehung meint also immer Gegenseitigkeit, meint, dass der andere Mensch an mir wirkt in vergleichbarer Weise, wie ich an ihm wirke. Und letztlich beschreibt Martin Buber seine Beziehung zu Gott in ähnlich dialogischer Weise.

So haben wir also sowohl im Alleinsein die Möglichkeit des Berührtwerdens vom Göttlichen wie auch in der menschlichen Begegnung. Es kommt darauf an, beides zu nutzen, zwischen beidem das rechte Maß zu finden. Sich nicht ins Alleinsein zu flüchten, weil Angst vor den Menschen da ist und ein innerer Schutzwall aufgebaut wurde. Auf der anderen Seite sich auch nicht im Kontakt zu verlieren, sich ständig abzulenken durch ein ereignisreiches, kontaktfreudiges Leben, um der Erfahrung auszuweichen: Wie ist es mit mir allein, kann ich es mit mir aushalten, so wie ich bin. Und nicht nur aushalten, sondern vielleicht Zugang zu der tieferen Quelle der Lebensfreude in mir auch im Alleinsein entdecken. Buddha spricht vom mittleren Weg zwischen Wunscherfüllung und Weltabgewandtheit. Also suchen wir auch auf dieser Ebene die ruhige Mitte, mitten in der Welt.

BEMÜHUNG UND HINGABE
Mut und Gnade

Das Bemühen ist eine wichtige Kraft, ohne die, vor allem auch in schwierigen Lebenszeiten, kein Weg gegangen werden kann. Die fünf niyamas (innere Regeln) des Patanjali (siehe im nächsten Kapitel unter Raja-Yoga) können wertvolle Begleiter auf der inneren Reise sein. Der Dalai-Lama spricht davon, dass Erleuchtung Arbeit sei, und Nisargardatta, ein indischer Meister, lehrt seinen Schüler die unermüdliche Meditation und Achtsamkeit, die wir brauchen, um an das Glück des inneren Friedens heranzukommen. Doch gilt es hierbei auch den falschen Ehrgeiz des »spirituellen Egos« aufzuspüren. Man sollte immer an die Worte der großen Meister denken, die vor den Fallen des schon spirituell Erreichten warnen. Patanjali spricht von den Siddhis, also den wundersamen Fähigkeiten, die uns auf dem inneren Weg zuwachsen können, wie etwa Telepathie, aus dem Körper heraustreten zu können, Telekinese oder die Materialisation von Gegenständen. Auch die Heilungsfähigkeit gehört dazu. Dies sind alles Edelsteine auf dem Weg, mit denen der Übende sich nicht zu lange aufhalten sollte, sonst werden sie zu einer Falle, die das spirituelle Ego aufblähen.

Das Einzige, worauf es ankommt,
dass wir darum ringen, dass Licht in uns sei.
Das Ringen fühlt einer dem anderen an,
und wo Licht im Menschen ist,
scheint es aus ihm heraus.

Albert Schweitzer

Es geht dabei immer um die Balance zwischen Bemühen, Streben, das Gute wollen und der anderen Seite von Ich-Aufgabe, Loslassen, Geschehenlassen. Der Übende vertraut sich dem tieferen Wissen an, dass alles schon jetzt vollkommen ist, dass die Verwirklichung keiner Mühe mehr bedarf. Bemühung und Hingabe sind dabei zwei sich ergänzende Kräfte. Immer, wenn wir an die Grenze unserer eigenen Möglichkeiten angelangen, geht es um das Loslassen, das Sich-hinein-Lassen in einen Prozess, den wir zunächst nicht verstehen. Im Christlichen sprechen wir dabei von Gnade, von dem, was wirkt, auch wenn wir selbst nichts mehr aktiv tun können. Damit kann auch die Erkenntnis reifen, dass wir das Göttliche schon sind, nicht nur in uns tragen, sondern wie Willigis Jäger sagt: Das Göttliche manifestiert sich als der, der ich bin, als du, die du bist, als Stein, als Baum, als Mensch.

In der Zen-Literatur aus dem siebten Jahrhundert nach Christus gibt es einen Streit um eine prägnante Darstellung dessen, was der buddhistische Weg eigentlich meint: Zwei Verse, die als Antworten von zwei Schülern des großen Patriarchen gefunden wurden, sollen diese Polarität aufzeigen:

Der Körper ist der Bodhi-Baum,
der Geist ist wie ein klarer Spiegel.
Bemühe dich, ihn immerfort zu putzen,
damit kein Staubkorn an ihm haften bleibt.
(Shen-hsiu)

In Bodhis Wesen gibt es keinen Baum,
noch ist der klare Spiegel irgendwo.
Da alles Leere ist von Anbeginn,
wo heftet sich Staub denn hin?
(Hui-meng)

Mark Epstein

Mit diesen Versen können wir unsere eigene Gesinnung prüfen und uns fragen, wie viel Bemühung, den Spiegel zu putzen, uns gut tut, oder wie viel loslassen nötig ist, um in diesen Zustand unseres natürlichen So-Seins zu gelangen. Sogyal Rinpoche sprach in einem Vortrag davon, dass wir westliche Menschen bei der Meditation 70 Prozent Entspannung und 30 Prozent Bemühen, also Konzentration brauchen, bei den asiatischen sei es gerade umgekehrt.

Den Weg gehen heißt also, sich immer wieder dem Prozess von Mut und Gnade, von Bemühen und Loslassen zu stellen, weiter zu gehen und sich anzuvertrauen.

DER YOGA

Es gibt viele unterschiedliche Richtungen des Yoga. Yoga heißt übersetzt: das *Joch*, oder *anjochen*, und meint, wie die Zugtiere durch das Joch mit dem Wagen verbunden sind, sind auch wir mit dem göttlichen Absoluten verbunden. Yoga heißt also im weitesten Sinne der Verbindung mit Gott gewahr zu werden. Die Ursprünge des klassischen, meditativen Yoga liegen etwa im 4. Jahrhundert v.Chr., als die Yoga-Sutren des Patanjali entstanden. Pantanjali war der Erste, der die philosophischen und praxisorientierten Aussagen und Anweisungen für den mystischen Weg des Yoga, also der Vereinigung mit dem Göttlichen, schriftlich zusammenfasste. Er schöpfte dabei aus verschiedenen philosophischen Systemen, wobei insbesondere das Samkhya hier zu nennen ist. Im Allgemeinen wird dieser Yoga heute *Raja-Yoga*, der königliche Weg zur Vereinigung mit dem Absoluten genannt, der die geistige Übung in den Mittelpunkt stellt.

Ich möchte in meinen Ausführungen eine Gegenüberstellung vom *Raja-Yoga* zum *Hatha-Yoga* und damit dem Tantrismus vornehmen. Der Tantrismus entstand historisch als eine Gegenbewegung zum körperfeindlichen, asketischen Yoga etwa im 7. Jahrhundert. Man könnte jedoch die Wurzeln des Tantrismus noch viel weiter zurückverfolgen, etwa in die vorvedische Zeit (2000 Jahre v.Chr.). Aus der tantrischen Geisteshaltung entstand im indischen Mittelalter der Weg des *Hatha-Yoga* oder auch *Kundalini-Yoga*. Heute gibt es viele Ausrichtungen des *Hatha-Yoga*, wie etwa Iyengar-Yoga, Power-Yoga, Kriya-Yoga, Shivananda-Yoga, Vini-Yoga, die alle letztlich auf die tantrischen Wurzeln des *Hatha-Yoga* zurückzuführen sind. Somit bringen die zwei historischen Wurzeln, der *Raja-Yoga* und der *Hatha-Yoga* auch zwei unterschiedliche Strömungen oder Stämme mit verschiedenen Zweigen und Blüten von Yoga hervor.

DER RAJA-YOGA

Im Yoga des Patanjali gibt es neben den äußeren ethischen Regeln, die das soziale Zusammenleben der Menschen regeln (Yamas), auch innere Regeln (Niyamas), die ich als sehr hilfreich und gut übertragbar auch für unsere Kultur halte.

Zunächst zu den fünf äußeren Regeln, Yamas, die schon 400 Jahre vor Christus niedergeschrieben wurden und vergleichbar sind mit den zehn Geboten unserer christlichen Kultur. Im Yoga gibt es fünf Yamas.

Der achtgliedrige Pfad des asketischen Yoga

1. Yamas: Äußere Regeln

ahimsa:	nicht Gewalt anwenden;
satya:	Wahrhaftigkeit;
asteya:	nicht stehlen;
brahmacharya:	maßvolles Leben (insbesondere die Sexualität betreffend);
aparigraha:	nicht horten

In den Yogasutren werden nun neben diesen äußeren Regeln auch fünf innere Regeln, Niyamas, aufgestellt, die den spirituell ausgerichteten Menschen auf seinem Lebensweg ganz besonders unterstützen können.

2. Niyamas: Innere Regeln

sauca: Reinheit
Gemeint ist zunächst die Pflege des eigenen Körpers und Geistes (sich Zeit nehmen für Körperpflege wie Duschen, Massage, Körperübungen usw.), aber auch auf die Reinheit der inneren Gedanken und Gefühle zu achten.

samtosha: Zufriedenheit
Dies ist vielleicht die schwierigste Aufgabe für uns Menschen im Westen. Wertschätzung dessen, was wir haben und sind, kann sich zu einer großen Quelle von Spiritualität entfalten. Das kleine Wort »danke« öffnet oft die innere Quelle der Zufriedenheit.

tapas: Bemühen
Hier ist im engeren Sinn die Bemühung gemeint, die Selbstdisziplin, mit der das innere Feuer geweckt wird.

svadhyaya: Selbststudium
Hier ist die beständige Selbsterforschung gemeint. Sowohl auf der persönlichen Ebene, die Psychologie und eigene Biografie eingeschlossen, als auch auf der philosophisch-religiösen Ebene, etwa mit der Frage, die Ramana Maharshi stellte: Wer bin ich? Woher komme ich? Und wohin gehe ich? Das Selbststudium schließt auch das Lesen heiliger Schriften ein.

ishvara pranidhana: Hingabe an das Göttliche
Es gibt hier eine ganze Yoga-Richtung, die sich Bhakti-Yoga nennt und den Weg vorgibt, jedes alltägliche Tun durch das Gebet einer höheren Kraft zu widmen.

Dies sind die äußeren und inneren Regeln des Patanjali-Yogas, die ersten beiden Glieder oder auch Stufen des *achtgliedrigen Weges*.

Wir dürfen uns diesen Weg nicht streng hierarchisch vorstellen, sondern jede Stufe hat ihre Dynamik, schließt die vorherige mit ein, zielt auf die nachfolgende und am Ziel angelangt, kehren wir zum Anfang zurück, also ein Kreismodell. Auch der achtgliedrige Pfad zeigt, dass wir in der spirituellen Entwicklung nicht von höher und niedriger ausgehen dürfen. Manches Thema zeigt sich in späteren Lebensphasen und mit dem erreichten spirituellen Fortschritt wieder neu und anders.

3. Asana: Der rechte Sitz

Das dritte Glied in der Stufenfolge Patanjalis ist die rechte Sitzhaltung. Bei Patanjali gab es nur ein Asana und das war der Lotos-Sitz. Für uns im Westen ist dieser Sitz äußerst schwierig einzunehmen. Im Grunde könnte man sagen, dass alle Yoga-Asanas, die später im Hatha-Yoga entwickelt wurden, diesem Ziel dienen, den »einen Sitz« einzunehmen, um ruhig, stabil, ohne Schmerzen, mit aufgerichteter Wirbelsäule in der Meditation zu verweilen.

4. Pranayama: Ausdehnen des Atems

Hier steht das bewusste Einüben der Atemachtsamkeit im Mittelpunkt. In der Meditation ist es der Königsweg, sich auf den Atem zu konzentrieren, den Atem zu verlängern, den Atem zu beruhigen, den Atem bewusst zu beschleunigen, mit Atempausen umgehen lernen. Im Pranayama des später entstandenen Hatha-Yoga wurden viele Atem-Übungen mit Betonung auf den Einatem, den Ausatem oder die Atem-

Pause nach dem Einatem oder Ausatem entwickelt. In den stillen Phasen tritt dann die reine Wahrnehmung und Beobachtung an die Stelle der aktiven Beeinflussung des Atems.

5. Pratyahara: Das Zurückziehen der Sinne von der äußeren Welt

Hiermit ist die Aufforderung verbunden, spezielle Zeiten und einen besonderen Ort zur Meditation aufzusuchen, um in Ruhe und Abgeschiedenheit üben zu können.

6. Dharana: Sammlung oder Konzentration

Diese Aufforderung bezieht sich auf die eigentliche Schulung unserer geistigen Kräfte. In der Regel nimmt man einen Meditationsgegenstand, auf den sich die Konzentration richtet, wie etwa der Atem, das Mantra oder eine Kerze, um in den Zustand der Versenkung hineinzugelangen. Natürlich beobachten wir dann, wie sehr unser Geist sich ständig ablenken lässt und wir immer wieder in der Sammlung die Aufmerksamkeit auf unseren Meditationsgegenstand zurückführen müssen.

7. Dhyana: Reine Beobachtung, Versenkung

Hier geschieht ein erstes Eins-Werden mit dem Meditationsgegenstand. Alles andere fällt ab. Es entsteht die Erfahrung dieses einen Augenblickes, wo es nichts anderes mehr gibt als nur das OM oder die Flamme der Kerze, nichts anderes hat mehr Platz, und damit beginnt sich auch die Trennung von Subjekt und Objekt, von Innen und Außen aufzulösen. Das reine Gewahrsein entsteht. Im Yoga spricht man vom Einswerden des Sehers mit dem Gesehenen.

8. Samadhi: Einssein, Erleuchtung, Realisation, Verwirklichung

Diese Erfahrung bleibt den Worten unzugänglich und doch gibt es Versuche, dies zu beschreiben. Samadhi meint das Aufleuchten Gottes in mir als Mensch, so wie sich das Göttliche in allem manifestiert. Einssein und damit Verbundenheit mit allem zu erleben und in den Zustand allumfassender Liebe und tiefen Mitgefühls zu gelangen.

Der Yoga-Weg des Patanjali ist so ein mystischer Weg, der vor allem die geistige Ausrichtung auf das Göttliche vornimmt.

DER HATHA-YOGA

Tantra – die Yoga-Form der Sinnesbejahung

Der Hatha-Yoga (manchmal auch Kundalini-Yoga genannt), wie wir ihn heute üben, ist etwa ab dem 14. Jahrhundert – also indisches, spätes Mittelalter – entstanden und basiert auf tantrischen Lehren. Die klassischen Texte des Hatha-Yoga sind die Hatha-Yoga-Pradipika, die Gheranda-Samhita und die Shiva-Samhita.

Tantra heißt aus dem Sanskrit übersetzt: Weben, verweben, ausdehnen, erweitern. Damit ist die Erfahrung gemeint, dass das ganze Universum miteinander verwoben, verbunden ist und dass darüber hinaus auf dem tantrischen Pfad eine Erweiterung des Bewusstseins möglich ist. Die Wurzeln des Tantrismus sind wahrscheinlich in den matriarchalischen Kulturen der vorvedischen Zeit zu suchen, in der das Weibliche in jeglicher Form als verehrungswürdig angesehen wurde.

Im heutigen Indien spielt der Tantrismus nur noch eine untergeordnete Rolle und wird als magische Form des Hinduismus verstanden. In Tibet und auch in den Veröffentlichungen des XIV. Dalai-Lama gibt es eine besondere Ausprägung des Tantrismus, die speziellen Traditionen des tibetischen Buddhismus folgt. Der Tantrismus in Indien ist als eine Gegenbewegung zu den asketischen Formen der Religionen des alten Indien entstanden. Tantra wird auch als die Yoga-Form des Genusses und der Freude betrachtet (Bogha-Yoga). Der Körper wird nicht als leidvoll und unwürdig, als dem Verfall ausgeliefert bewertet, sondern als Tempel Gottes, der als das eigentliche Instrument die Gotteserfahrung erst ermöglicht. Durch vielfältige, körperliche, sinnesbetonte und seelisch-geistige Übungen soll dem Übenden in seinem Körper die Erfahrung der Erleuchtung, der Transzendenz und des in ihm wohnenden Göttlichen möglich werden.

Im Tantrismus gilt die Anschauung, dass der Mikrokosmos ein Abbild des Makrokosmos ist. Das heißt, dass die gesamte Welt sich in einem Teilausschnitt widerspiegelt. Alle Gesetzmäßigkeiten des Universums sind in jedem Teil des Universums auffindbar, so auch in jedem einzelnen Menschen. Alles aus dem Makrokosmos gilt auch im Mikrokosmos und umgekehrt. In der Wissenschaft spricht man heute von Holons, also von Teilen, die wiederum ein Abbild des Ganzen sind. In der Akupunktur weiß man, dass der ganze Körper des Menschen in der Ohrmuschel abgebildet ist und deshalb eine Behandlung einzelner Punkte der Ohrmuschel die Therapie bestimmter, damit korrespondierender Organe ermöglicht. In der westlichen Medizin hat die Fußreflexzonentherapie ein ähnliches Konzept, dass nämlich alle Organe bestimmten Arealen in den Füßen zugeordnet sind. Im Indischen gibt es das schöne Bild der Schöpfung als einem Netzwerk aus Diamanten, der Kette Indras. Jeder Diamant spiegelt sich im Licht des anderen und strahlt zurück. Er könnte nicht funkeln, wenn er nicht das Licht der Gesamtheit aufnehmen würde.

Schöpfungsvorstellungen

Der Tantrismus hat eine Wurzel in der Samkhya-Philosophie. Er bezieht sich hierbei auf eine ganz eigene Schöpfungsgeschichte oder Vorstellung von der Entstehung der Welt. Es geht hierbei um eine Auffassung vom großen Licht, Purusha (Gott), das sich zunehmend verdichtet, von der rein geistigen in die manifestierte, materielle Welt. Verschiedene hierarchisch geordnete Schwingungsebenen werden dabei durchlaufen.

Purusha ist das große, göttliche Licht. Darunter, noch verhüllt, zeigt sich Prakriti in noch verborgener Form als verhüllte Materie mit den drei Wirkprinzipien: Sattva: das Reine, Rajas: das Bewegende und Tamas: das Ruhende. Unterhalb dieser Seinsmanifestation befindet sich Buddhi: der reine, unterscheidende Geist. Darunter in dieser involutiven, absteigenden Bewegung des Purusha entsteht Ahamkara: das Ich-Bewusstsein, der Ich-Macher. Zu diesem Ich-Bewusstsein zählen die Manas, die mentalen, geistigen Bewegungen. Und es zählen auch Sinnesorgane (Jnanendriyas), die Tatorgane (Karmendriyas), die feinstofflichen Elemente (Tanmatras) dazu als Gegenstände der Sinneswahrnehmung und die grobstofflichen Elemente (Mahabuthas) als letzte Stufe der Schöpfungsgeschichte.

Das eine Licht, Purusha, enthüllt sich in involutiver Bewegung und lässt Prakriti, die Materie, entstehen. Alles außerhalb dieses einen Lichtes (Purusha) gehört zu Prakriti, zur stofflichen Welt.

Diese Schöpfungsebenen spiegeln sich auch im Menschen wider, vom Subtil-Geistigen zum Mentalen, zum Emotionalen, zum Sinnesfunktionalen, zum Energetischen, zum Grobstofflichen.

Die Schöpfungsvorstellung wird im Tantrismus als das Herabsteigen Shivas betrachtet, wodurch sich das reine Bewusstsein in der Welt manifestiert. Der umgekehrte Vorgang betrifft Shakti als die lebendige Energie, die evolutiv von unten nach oben unendlich viele Leben gebiert und aus der Vielfalt den Aufstieg in die Einheit sucht, sich also mit Shiva vereinigen möchte. Die kosmische Hochzeit von

Shiva und Shakti wird so verstanden als Vermählung der beiden Prinzipien, Bewusstsein und Energie, als das Erreichen von Sat-Cit-Ananda, von reinem Sein, gepaart mit Bewusstsein und Freude.

Im Hatha-Yoga wird nun diese Shakti-Energie, die im Wurzelchakra als eingerollte, schlafende Schlange sitzt, geweckt. Sie steigt auf, um sich mit dem höchsten, geistigen Prinzip zu vereinigen. Diese Schlange wird auch Kundalini-Schlange genannt, so wie der Hatha-Yoga an manchen Stellen synonym auch als Kundalini-Yoga bezeichnet wird.

HA und THA bedeuten Sonnenenergie (HA) und Mondenergie (THA). Diese sollen ausgeglichen werden. Die Prinzipien von Licht und Dunkelheit, von Männlich und Weiblich, von oben und unten, von innen und außen, sollen in Harmonie gebracht werden. Damit ist der Weg aufgezeichnet zur Überwindung der Polarität, dem großen Gesetz unserer irdischen Welt.

Chakren und ihre Zuordnungen

Der Weg des Aufsteigens dieser Kundalini- oder Shakti-Energie geht über die sieben Chakren. Sie werden dargestellt als Räder, Kreise oder Lotusblüten, mit einer unterschiedlichen Anzahl von Blütenblättern. Die Chakren kann man heute naturwissenschaftlich noch nicht nachweisen, doch sie sind mit zunehmender Yoga-Praxis erfahrbar. Sie haben die Aufgabe, die Energien des Kosmos auf die Schwingungsenergie des Individuums zu transformieren und umgekehrt.

Die zentrale Energieachse im Hatha-Yoga ist die Wirbelsäule. Der ganze menschliche Körper ist von unendlich vielen Energiekanälen (Nadis) durchzogen, vergleichbar mit dem Meridian-System in der chinesischen Medizin. Rechts und links neben der Wirbelsäule befinden sich zwei Haupt-Energiekanäle (Pingala) und die Sonnen- und Mondenergiebahnen (Ida), die sich, um die Wirbelsäule drehend, im dritten Auge und dann im Kronenchakra vereinigen.

Je nachdem, wie viel Energie von einem Chakra bei einem Menschen aktiviert wird, erscheint dieser Mensch in einem anderen Seins- und Bewusstseins-Zustand.

Man könnte die Chakren auch als Bewusstseinsebenen betrachten. Rosalyn Bruyére (*Das Geheimnis der Chakras*) bezeichnete sie vereinfachend als Teil-Persönlichkeiten, die zusammen an einem Tisch sitzen wollen, jede mit ihrer Aufgabe, Kraft, Schönheit und Energie. Die aufsteigende Kundalini-Energie erfasst alle

Bereiche des menschlichen Seins und setzt eine große Verwandlung und Transformation in Gang.

Im indischen Tantrismus, wie ihn Arthur Avalon (Sir John Woodroffe) in dem Buch *Die Schlangenkraft* niedergelegt hat, werden die Chakren sehr differenziert beschrieben, mit den verschiedenen Zuordnungen. Zu (fast) jedem Chakra gehört eine Farbe, ein Tier, eine Gottheit, ein Sinnesorgan, ein grobstoffliches Element, ein Tatorgan und ein feinstoffliches Element (Tanmatra). Ich halte mich an die Chakra-Bilder von Sir John Woodroffe und den Zuordnungen nach Oskar Marcel Hinze (*Der göttliche Tanz*). Bei den Farbzuordnungen verbinde ich mich mit Rosalyn Bruyére, die als anerkannte Geistheilerin sowohl die asiatisch-tibetische wie die indianische Tradition der Chakren durchwirkt hat und die zu den Regenbogenfarben gekommen ist, als Aurafarben, die den »Regenbogenkörper«, also den feinstofflichen Aurakörper, auszeichnen.

Die Zuordnungen der anderen Bereiche zu je einem Chakra sind aus diesen Traditionen entstanden und nur allmählich, durch tieferes Eindringen und persönliche Erfahrungen zu verstehen. Jede(r) möge sich dazu auf den Weg machen und kann diese esoterischen, also aus den alten indischen Geheimlehren vorgegebenen Zuordnungen für sich als Anhaltspunkte nehmen.

Dass wir aus den Elementen bestehen, ist beispielsweise zunächst ganz einleuchtend. Doch wie ist es zu verstehen, dass dem Element Wasser (zweites Chakra) der Geschmack zugeordnet ist? Kann ich nicht Wasser auch sehen, hören, riechen oder tasten? Und warum ist das Tatorgan die Hand? Fragen, die uns auf unserem Weg begleiten können.

Tanmatras – Brücken zwischen den Welten

Die Tanmatras sind vergleichbar mit Brücken von der fest gefügten, objektiven Welt in die Welt des Subjektiven, Feinstofflichen und können nur in der Erfahrung aufleuchten. Im Buddhismus werden sie auch Bewusstseinselemente genannt, zum Beispiel das Sehbewusstsein oder das Hörbewusstsein.

Das feinstoffliche Element (Tanmatra) im zweiten Chakra ist der Gegenstand des Schmeckens, also der Geschmack an sich, das Wesen des Geschmacks. Wenn man das Wesen des Geschmacks in seiner Abstraktion wahrnimmt, also unser Sinnesgefüge sich lockert und nur ein Sinn ganz in den Vordergrund tritt, während die anderen zurücktreten, sind Wahrnehmungen von Phänomenen möglich, die über unsere grobstoffliche Realität hinausgehen. Wenn man in die Erfahrung ganz hineingeht, ist die Wirklichkeit vollkommen da, und das Denken über die Wirklichkeit darf aufhören. Wenn ich mich zum Beispiel auf das Geräusch des draußen fallenden Regens ganz einlasse, wo endet das Geräusch des Regens und wo beginnt mein Hören? Jenseits der Konzepte des Denkens ist es nicht möglich, eine klare Grenze zwischen dem Regengeräusch und dem Hören zu ziehen. Regengeräusch und Hören verschwimmen ineinander, Objekt und Subjekt sind in der Erfahrung der einen Wirklichkeit nicht mehr getrennt. »Höre den nicht-angeschlagenen Ton« heißt es im Herzchakra (anahata: Der nicht-angeschlagene Ton).

Der XIV. Dalai-Lama sagt, dass, je stärker das Bewusstsein verfeinert wird, desto größer die Übereinstimmung mit der natürlichen Welt wird. Die Koans in der Zen-Tradition, die für den logischen Geist ein Paradoxon darstellen, wollen in ähnlicher Weise in die Nondualität der erleuchteten Erfahrung führen. So schreibt Zenkai Shibayama über den großen Zen-Meister Mumon aus dem 13. Jahrhundert:

Kannst du mir eine klare Antwort auf die folgende Frage geben: Man sagt der Zen-Anhänger sei der Herr der Töne; selbst wenn du in der Lage bist, über den Gegensatz von Ton (Stimme, Objektivität) und Schweigen (Ohr, Subjektivität) hinauszugehen, wie kannst du dieses Faktum in Worten ausdrücken? Du wirst es wahrscheinlich nicht können. Erfasse die vollkommen nackte Wahrheit des Tones! Sei ganz und gar Ton!

Meister Mumon stellt das Geheimnis der Zen-Übung dar:

Wenn du mit deinem Ohr hörst, kannst du es nicht wirklich erreichen.
Wenn du mit deinem Auge hörst, dann kannst du es wirklich erlangen.
Wenn du mit Ohren siehst und hörst mit Augen,
Dann zweifelst du nicht mehr.
Diese Regentropfen, die von den Dachrinnen tropfen!

Zenkei Shibayama

Der Geist kann sich nicht mehr an alten Denkstrukturen festhalten und öffnet sich etwas Größerem. Die esoterischen Zuordnungen, die im Folgenden zu jedem Chakra aufgezeigt sind, sollen jedem Übenden selbst Erfahrungen ermöglichen. Zuordnungen, die eine Körper-Seele-Geist-Integration bewirken oder auf den verschiedenen Ebenen der Meditation tiefere Seinserfahrungen ermöglichen.

Man kann auf allen Ebenen mit diesem Wandlungsprozess beginnen. Der Hatha-Yoga beginnt im Körper, will aber auf keinen Fall da stehen bleiben, sondern alle Dimensionen des Menschseins einbeziehen. Wenn wir auf der körperlich-energetischen Ebene üben, werden auch auf den anderen Ebenen Entwicklungen in Gang gesetzt. Nach dem Chakrenmodell geschieht Wachstum und spiritueller Weg nur durch Einbeziehung aller Bewusstseinsebenen oder Teilpersönlichkeiten. Ken Wilber nennt dies integrale Praxis, also den Körper, die Gefühle, die Gedanken und Konzepte und den Geist durch unterschiedliche Weisen zu üben und zu entwickeln:

- auf der körperlichen Ebene durch Sport und Ernährung;
- auf der energetischen Ebene durch Yoga-Asanas, Tai Chi, Chi Gong u.Ä.;
- auf der emotionalen Ebene, etwa durch erlebnisbezogene Selbsterforschungsübungen oder Therapieformen, um mit den bewussten und unbewussten Gefühlen in Kontakt zu kommen;
- auf der mentalen Ebene mit psychodynamischen Methoden und kognitiven Methoden der Psychotherapie, die eigenen mentalen Konzepte zu durchleuchten, verbunden mit dem Studium von Weisheitslehren, um die intellektuellen Kräfte zu stärken;
- auf der Seelenebene durch Gebet, Konzentration, Bhakti-Yoga (Yoga der Hingabe an das Göttliche);
- auf der Geistebene durch die Praktiken des Zen, durch Advaita-Vedanta, Yoga oder christliche Mystik, um in den Raum der Nicht-Dualität einzutreten.

Der Grundgedanke dabei ist, dass man nicht nur auf einer Ebene üben soll, um als ganzer Mensch erleuchtet zu werden, sondern auch auf anderen Ebenen wie beispielsweise auf der Ebene der Aggression oder der Sexualität. In dem Modell der Chakren heißt dies also nicht nur die oberen Chakren zu entwickeln, sondern auch die unteren Ebenen, und hier vor allem keine Bewertung von besser oder weniger wertvoll einzubringen.

Rosalyn Bruyére beschreibt diesen Entwicklungsprozess als spirituelles Bedürfnis, das uns in jedem Chakra auf eine höhere Schwingungsebene bringen will. Seelische, geistige und körperliche Gesundheit und Wohlbefinden drücken sich in der Entwicklung dieser unterschiedlichen Bewusstseinsebenen aus.

Man könnte das Leben auch als Erfahrungsweg in Form einer Spirale betrachten. Das Leben führt in einem Wachstumsprozess immer wieder durch alle Chakren, um allen Teilaspekten Achtsamkeit und Licht zu bringen und sie aus der Polarität zu erlösen. So kann man also nicht sagen: Das Thema Sexualität habe ich schon längst hinter mir. Es kommt im Lebensprozess immer wieder neu und schon Bekanntes zum Vorschein, will verfeinert, transformiert werden.

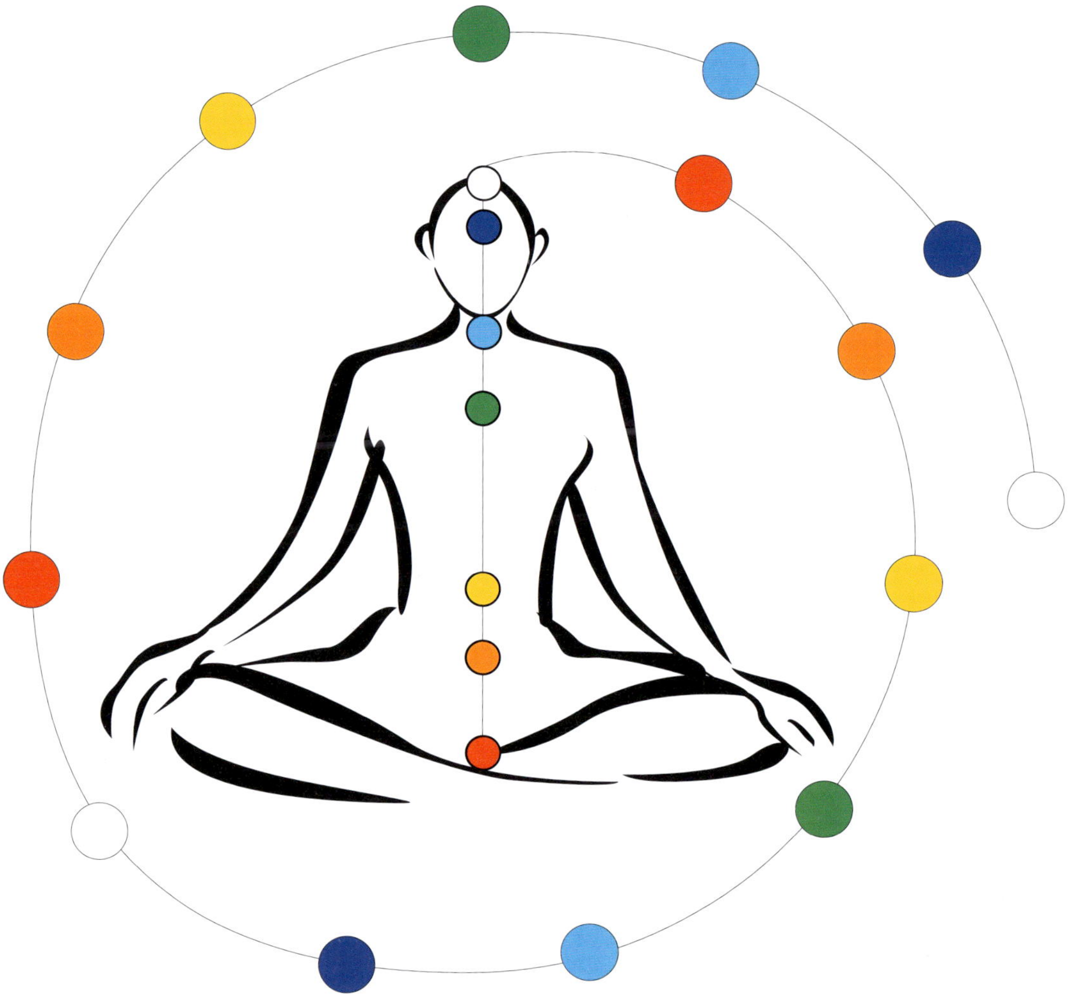

Jedes Chakra birgt also in sich seine eigene Anforderung und Tendenz zur Höherentwicklung. Die Abbildung auf der gegenüberliegenden Seite zeigt den Weg durch ein einzelnes Chakra.

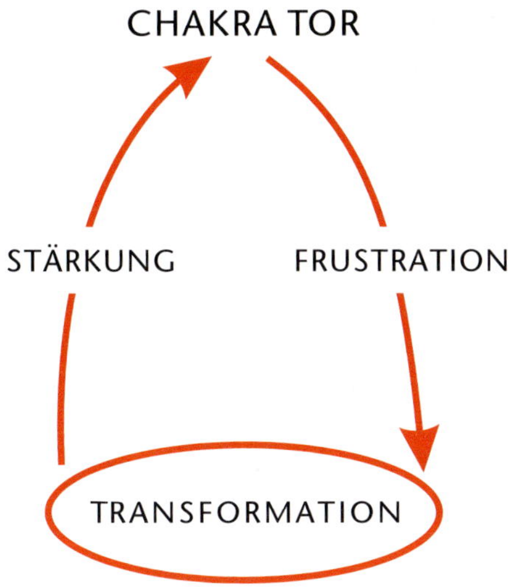

Zunächst erfolgt eine Stärkung, eine Sättigung dieses Bedürfnisses, eine positive Erfahrung in diesem Bewusstseinsraum, also ein aufsteigender Bogen des Chakra-Tores. Zur Durchdringung ist jedoch meist auch die absteigende Bewegung nötig, die Frustration oder der Verzicht, um wirklich die Tiefe der Erfüllung und Entsagung in diesem Bewusstseinsbereich auszuloten.

Wer beides kennt
Liebe und Entsagung
steigt niemals hinab in den Tod

Kabir

Dies gilt nicht nur für die Liebe, sondern auch für die anderen Bewusstseinstore, wie zum Beispiel: strahlende Erkenntnis – dunkle Nacht (sechstes Chakra) oder erfüllte Tatkraft und Erfahrung der Ohnmacht (drittes Chakra). Aus der Erfüllung und Entsagung erfolgt die Transformation, das Eintauchen in eine höhere Schwingung dieses Chakras.

DER WEG

Das eigentliche Ziel jeglicher Transformation ist das Entwickeln der zwei großen Kräfte Weisheit und Liebe, also das Erwachen zu einem spirituellen Leben, zur Verwirklichung der göttlichen Präsenz. Die Verwirklichung der sieben Grundhaltungen, wie ich sie im ersten Teil des Buches beschrieben habe, ist absolut notwendig und erforderlich, um sich auf dem Weg nicht zu verirren oder stehen zu bleiben. Das Chakrenmodell will zusätzliche und auch methodische Unterstützung geben, den Weg der »Heldenreise« mit all seinen Gefahren zu durchschreiten.

Im Folgenden werden nun die Chakren in der aufsteigenden Folge ausführlich dargestellt, sowohl die esoterischen Zuordnungen wie auch der Zugang aus psychologisch-psychotherapeutischer Sicht in Form von Fallgeschichten. Die lebensgeschichtliche Bedeutung weist auf die Erfahrungen dieses Chakras im Alltag hin und insbesondere auf die Erfahrungen, wenn wir älter werden, die Lebensmitte überschreiten und den Sinnfragen mehr Raum geben wollen oder sogar müssen. Des Weiteren wird zu jedem Chakra eine Übungsfolge aus dem Hatha-Yoga gezeigt, die der Stärkung dieser Chakra-Ebene dient. Auch die Meditationen und Texte zu jedem Chakra bieten Möglichkeiten der tieferen Erfahrung in diesem Bewusstseinsraum. Viel Freude damit.

ERSTES CHAKRA

Wurzelchakra
Muladhara

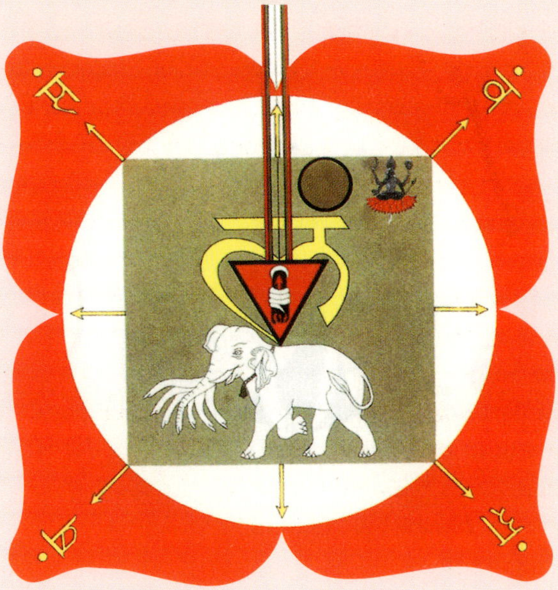

1. **Körperlicher Bereich:** Beckenboden, Steißbein, Beine, Füße
2. **Farbe**: Rot
3. **Grobstoffliches Element**: Erde
4. **Sinnesorgan:** der Geruchssinn oder das Riechen
5. **Feinstoffliches Element:** Geruchsbewusstsein
6. **Tatorgan:** das Gehen, die Füße
7. **Drüse:** Nebennierenrinde mit den Hormonen Adrenalin und Noradrenalin
8. **Bija-Mantra:** LAM
9. **Tier:** weißer Elefant mit rotem Halsband
10. **Gottheit:** Brahma (der »Erhalter«, dargestellt als Kind mit vier Köpfen)
11. **Symbol:** das Viereck, vierblättriger Lotus
12. **Psychische Qualität:** Urvertrauen, Sicherheit, Willkommensein auf der Erde, Empfindungsfähigkeit
13. **Affirmation:** »Ich bin sicher, willkommen, vom Leben eingeladen.«

Symbolische Kraft
Quelle der Lebensenergie

Der Sanskritname spricht von der »Stütze der Wurzel«. Alle Lebensenergie findet ihren tiefen Ausgangspunkt in der Erde, als dem einen Pol unseres Ursprungs. Die Energie des Wurzelchakras führt uns in die sinnliche und körperliche Erfahrung unserer Existenz. Tragendes Symbol für dieses Chakra ist das Viereck oder Quadrat mit den vier Lotusblättern an jeder Seite des Quadrats. Der Elefant mit rotem Halsband, der also noch gezähmt werden muss, steht im Viereck, das sich innerhalb eines Kreises befindet. Das Viereck steht für unsere körperliche Existenz, für unsere Ausrichtung im Raum mit den vier Himmelsrichtungen, Süden, Norden, Osten, Westen. Es steht auch für die vier Elemente, Erde, Wasser, Feuer und Luft, und es stellt die vier Bewusstseinsebenen dar, die der unbelebten Materie, der Pflanzen, der Tiere und des Menschen. Der weiße Elefant trägt ein rotes Halsband (im Gegensatz zum fünften Chakra, dort hat er ein weißes Halsband), was auf die materielle, irdische Basis unseres Lebens hinweist. So wie das Erdinnere voll mit roter, feurig irdischer Magma-Energie ist, ist auch unser Körperinneres voll mit Leben spendendem Blut, roter Prana-Energie. Die Gottheit in diesem Chakra ist Brahma, der Schöpfer-Gott.

Im Hinduismus gibt es drei Haupt-Gottheiten:
- *Brahma* – der Schöpfergott
- *Vishnu* – der Erhaltergott
- *Shiva* – der Zerstörer- und Erneuerergott.

Brahma wird abgebildet mit vier Gesichtern, die in alle vier Himmelsrichtungen blicken. Dieses Symbol gibt es im Hatha-Yoga auch als Mudra (siehe fünftes Chakra). Mudras sind im Yoga besondere Haltungen, Gesten und Gebärden. Sie sammeln den körperlichen Energiefluss und die Konzentration auf eine bestimmte Bedeutung oder Botschaft, die ausgedrückt werden soll. Mit der Brahma-Mudra blickt der Schöpfer in die Welt und bejaht mit dieser Geste sein Schöpfungswerk. Auch im Alten Testament in der Schöpfungsgeschichte heißt es nach jedem Tag: »... und Gott sah, dass es gut war.«

Wenn wir uns also mit der Energie dieses Chakras verbinden wollen, werden wir uns des irdisch materiellen Ursprungs unserer Existenz bewusst. So wie unser menschlicher Körper aus Fleisch und Blut, aus Materie besteht, sind auch die anderen Formen dieser Erde als materielle Ausformungen zu betrachten: die Landschaften, Berge, Meere, Wüsten, Flüsse, Steine, die Körper der Tiere, die Gestalt der

Pflanzen und Bäume. So können wir uns als verbunden erfahren mit dieser irdischen Existenz. Wir erfahren uns hier als genährt und geschützt von den Kräften der Mutter Erde. Bei den Indianern wird die Erde als große Mutter betrachtet. Das Leben ist also getragen von einem mütterlichen Urvertrauen. Das Wurzelchakra stellt dementsprechend das lebenswichtige Fundament und die Quelle unserer vitalen Lebenskraft dar. Hier ist der Sitz unserer Kundalini-Energie, die als feinstoffliche Energie vom Wurzelchakra beginnend durch alle sieben Chakra-Ebenen hindurchströmt (siehe auch das Kapitel über Tantrismus). In der indischen Chakrenlehre werden drei Hauptenergiekanäle unterschieden: Sushumna, Ida und Pingala.

Sushumna ist der Hauptenergiekanal, beginnt im Steißbein und verläuft im Zentralkanal der Wirbelsäule nach oben. Ida symbolisiert links neben der Wirbelsäule den Kanal der Mondenergie, der weiblichen Kraft. Auf der rechten Seite der Wirbelsäule befindet sich Pingala. Dieser Energiekanal symbolisiert die männlich aktive Lebenskraft. Diese drei Hauptkanäle zu aktivieren, ausgehend vom Wurzelchakra, ist ein Hauptziel der Hatha-Yoga-Praxis. Damit erfolgt auch eine Aktivierung der sieben Energiezentren. Die Sinnesempfindung wird hier als Geruchssinn aktiviert. Durch das Riechen von angenehmen und unangenehmen Gerüchen nehmen wir Verbindung zur Welt auf.

Als Tatorgan werden die Füße und das Gehen genannt. Dazu können wir auch das dazugehörige Hormon verstehen. Wenn wir in Gefahr sind, Todesangst haben, wird sehr viel Adrenalin ausgeschüttet und der Körper möchte sich mit dem Fluchtoder auch Angriffsreflex aus der bedrohlichen Situation retten. Die Energie im Wurzelchakra dient also dem unmittelbaren Leben, der Lebenserhaltung und unserer Existenzsicherung.

Psychologischer Zugang

Die ersten Lebensjahre

Im Wurzelchakra kann natürlich jeder Mensch auch Störungen oder Verletzungen erleben, und dies vor allem bedingt durch frühe Erfahrungen in der Kindheit oder als Heranwachsender. Das erste Chakra ist vom Lebenszyklus den ersten Lebensjahren zugeordnet. Schon die ersten Lebensmonate sind entscheidend für die gesunde Entwicklung eines Menschen. Fürsorge, Liebe, Bindungskraft, Zeit und Halt gebende Grenzen sind das Fundament für das spätere Leben. Die Erfahrung des Wurzelchakras ist vom Erleben geprägt, auf der Erde willkommen zu sein, körperlichen Kontakt, Nähe, Zärtlichkeit zu bekommen und dem Gehaltenwerden durch die Eltern.

Die Affirmation des ersten Chakras heißt: »Ich bin sicher willkommen, vom Leben eingeladen.« Wenn diese Sicherheit ausbleibt, kann die Seele nicht wirklich auf der Erde landen, im Körper inkarnieren. Es kann sich, angelehnt an die Charakteranalyse von Wilhelm Reich, ein schizoider Charakter entwickeln, der sich nur schwer auf die Körpererfahrung, hier in dieser Welt zu sein, einlässt. Solche Menschen neigen in persönlichen Stresssituationen dazu, sich auf ihre unverletzliche, geistige Grundform zu besinnen, manchmal verbunden mit der Fähigkeit, den Körper zu verlassen, und so aus sicherem Abstand das ganze Geschehen zu beobachten.

Patientengeschichten

Den Körper verlassen

Eine Patientin, die mittlerweile selbst als Psychotherapeutin arbeitet, erzählte mir folgendes eindrucksvolle Kindheitserlebnis:

»Ich bin als kleines Kind bei meinen Eltern in der Küche. Die Eltern haben eine versteckte Hassbeziehung, die unerträgliche Ausmaße hat. Der Vater repariert den Elektroherd in der Küche und hat die Sicherung natürlich ausgeschaltet. Als ich sehe, dass die Mutter während dieses Reparaturvorganges die Sicherung wieder einschaltet und somit den Vater vernichten will, verlasse ich, weil ich den Terror nicht aushalte, meinen Körper und schaue außerhalb von einem Telegrafenmasten durch das Fenster in die Küche dem weiteren Geschehen zu.«

Diese Geschichte verdeutlicht den Anpassungsmechanismus, den ein Kind vollzieht, um in einer Welt zu überleben, die keine Geborgenheit bietet. Es verlässt den Körper, um in der geistigen Welt Zuflucht zu nehmen. Angst ist meist das große Lebensthema. Es wird viel heilende, vertrauensvolle Erfahrungen brauchen, dieses Trauma und die damit verbundene kindliche Prägung loslassen zu können.

Jeder von uns wird das »out of body«-Phänomen erleben, wenn er stirbt, wenn sich Körper und Geist trennen. Wir alle kennen die Schilderungen von Menschen, die schon einmal klinisch tot waren. Die schizoiden Charaktere kennen dieses Getrenntsein und damit die Fähigkeit, den Körper zu verlassen, von Geburt oder frühester Kindheit an.

Als eine von verschiedenen Heilkräften zur Stärkung des verletzten ersten Chakras gilt hier die menschliche Berührung, möglichst umfassend, sicher und fest, so wie etwa im Bonding, einem körperpsychotherapeutischen Verfahren oder in der Festhaltetherapie nach Prekop.

Zur tiefsten Weisheit

Mein Mann, Stephan Hagen, erzählte mir aus seiner psychotherapeutischen Arbeit folgende Begebenheit: Er habe eines Tages seinen Zen-Lehrer Willigis Jäger aufgesucht. Schon beim Empfang habe dieser zu ihm gesagt: »Gut, dass du kommst. Unten im Zendo liegt eine Frau, die wir letzte Nacht vor der Tür liegend auffanden. Sie ist allen unbekannt und wohl in einem psychotischen Schub.« Er sei dann mit seinem Zen-Lehrer ins Zendo gegangen zu der Frau, die dort in stiller Begleitung einer weiteren Zen-Lehrerin des Hauses auf dem Boden lag. Er erzählt weiter:

»Als ich langsam auf sie zugehe, beginnt sie sich mit katatonen, völlig verkrampften Bewegungen zu erheben. Die Augen sind starr, ihre Bewegungen bizarr. Ich überlasse mich meiner Intuition, nehme die Bewegung, die an eine Partnerübung aus dem Aikido erinnert, sanft als Gegenüber auf. In einem langsamen Prozess nehme ich sie klar und fest in meine Arme. Ich halte sie, die sich ganz starr anfühlt. Wir stehen so mindestens zehn Minuten. Die Spannung der Frau schmilzt im Kontakt, in der Wärme der einfachen menschlichen Berührung. Wir wechseln keine Worte. Es liegt eine sehr unterstützende Energie im Raum, auch durch die Anwesenheit des Zen-Lehrers, der uns seine ganze Energie widmet. Die Frau sinkt dann mit mir zu Boden, und ich lege sie ganz in meinen Schoß. Nach weiteren zehn Minuten beginnt die Frau vom Himmel zu erzählen. Ihre Bewegungen werden koordiniert, ihr Blick wird leuchtend klar. Sie spricht Weisheiten aus, die mich an die Qualität eines Mediums bzw. meiner inneren Stimme erinnern, denn jeder hat diesen direkten Draht zur tiefsten Weisheit.«

Die Begleitung eines psychosekranken Menschen, wenn man ihm genug Erdung, das heißt Nähe und Geborgenheit geben kann, wird somit wie die Sterbebegleitung zu einem großen aufhellenden Erlebnis.

Wie quälend und furchterregend die Landung auf der Erde sein kann, zeigt uns die Geschichte einer weiteren frühgestörten Patientin, die von ihrem Vater schon als Säugling fast erstickt worden wäre und von ihm, ihre weibliche Existenz verneinend, penetrant mit einem Jungennamen angesprochen wurde.

So malte diese Patientin während des Therapieprozesses ein Bild mit dem Titel: »Kampf zweier Wölfe«. Es ist ganz in Schwarz gemalt. Man erkennt im schwarzen Chaos schemenhaft zwei Hunde oder langbeinige Wölfe, die zwischen sich ein

Knäuel auf dem Boden liegen haben. Ein zusammengerolltes Wesen in Form eines Kundaliniknäuels, das sich zur Schlange entwickelt.

Vor den Augen der sich schützend zusammengerollten Schlange entbrennt ein wahnsinniger Existenzkampf. Es geht um Leben und Tod. Die beiden zerstrittenen Wölfe stehen hier als Symbole für Eltern, die das Kind für ihre schwelenden Konflikte benutzen.

Dieses Erleben prägte sich als unbewusste Weltanschauung, als Grundüberzeugung in der Patientin ein. Das innere Kind kennt kein Vertrauen, keine Sicherheit. Mit dieser, seiner Wahrheit richtet es sich, völlig in sich selbst zurückgezogen, im Leben so gut wie möglich ein. Die Patientin entwickelt eine völlige Menschenscheu und als Ersatz für die nicht vorhandene Liebe zu ihrer leiblichen Mutter entwickelt sie eine große Liebe zur Mutter Erde, zur Natur. Sie geht häufig zwei Tage in den Wald, um dort Kraft zu schöpfen, völlig abgeschieden von menschlichem Kontakt. Im weiteren Therapieprozess malte sie Bilder, denen sie folgende Titel gab: »Licht im Dunkel«, »Geborgenheit«, »Nach-Hause-Kommen«.

Durch jahrelange Therapie konnte das Vertrauen ins Leben zunehmend wachsen. Sie konnte sich mit ihren inneren Themen fruchtbar auseinander setzen.

Angst und fehlendes Selbstwertgefühl

Eine weitere Patientin klagt über schlimme Druck- und Schmerzgefühle im Unterbauch. Eine starke Angstsymptomatik hindert sie aktuell an der Ausübung ihres Berufes. In einer Therapiesitzung lässt sie sich auf die Druckgefühle in ihrem Unterbauch ein. Durch angemessene Berührung meinerseits als Therapeutin kann sie tiefer dorthin atmen. Es taucht das Bild eines kleinen zwei Monate alten Babys auf. In einer Trancearbeit erlebt sie sich als kleines Baby, dessen Mutter sie viele Wochen lang jeden Tag bei einer Bekannten abgibt, um ins Krankenhaus zu gehen, um dort dem krebserkrankten Vater beizustehen. Tiefe Verlassenheitsängste, sowohl in Bezug auf die Mutter als auch auf den Vater werden der Patientin schmerzlich bewusst. Das langsame Sterben des Vaters (er stirbt, als sie sieben Jahre alt war) ist wie ein Damoklesschwert in ihr Herz eingeprägt. Nachdem sie den Schmerz nochmals ganz zulässt, durchlebt und alle Strategien der Abwehr und Schmerzvermeidung loslässt, entsteht ein großer Friede und im Einverständnis mit ihren Eltern und deren schwieriger Situation. Sie durchlebt den Tod und das Loslassen aus der Sicht der heutigen Erwachsenen und klärt die Angst und Panikgefühle durch das Zulassen des Schmerzes bis in die tiefste Tiefe ihres inneren Kindes. Danach konnte sie mehr von den aktuellen Druck- und Angstgefühlen in ihrem Bauch und Unterleib verstehen. Durch die Körperarbeit kann sie nun die enorme Spannung im Unterbauch lösen.

Das Wurzelchakra, als Sitz des Willkommenseins auf der Erde, erfährt eine große Weitung. Sie kann sich dem Leben in der Gegenwart integrierter und heiler zuwenden.

Eine weitere Patientin erlebte als Kind schwer traumatisierende Erfahrungen. Die Eltern hatten, obwohl sie vermögend waren, sehr viel Streit. Eine der drei Töchter starb bei einem Verkehrsunfall. Der Vater starb ein knappes Jahr später durch einen Suizid, als die Patientin acht Jahre alt war. Die Mutter war schon vorher, doch von da an in gesteigertem Ausmaß, sehr mit sich beschäftigt, gefühlsarm, herrisch und konnte den Kindern wenig ungeteilte Zuwendung geben. Die Patientin kam als junge Erwachsene in die Psychotherapie und hatte weder im Beruf noch in persönlichen Beziehungen Halt finden können. Sie litt unter schwersten Depressionen mit der Vorstellung, dass sie zu nichts zu gebrauchen, dass sie nichts wert sei. Sie zweifelte immer wieder an ihren beruflichen Fähigkeiten, obwohl sie als Künstlerin schon einigen Erfolg für sich verzeichnen konnte. Auch die persönlichen Beziehungen gestalteten sich konflikthaft, mit entweder zu viel Nähe oder zu viel Distanz.

Im Laufe der Therapie konnte sie durch die dauerhafte therapeutische Beziehung, durch körpertherapeutisches Haltgeben und individuelle Yoga-Praxis ihre fehlende Erdung und ihre Wurzeln allmählich in sich selbst aufbauen. Die therapeutische Beziehung wurde zum Spiegel, wie sie in neuer Weise mit sich selbst umgehen konnte: Halt gebend, stützend, nicht abwertend und nicht erhöhend, sondern real zu ihren Fähigkeiten und zu ihrem Liebenswerten in sich zu stehen. Lange Jahre innerer Arbeit waren nötig, um den Keim des Selbstwertgefühls mit den positiven Wurzeln auszugraben, zu pflegen und wachsen zu lassen. In einem Prozess erlebte sie ein Gefühl, als würden Wurzeln aus ihren Füßen nach unten wachsen in das Erdinnere. Die unteren Chakren mit den Farben Rot, Orange und Gelb tauchten immer häufiger in ihren künstlerischen Werken auf. Eine Heilung mit der Stärkung ihres Selbstwertgefühls konnte so immer besser in Gang kommen. Die meditative Übung, das künstlerische Schaffen und inzwischen ihr Mann und zwei kleine Kinder geben ihr auch heute Halt in schwierigen Zeiten.

Begleitung im Alltag

Alte Muster, neue Wege

Auch im alltäglichen Leben, also nicht nur bedingt durch größere, psychische Erkrankungen, können wir im Energiefeld des ersten Chakras Störungen erfahren. Sei es, dass wir gewohnte Sicherheiten aufgeben müssen, zum Beispiel Berufswechsel, finanzielle Verluste oder Abschied von Menschen, die uns Sicherheit gegeben haben. Jeder neue Lebensabschnitt, wie etwa Pubertät, Gründung einer Familie, Wechseljahre, Pensionierung, kann eine solche Verunsicherung hervorrufen und das Gefühl, nicht mehr sicher auf den Beinen und Füßen zu sein. Dann liegt eine Störung in unserem ersten Chakra vor und wir können dieses Störfeld durch verschiedene meditative, energetische und geistige Übungen reinigen, harmonisieren und damit diesem Energiefeld eine Stärkung zukommen lassen.

Gerade ab der Lebensmitte stoßen wir, wie mit der Chakrenspirale beschrieben, auf eine erneute Auseinandersetzung mit verschiedenen Lebensthemen. Liegen gebliebene Lernaufgaben können nochmals angegangen und transformierend erfüllt werden. Wir sind nun wieder auf einer anderen Ebene mit den Wurzeln beschäftigt. Fragen nach Sicherheit tauchen auf, etwa mit welchen Menschen ich alt werden will, oder auch die finanzielle Absicherung als Thema des Wurzelchakras rückt in den Mittelpunkt. Wenn wir uns intensiver diesen Fragen stellen, ist ein Zurückblicken in die eigene Biografie und insbesondere die Kindheit unvermeidlich. Denn das, was mir früher fehlte, versucht man im Älterwerden immer stärker auszugleichen oder zurückzuholen. Dass dies häufig nicht möglich ist, lässt manchen Menschen im Älterwerden verbittern. Wie heilsam ist dann jedoch der Weg der Bewusstwerdung. Zu erkennen, dass das, was war, beispielsweise schwierige Kindheitserfahrungen, prägenden Einfluss hinterlassen hat und es jetzt doch möglich ist, innere Freiheit zu entwickeln, sich aus alten Mustern zu befreien und neue Wege einzuschlagen.

Übungen

Die folgenden Fragen dienen zur Selbsterforschung und dem Aufspüren alter Prägungen, die sich ins Unterbewusstsein als mangelnde Geborgenheit und Sicherheit eingeprägt haben können. Es ist sinnvoll, die Antworten in einem Tagebuch aufzuschreiben, darüber kontemplativ nachzudenken oder sich mit einem spirituellen Lehrer, einer Therapeutin oder einem guten Freund auszutauschen.

Fragen zur Selbsterkennung

- War ich ein Wunschkind meiner Eltern?
- Habe ich von meinen Eltern Körperkontakt und Gehaltensein erhalten?
- Sollte ich ein Junge oder ein Mädchen werden, oder war dies offen?
- Gab es in den ersten Lebensjahren Trennungen von meinen Eltern durch Krankenhausaufenthalte, Kinderkuren, Scheidung oder Tod, oder gab es andere traumatische Ereignisse wie Krieg, Krankheiten, viel Streit, finanzielle Sorgen, Umzug, Arbeitslosigkeit, die das Heranwachsen in Geborgenheit in Frage stellten?
- Gibt es jetzt und heute unerfüllte Sehnsüchte, Wünsche, Ziele, aus denen heraus sich eine neue Weichenstellung für mein Leben ergeben soll?
- Wie möchte ich in zehn Jahren leben, wenn ich im Vergleich auf meine letzten zehn Jahre zurückblicke?

Wurzelchakra-Meditation

Lege dich bequem in die Rückenlage und stelle deine Füße so auf, dass du die Beine möglichst wenig halten musst. Lass die Füße hüftbreit nebeneinander stehen, sodass sich dein Rücken, vor allem dein unterer Rücken entspannen kann. Lege dann deine linke Hand von vorne auf das Wurzelchakra, also auf den Bereich zwischen Genital und dem Anus, sodass deine Finger in Richtung Anus schauen. Lasse deine Hand so hier, dass sie zusammen mit dem Arm auf dem Körper möglichst entspannt ruhen kann. Atme tief in deinen Bauch- und Beckenraum und fühle die Bewegung deiner Bauchdecke. Lasse den Atem tiefer und langsamer werden, während die Bauchdecke sich bei jedem Einatmen etwas nach oben wölbt und beim Ausatmen wieder nach innen sinkt, weich und entspannt. Begleite so deinen Atem einige Atemzüge und nimm wahr, wie dein Atem von selbst ruhiger und langsamer wird. Atme dann bis tief in den Beckenraum und spüre in deinen Beckenboden hinein, also den Bereich um den Damm.

Stelle dir dort die Farbe Rot vor und wie sie langsam zu strömen beginnt, wie eine Spirale, die sich von diesem Punkt kreisförmig ausdehnt und dein Wurzelchakra auf diese Weise belebt. Stelle dir vor, wie durch alle Schichten des Bodens und der Erde du letztlich verbunden bist mit dem Rot des Erdinneren. Das gleiche Rot, das auch in deinen Adern fließt und die rote Energie überall in deinem Körper bewegt. Rot ist die Farbe des lebendigen Blutes. Blut ist das Zeichen von Leben und Tod und begleitet uns durch die Tore der Geburt in diese Existenz und durch das Tor des Todes aus ihr heraus in eine neue Existenz. Der Atem kommt und geht, in jedem Einatem nimmst du die Lebensenergie auf, die dich neu werden lässt, und gibst sie in jedem Ausatmen wieder ab, ein tiefes Loslassen, dich Anvertrauen. So ist der Atem ein Gleichnis unseres Lebens, das uns in den Kreislauf von Werden und Vergehen einschließt. Einatmen und Ausatmen, Neu-Werden und Vergehen, Fülle und Leere. Rot ist das Zeichen von Lebendigkeit und Inkarnation in deinem irdischen Dasein.

Du kannst zum Schluss dieser Visualisierung die Hand langsam von deinem Wurzelchakra lösen. Verweile weiter mit deinem Bewusstsein und deinem Atem dort und lasse zu, dass sich die rote Farbe in deinem gesamten Körper und über deine Körpergrenzen hinaus ausdehnt. Nimm dazu die Affirmation: »Ich bin willkommen und sicher auf dieser Erde.« Eingehüllt in dieses rote Licht verweile ungefähr fünf Minuten und schließe dann mit deiner geistigen Vorstellungskraft das Wurzelchakra. Das kannst du dir vorstellen wie eine Blume, deren Blütenblätter sich schließen. Bleib in dem Bewusstsein, dass du diese Übung jederzeit erneut ausführen kannst, um deine Lebenskraft und Vitalität zu stärken.

Afrikanischer Stampftanz

Im Luna-Yoga wird die starke Kraft des afrikanischen Tanzes für die Entwicklung des Bewusstseins unserer Wurzel- und Beckenenergie beschrieben. Afrikanische und australische Ureinwohnerinnen vollzogen Fruchtbarkeitstänze als Ritual zur Belebung von Vitalität, Sexualität und Gebärfähigkeit. Natürlich hat der Rhythmus und die Musik aus diesen Kulturen nicht nur für Frauen eine starke, belebende Wirkung. Ich empfehle die Musik der afrikanischen und australischen Kulturen, weil sie uns mit ihren intensiven Trommelrhythmen an die Kraft der Mutter Erde zurückbindet (z.B. die CD *Feet in the Soil* von James Asher).

Mother I feel you under my feet,
mother I hear your heart beat,
heya, heya heya heya heya heya ho

Indianisches Lied

Tiefenentspannung

Tiefenentspannung kann dazu beitragen, dass wir durch das Loslassen und Auffinden von Ruhe jener Erdenkraft wieder näher kommen, die uns Stabilität und Sicherheit – auch auf der seelischen Ebene – zurückgibt. Immer wenn wir unser Bewusstsein zusammen mit dem Atem auf einen bestimmten Bereich unseres Körpers konzentrieren, entsteht Energie, Reinigung, Heilung und Neubelebung. Mantak Chia, ein chinesischer Energiemeister, hat hierzu naturwissenschaftliche Messungen entwickelt und dies in vielen Experimenten nachgewiesen. Tiefenentspannung ermöglicht zudem ein Eintauchen in eine Tranceerfahrung oder das Eintreten in einen veränderten Bewusstseinszustand. Dieser lässt uns geistig sehr wach sein und körperlich völlig entspannt. Wenn ein derartiger Zustand eintritt, hören alte Denkgewohnheiten und Problemlösungsstrategien auf zu wirken, und manchmal taucht aus der Tiefe eine neue Einsicht oder Inspiration für das tägliche Leben auf. (Eine praktische Erfahrung mit Tiefenentspannung können Sie auf meiner CD *Die Energie der Chakren* machen – siehe Seite 200.)

Erdung durch Achtsamkeit im Alltag

Erdung heißt auch, den Realitätssinn durch Achtsamkeitsübungen zu stärken. Diese Übungen schulen das präzise Wahrnehmen der Gegenwart und verhindern, dass wir uns zu sehr im Kopf aufhalten und entweder mit Fantasien die Zukunft betreffend oder durch Grübeln über die Vergangenheit abdriften. Das Wahrnehmen der Gegenwart geschieht in den kleinen alltäglichen Handlungen, wie etwa Putzen, Waschen, Gemüse schneiden, ein Auto reparieren. Achtsames Tun lässt uns die kleinen Wunder des Alltags erkennen. Durch diese Realitätsorientierung erfahren wir die objektive Realität als Regulativ für unsere inneren Erwartungen, Sehnsüchte und Fantasien von unserem Leben.

Wenn wir tiefer in diese erdige Seinserfahrung eintauchen, löst sich die starke Diskrepanz von idealem und realem Leben. Dadurch kann eine bewusste und veränderte Lebenshaltung entstehen, die allem Irdischen und Erdigen eine neue Achtung entgegenbringt. Durch Tradition und Geschichte, auch in der christlichen Kultur, sind wir geneigt, dem Irdisch-Alltäglichen einen »Vergänglichkeitsstempel« aufzudrücken und es dadurch abzuwerten. Die Lebenshaltung der Achtung und Wertschätzung des Realen und Alltäglichen ermöglicht hingegen eine neue Haltung gegenüber der Natur, unserem Körper und der gesamten Ökologie. Eine positive Einstellung gegenüber den kleinen Dingen, die den so genannten grauen Alltag ausmachen, kann den Alltag verzaubern und in einen neuen Glanz bringen.

Schamanenreise zum Krafttier

Eine weitere Möglichkeit, das Wurzelchakra zu erfahren, ist die Verbindung mit den Erdkräften durch eine Schamanenreise (eine geführte innere Reise):

Lege dich wieder in die Rückenlage und mache es dir so bequem, dass du für eine Weile gut liegen kannst. Suche dir eine Musik mit einem gleich bleibenden Trommelrhythmus, spiele die Musik ziemlich laut ab und gehe dann mit diesem Rhythmus etwa eine viertel Stunde lang auf eine Trancereise (z.B. mit der Musik auf den *Earth Tribe Rhythms* von Brent Lewis).

■ *Stell dir vor, du befindest dich in einer Natur-Landschaft, die in diesem Moment vor deinem inneren Auge entsteht – erlebe diese Landschaft mit allen deinen inneren Sinnen – nimm wahr, welche Vegetationen – welche Tageszeit – welches Klima – welche Gegebenheiten in dieser Landschaft sind. Erlaube es dir, in dieser Natur zu laufen und dich überall umzuschauen – und laufe so lange in dieser Landschaft, bis du an einen Ort kommst, wo große Bäume stehen – und auf diese großen Bäume bewege dich zu. Stelle dich dann an einen der Bäume und mache dir bewusst, dass die Wurzeln dieses Baumes tief in die Unterwelt hineinreichen. Stelle dir nun vor, du gehst an den Wurzeln dieses Baumes entlang – hinein in die Unterwelt, die Erde öffnet sich und du kommst über die Wurzeln dieses großen Baumes in die Unterwelt hinein. –*

Du bist nun in einer völlig anderen Landschaft und vielleicht hast du jetzt die Gelegenheit, deinem Krafttier zu begegnen – lasse dir Zeit für diese Begegnung – achte auf jede kleine Bewegung, die in dieser Landschaft entsteht und dir ein Anzeichen verrät, dass dir ein Tier entgegenkommt. Falls dies geschieht, begegne diesem Tier und stelle eine Verbindung zwischen dir und dem Tier her. Lass auch all das geschehen, was geschehen will. Stelle diesem Tier dreimal die Frage: »Bist du mein Krafttier?«

Lass wie in einem Traum einen inneren Dialog mit deinem Krafttier entstehen.

Wenn kein Tier in dieser Unterwelt auftaucht oder wenn undeutliche Antworten kommen, so verweile einfach dort in dieser Unterweltlandschaft und warte völlig entspannt und vertrauensvoll. Lass dir genügend Zeit, dich in dieser Welt aufzuhalten und den kleinen inneren Geschehnissen nachzugehen. Wenn die Begegnung mit dem Krafttier stattgefunden hat, bedanke dich zum Abschied bei ihm, dass es sich dir gezeigt hat. Begib dich dann allmählich wieder zurück von dieser Reise – zurück zu diesen Wurzeln des Baumes – an dem du in die Unterwelt gegangen bist. Du kommst nun an den Wurzeln entlang kletternd wieder nach oben und befindest dich wieder in der mittleren Welt auf der Erde. Ruhe dich dort noch eine Weile aus, in deiner inneren Landschaft – und komme dann in deiner Geschwindigkeit und auf deine Weise zurück in die Alltagswirklichkeit. ■

Die Reise zu unserem Krafttier ermöglicht ein tieferes Eintauchen in den archetypischen Raum des kollektiven Bewusstseins. In den verschiedenen Mythologien der Weltgeschichte, vor allem aber im Schamanismus haben etwa die Schlange oder der Adler, ein Meerestier oder eine Waldeule Wesenskräfte, die in jedem Menschen, jeder Kultur und jedem Zeitalter die menschliche Seele inspirieren oder amplifizieren können. Wenn diese archetypischen Kräfte unserer verborgenen Seelenanteile ins Bewusstsein gehoben werden, erweitern sie es, lassen uns stärker sein und können mehr Tiefe in unserem Lebensvollzug herbeiführen.

Meditation

■ *Zwischen Himmel und Erde ist unser Dasein ausgespannt.*
Bewahren wir uns die Weite des Himmels, aber vergessen wir nicht die Erde, die uns trägt!
Erde und Himmel sind die Sinnbilder des Endlichen und Unendlichen, an denen wir gleichermaßen teilhaben. Unsere Aufgabe aber ist es, nicht zwischen diesen beiden Polen unserer Existenz zu wählen oder den einen um des anderen Willen aufzugeben, sondern ihre gegenseitige Bedingtheit zu erkennen und in unseren Wesen zu integrieren. Unser Problem ist nicht ein Entweder-oder, sondern ein Sowohl-als-auch. Denn der Mensch ist die Mitte zwischen Himmel und Erde, die Stätte, an der Himmel und Erde sich begegnen.
... Dasein heißt Beschränkung, aber Beschränkung in diesem Sinne ist nicht gleichbedeutend mit Enge und Unwissenheit, sondern mit sinnvoller Formgebung, Konzentration auf das Wesentliche, Verzicht auf Überflüssiges, Einschränkung eigener Wünsche und Begehrungen – eine Einschränkung, die in größerer Freiheit resultiert. Der größte Weise ist der, der in wenigen Worten viel aussagt, der größte Künstler derjenige, der in knappster Form tiefstes Erleben ausdrückt, warum es so recht heißt: »In der Beschränkung erst zeigt sich der Meister!«

In anderen Worten: Es ist das Endliche, das dem Unendlichen Sinn verleiht, denn das Unendliche wird im Endlichen zur Gestalt. Und umgekehrt: Wo das Endliche nur um seiner selbst willen bestehen will, ohne das Unendliche zu spiegeln oder ihm Ausdruck zu verleihen, ist es des Sinnes beraubt und dem Tode verfallen.
Die Einmaligkeit und Sonderheit jeder Gestalt aber ist ihre Kostbarkeit. Sie ist kostbar, weil sie vergänglich ist wie eine Blume, die blüht und verwelkt und in der dennoch das unvergängliche Wesen aller Blumen und alles Lebenden zum Ausdruck kommt. Es ist die Kostbarkeit des Augenblickes, in dem die zeitlose Ewigkeit gegenwärtig ist. Es ist die Kostbarkeit individueller Formgestaltung, in der das Unendliche zum Ausdruck kommt. ■

BDY, Der Weg des Yoga

Eine weitere Meditation finden Sie mit einem Foto auf Seite 73.

Yoga-Asanas zum Wurzelchakra

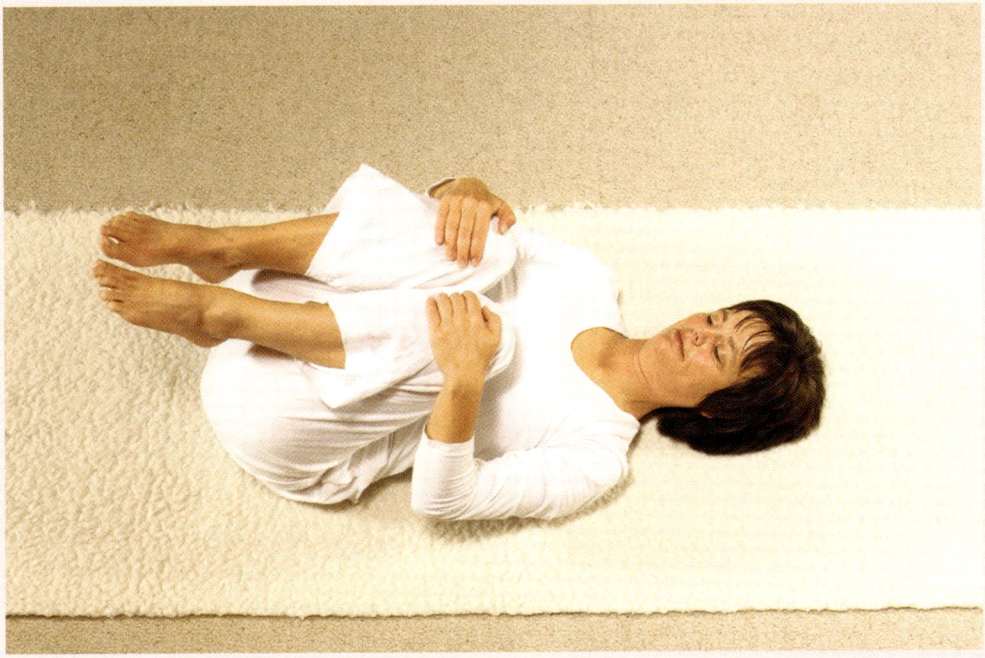

Zifferblatt
Knie an Oberkörper heranziehen, kreisende Bewegungen um das Kreuzbein ausführen, indem die Knie nach rechts, vorne, links und zum Bauch hin bewegt werden.

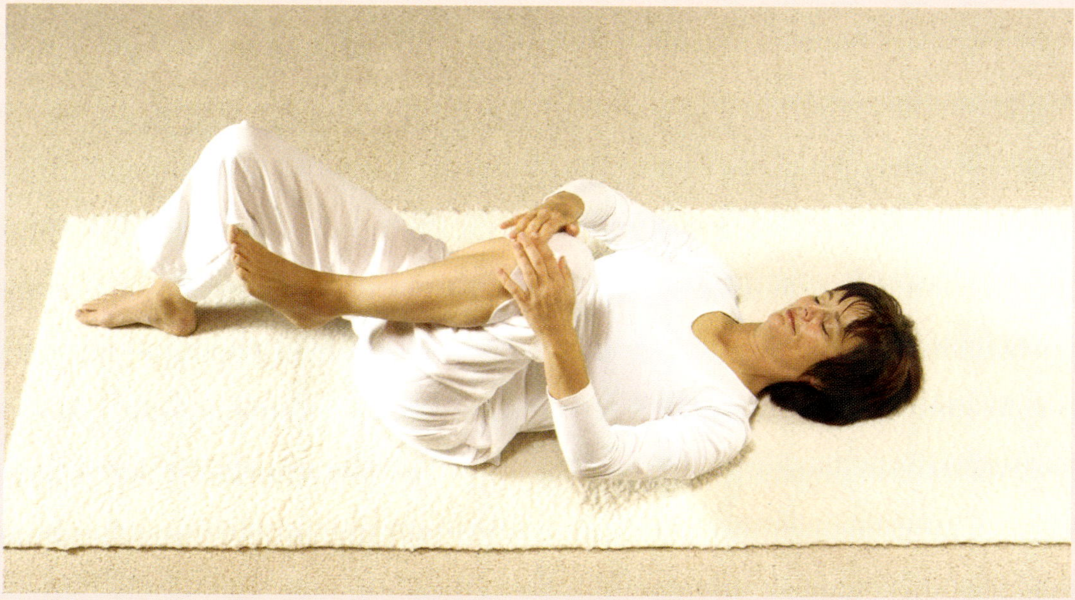

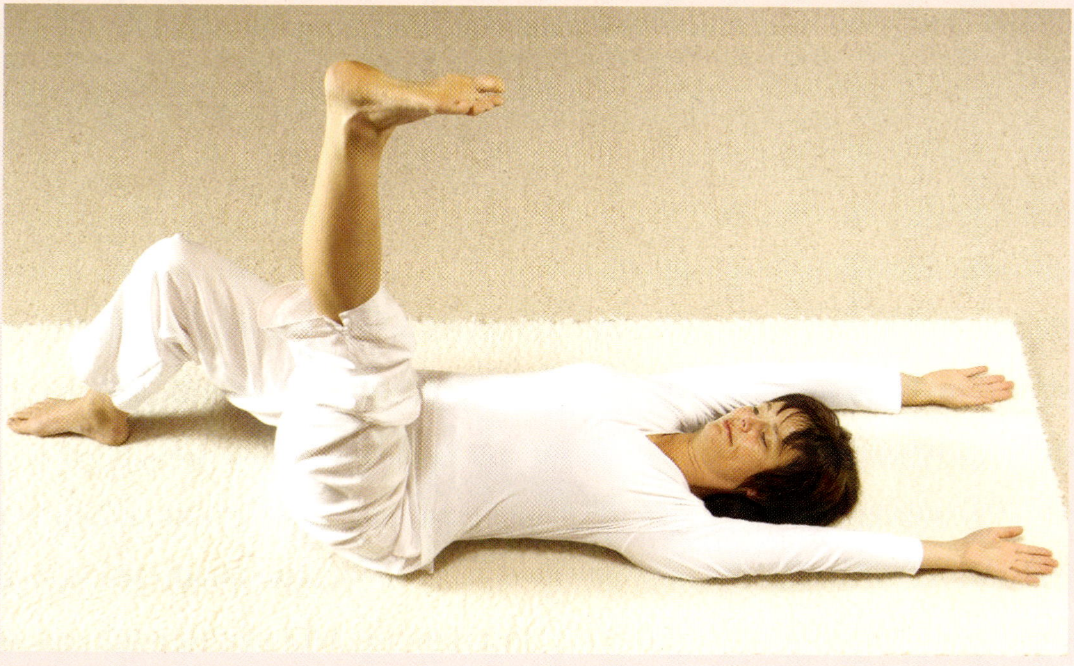

Wechselseitige Beindehnung und -beugung
Im Einatmen zunächst rechtes Bein nach oben dehnen, Arme nach hinten ablegen, Nacken bleibt gedehnt. Im Ausatmen Knie beugen, Oberschenkel dicht an Oberkörper heranziehen. Hände dabei auf dem Knie ablegen. Mehrmals wiederholen, dann mit linker Seite weiterüben.

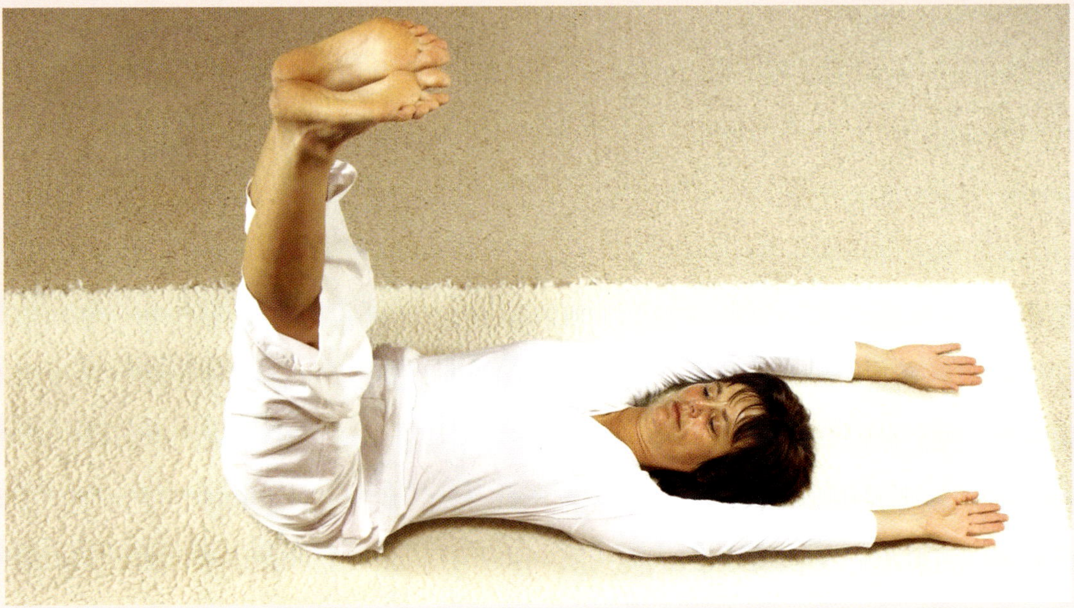

Beindehnung im Liegen
Im Einatmen Beine in die Senkrechte heben, Fersen zur Decke dehnen, Arme dabei hinten ablegen. Im Ausatmen zurück in gebundene Beinbeugehaltung, Oberschenkel dicht an Oberkörper heranziehen.

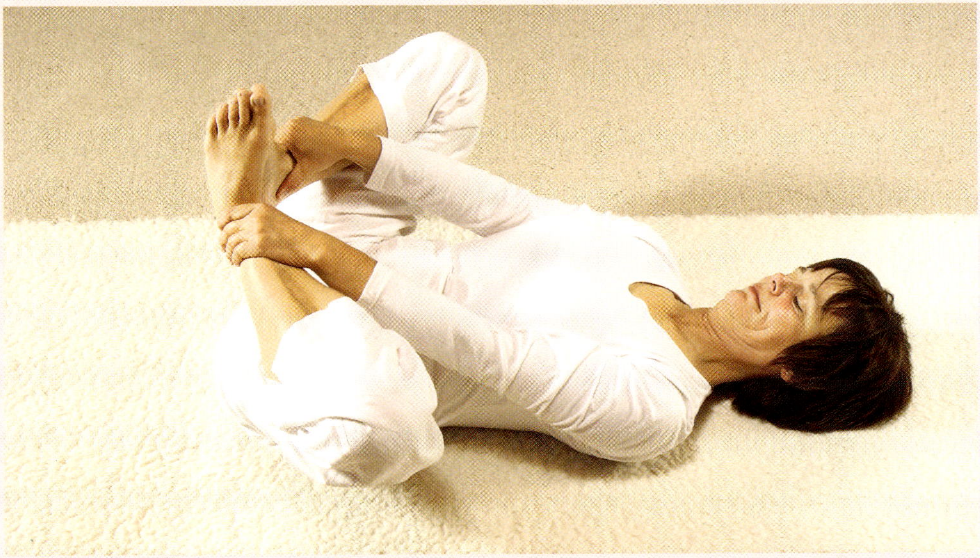

Schmetterling
Beine anheben, Fußsohlen aneinander legen, Hände an die Fußgelenke anlegen, tief in den Beckenraum hineinatmen. Den Beckenboden nach dem Ausatmen kontrahieren, im Einatmen loslassen (siehe auch Folgeübung auf der nächsten Seite).

Indische Hocke
Fußsohlen möglichst parallel am Boden aufsetzen, Arme und Hände in der Gebetshaltung. Ellenbogen schieben Knie auseinander, tief in den Bauch-Beckenraum hineinatmen. Beckenboden mit dem Einatmen anspannen und im Ausatmen loslassen. Eventuell die Fersen mit einer gefalteten Decke erhöhen.

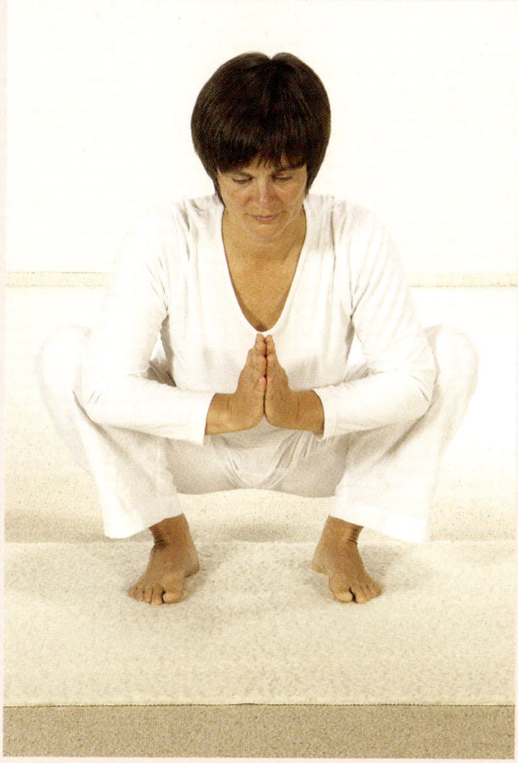

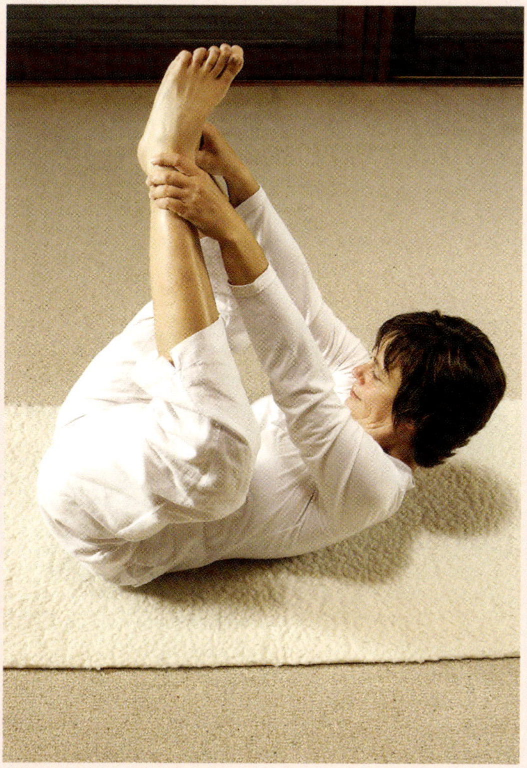

Beweglicher Schmetterling
Im Ausatmen Beine nach oben schieben, Oberkörper anheben, Kopf in Richtung Knie heben. Im Einatmen verweilen, im Ausatmen zurück in die Schmetterlingshaltung (siehe gegenüberliegende Seite), Oberkörper und gedehnter Nacken legen sich auf den Boden zurück. Mehrmals wiederholen.

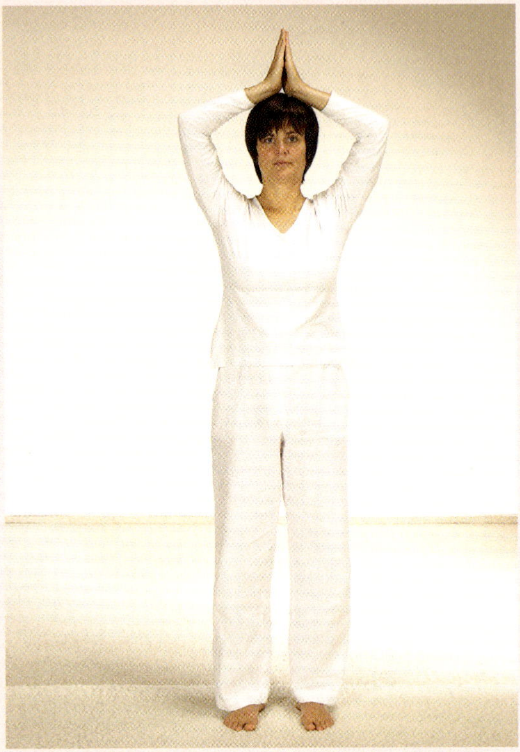

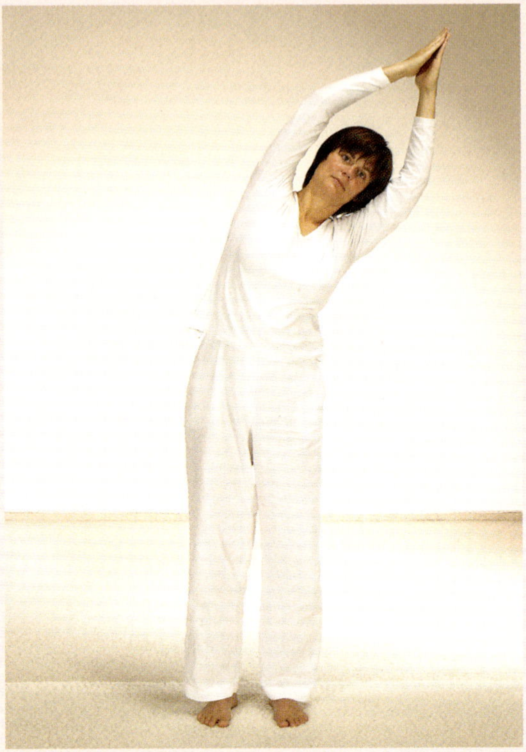

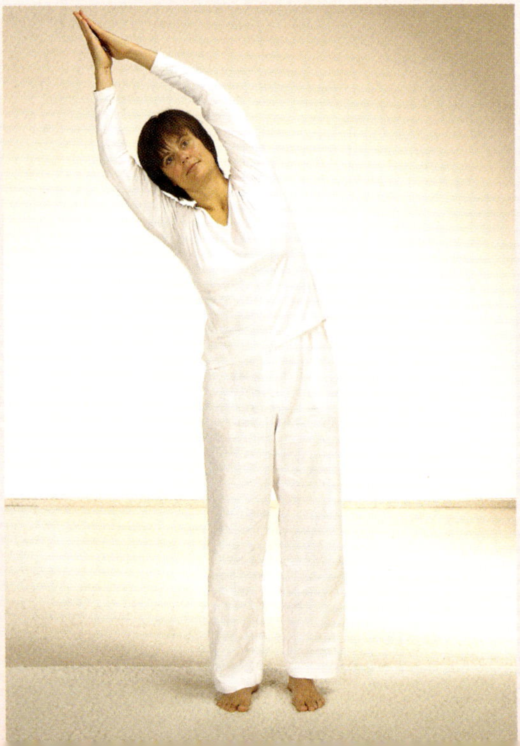

Der aufrechte Stand mit Seitbeuge
Aufrechter Stand. Arme und Hände im Einatmen über das Kronenchakra führen, Hände in Gebetshaltung. Ellenbogen streben nach hinten, Schultern entspannen. Im Ausatmen zur Seite beugen, von der Hüfte über die ganze Seite bis in die Fingerspitzen die Dehnung zulassen, mit dem Becken nicht seitlich ausweichen. Im Einatmen zurück zur Mitte, aufrechter Stand, im nächsten Ausatmen zur anderen Seite beugen.

Der Baum (siehe nächste Seite)
Aufrechter Stand. Gewicht auf linken Fuß verlagern, rechten Fuß mit der Fußspitze auf den linken Spann aufsetzen, Ferse zeigt nach links außen. Becken aufrichten, Beckenboden leicht kontrahieren. Arme über die Seite nach oben führen, Hände berühren sich über dem Kopf. Ruhig und tief ein- und ausatmen, nach einer Weile die andere Seite üben.

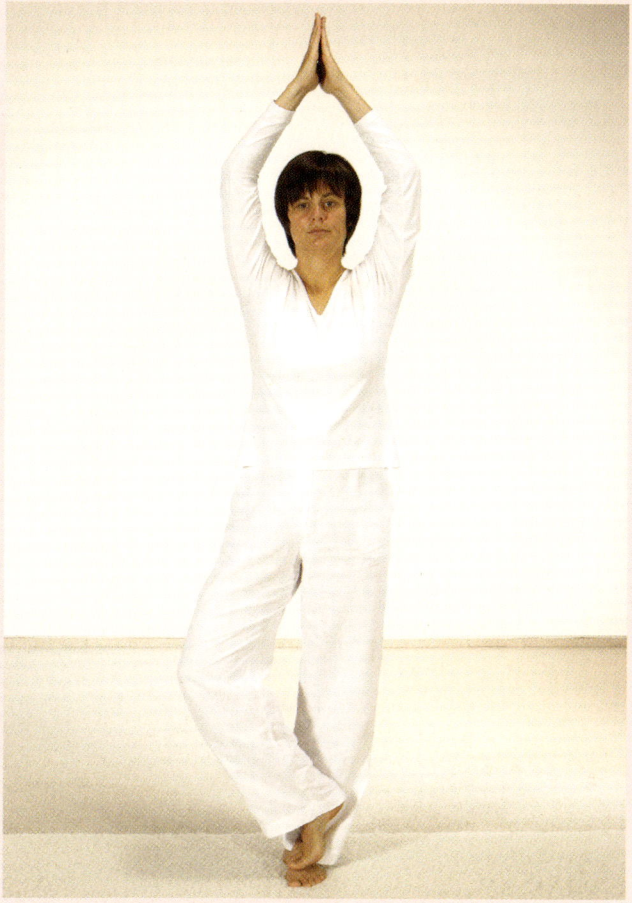

DER BAUM

Je älter ein Baum ist,
umso wertvoller und größer wird er.
Je tiefer seine Wurzeln reichen,
umso standhafter widersteht er den Stürmen.
Je dichter seine Äste sind,
umso sicherer bietet er Schutz.
Je stärker sein Stamm ist,
umso mehr verkraftet er das Anlehnen.
Je höher seine Krone ist,
umso einladender wirkt sein deckender Schatten.
Jeder Jahresring ist ein deutliches Sinnbild für gelebte Kraft.

Indianische Weisheit

ZWEITES CHAKRA
Sakralchakra
Svadhisthana

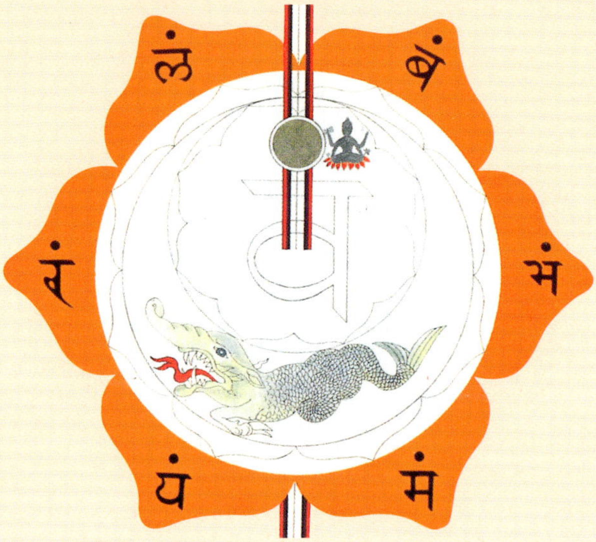

1. **Körperlicher Bereich:** Beckenraum, innere Geschlechtsorgane, Gebärmutter, Eierstöcke, Prostata, Blase, Nieren, Lymphe
2. **Farbe:** Orange
3. **Grobstoffliches Element:** Wasser
4. **Sinnesorgan:** das Schmecken
5. **Feinstoffliches Element:** Geschmacksbewusstsein
6. **Tatorgan:** die Hände, das Greifen
7. **Drüse:** Keimdrüsen, Östrogen und Testosteron
8. **Bija-Mantra:** Vam
9. **Tier:** Makara, Fisch-Krokodil-Fabeltier
10. **Gottheit:** Varuna, Gott des Wassers, und Vishnu, der Gott des Erhaltens, als vierarmiger Jüngling dargestellt
11. **Symbol:** die Mondsichel, sechsblättriger Lotus
12. **Psychische Qualität:** alle Gefühle, lustvolle wie schmerzliche Gefühle, Sexualität, Erotik, Zeugungskraft
13. **Affirmation:** »Lust und Leben strömen in mir und zu dir.«

Symbolische Kraft
Sexuelle Energie

Der Sanskritname spricht von der »Stütze des Selbst«, also dem Ort, wo das Selbst-Bewusstsein im Gegensatz zum »Du« seinen Anfang nimmt. Das Sakralchakra oder Sexualzentrum ist dem Wasser zugeordnet. Das Hauptsymbol ist der Mond im sechsblättrigen Lotus. Die Farbe ist orange, wie das Aufgehen der Sonne über dem Ozean. Als Sinn ist das Schmecken angesprochen. Vor allem in den Anziehungskräften zwischen den Geschlechtern spielt der Geschmack eine herausragende Rolle. Der andere Mensch muss uns gefallen. Da wir wissen, dass man über Geschmack nicht streiten kann, ist es also wunderbar, wie wir alle mit unserem Geschmack in die Welt hineingehen dürfen.

Das Tatorgan sind die Hände. Schon als Säugling lernen wir das Greifen und Festhalten von Dingen, die angenehme Empfindungen verursachen, etwa die Mutterbrust oder ein weiches Kuscheltier. Wir lernen aber auch das Erschrecken bei unangenehmen Greif-Erfahrungen und dem augenblicklichen Loslassen, etwa wenn etwas kalt oder zu heiß ist. Auch in diesem Chakra sind wir noch sehr von den lust- und unlustbetonten Erfahrungen geprägt und der unstillbaren Suche nach Lust bringenden Erlebnissen, die manchmal zur Sucht gerät.

Hier ist das Tier Makara dargestellt, auf der ängstigenden Seite als Krokodil, auf der spielerisch-sinnlichen Seite als Delphin. Es trägt die Gottheit Varuna, den Gott des Wassers, Sinnbild für das Grenzenlose, ohne Anfang, ohne Ende. Es hält die Dämonen der finsteren Tiefe des Ozeans zurück, die mit den dunklen Mächten in uns gleichgesetzt werden können.

So wie die sexuelle Energie den Menschen vom spirituellen Zustand in den Körper verholfen hat, kann sie ihm auch helfen, sich seines ursprünglichen Zustandes von göttlicher Ganzheit wieder voll bewusst zu werden.

Elisabeth Haich

Die vitale Lebensenergie, die sich im zweiten Chakra als sexuelle Energie ausdrücken möchte, richtet sich auf dem sicheren Boden des ersten Chakras auf. Es geht um die Meisterung der Lust, vor allem den lustvollen Reifungsweg zwischen Mann und Frau und zwischen Anima und Animus in uns selbst.

Hierbei ist eine sehr wichtige Klarstellung erforderlich. Wenn im Folgenden vom »Weiblichen« als empfangend und hingebungsvoll gesprochen wird, wie auch vom »Männlichen« als aktiv, eingreifend, beherrschend, dann meint dies immer die Eigenschaften, die sowohl in der Frau wie auch im Mann vorhanden sind. Es geht also um die archetypischen Bilder der Geschlechter, nicht etwa um eine Beschreibung, wie Frau und Mann idealtypisch sein sollten. Diese archetypischen Eigenschaften sind in gleicher Weise sowohl in der Frau wie im Manne zu entwickeln. C.G. Jung spricht hier vom Animus, als dem männlichen Teil im Mann wie in der Frau, und umgekehrt von der Anima, als der weiblichen Seite in der Frau und im Mann. Ziel ist also die reif entwickelte Person, der Mann im Besitz männlicher *und* weiblicher Kräfte, die Frau im Besitz weiblicher *und* männlicher Kräfte. Im Indischen gibt es vergleichbar die Qualität von Shakti als dem Urbild des Weiblichen und Shiva als dem Urbild des Männlichen. Die Vermählung der beiden Prinzipien in einer Person wird als die androgyne Gottheit Ardhanari dargestellt. Sie symbolisiert die ursprüngliche kosmische Einheit von Shiva und Shakti. »Die Quelle der Lust wohnt in dir!« So spricht Margot Anand in ihren Kursen, um die Sexualität aus der Abhängigkeit und den Projektionen zu befreien. Erst dann geht es in diesem Chakra auch um den Austausch von männlichen und weiblichen Energien zwischen den Geschlechtern, und das kann nach dieser Vorstellung auch zwischen Gleichgeschlechtlichen geschehen.

So ist im zweiten Chakra nicht nur die Sexualität im engeren Sinne als genitale Sexualität gemeint, sondern Sinnlichkeit im umfassenden Sinne, also den süßen Geschmack der Erotik zuzulassen. Es gilt die Quelle der Lust und Sinnlichkeit in uns selbst zu entdecken und die fließenden, sinnlichen Qualitäten zum Sprudeln und letztlich zur Hingabe zu bringen.

Die Geschichte von Adam und Eva aus dem Alten Testament gibt uns einen Hinweis auf die positiven, schöpferischen und unterstützenden Kräfte zwischen Mann und Frau. Wir müssen und dürfen das Paradies, den nur geistigen, all-einen, all-heiligen Zustand verlassen und die polare Welt mit ihren Gesetzen betreten.

Wir müssen und dürfen inkarnieren, wir erleben das Getrenntsein, die schmerzliche Seite und die enorme Anziehung, die Polarität zwischen Mann und Frau, die lustvolle Leben und Liebe spendende Seite. Die Belebung der Unterschiede, das Spiel der Polarität auszukosten, ist das Geschenk, das wir Menschen bekommen haben. So besingt der junge Goethe in seinem ersten Prometheus-Gedicht das Wunder, Mensch sein zu dürfen, im Gegensatz zu dem nur einen, göttlichen, fast langweilig anmutenden Dasein im Himmel. In der Polarität erleben wir starke Gefühle der Freude, wie auch des Schmerzes und des Leidens. Diese Polarität ist nicht nur im Außen zwischen Mann und Frau oder zwischen gegensätzlichen Kräften in der Natur und der Schöpfung zu spüren, sondern auch in der Polarität und manchmal Zerrissenheit der männlichen und weiblichen Kräfte in uns selbst. Im Tantra spricht man von der Vereinigung von Shakti mit Shiva, also der göttlichen Hochzeit zwischen diesen beiden Kräften. Shakti ist die aufsteigende Kraft der Lebensenergie, die sich in allen Seinsformen manifestieren möchte – Shiva ist das Bewusstsein, das sich in unendlicher Ruhe in allen Seinsformen mit Shakti vereint. Männlich und weiblich heißt hier auch die aktive und passive Seite in uns jeweils anzunehmen, zu entfalten und zu verbinden. Auf der einen Seite stehen die männlichen Kräfte des Hinaustretens in die Welt, des aktiven Zugehens und Tuns, die Sonnenkräfte, und auf der anderen Seite stehen die weiblichen Kräfte, die passiven, empfangenden, hingebungsvollen, die Mondkräfte. So könnte man die »Stütze des Selbst«, wie dieses Chakra im Sanskrit benannt wurde, verstehen als das »In-Harmonie-Bringen« dieser polaren Kräfte, die unsere Welt ausmachen, das Vereinen von Yin und Yang, Tag und Nacht, hell und dunkel, bewusst und unbewusst, Mann und Frau, innen und außen, oben und unten.

Die Schöpfung geschah um des Liebesspiels willen.
So lange nur Eins-sein existierte, gab es kein Entzücken. Aber als die Einheit aufgehoben wurde und sie (Mann und Frau) umschließend miteinander verbunden wurden, war das Entzücken groß.

Reb Hayim Haikel, Chassidischer Meister, 18. Jahrhundert

Diese Harmonie wird im Hatha-Yoga zwischen »Ha« (Sonne) und »Tha« (Mond) als oberstes Ziel betrachtet. Es ist unsere Aufgabe, den Ausgleich und die Harmonie, das Gleichmaß zwischen diesen polaren Kräften in uns herzustellen.

Das zweite Chakra ist dem Element Wasser zugeordnet, was hier das »Fließende« meint, das Fließen von erotischer Anziehung zwischen Mann und Frau, das lustvolle Spiel von erotischer Energie. Wie zwei Delphine im Wasser, die sich berühren, streicheln, springen, tanzen, umwerben und wieder loslassen. So gestaltet sich auch das Spiel der erotischen Liebe zwischen zwei Menschen. Das Wasser lässt das Fließen aller Gefühle zu, die Möglichkeit weicher zu werden, so wie es im Tao heißt: Das Wasser ist stärker als der Stein.

Das Weiche löst alles Starre und Harte. Auch all das, was sich angestaut hat, verstopft ist oder sich mit Barrieren versehen anfühlt, wird durch das Wasserelement wieder gelöst, durchlässig und in den Fluss des Lebens zurückgebracht. Unser Körper besteht zu 80 Prozent aus Wasser und auch die Erde ist ein »blauer Planet«, mit überwiegend Wasseranteilen auf der Oberfläche. Die orangene Farbe dieses Chakras, wie eine aufgehende Morgensonne über dem Ozean, führt uns in die Leben spendende Kraft und Energie der Erneuerung. Jeder Tag bringt diese frische, uns in den Lebensfluss zurückführende Energie. Wir können uns daran erfreuen und immer wieder dankbar sein für diese stetige Wandlung.

Unterhalte die Liebe unablässig, so wie du ein Feuer nährst, mit Düften, mit Farben, mit Musik. Kultiviere die Kunst der Verführung. Lerne, deinen Handlungen, deinen Gedanken, deinem Verlangen etwas Strahlendes zu geben. Die Liebe bedarf des Lichts, um leben zu können.

Drukpa Rinpoche

Psychologischer Zugang

Lustvoll in die Welt

Die Sexualität und schöpferische Kraft ist dem zweiten Chakra zugeordnet, im weitesten Sinne also die Fähigkeit, sinnlich und lustvoll in der Welt zu sein, sowohl in der Erfahrung mit dem eigenen Körper als auch im Austausch mit anderen Menschen, in der Natur und der ganzen Schöpfung.

Die Sexualität zählt zu den intimsten Lebensbereichen und nur selten trauen wir uns, dieses Thema überhaupt zu beleuchten oder uns in diesem Bereich zu verändern, zu entwickeln oder zu wachsen. Es ist immer noch ein Thema mit vielen Tabus. Der Internet-Sex ist zu einer riesigen Woge pervertierter Sexualität angewachsen. Hier wird Sexualität als käufliche Ware betrachtet, die man besitzen, tauschen oder verkaufen kann. Es wird der Anschein geweckt, man könnte in eine objekthafte Beziehung zur Sexualität treten und diesen Bereich des Menschseins wie ein äußerliches Attribut für sich erwerben.

Andererseits wird über Sexualität geschwiegen und sie wird verdrängt und in die Einsamkeit einer Beziehung abgeschoben, die an der unerfüllten Sexualität leidet und in der voller Angst verhindert wird, dass neue Impulse, Ideen, Erfahrungen dazu kommen dürfen und wirkliches Wachstum bewirken könnten. Leider ist es oft so, dass die eigene Sexualität trotz moderner Medien nach wie vor voller Normen, eingeengt und mit Angst besetzt ist, und dann über öffentlich gemachte sexuelle Affären von Politikern oder Filmstars heimlich ausgelebt wird. Man konnte dies deutlich an dem öffentlichen Interesse des sonst so puritanischen Amerikas an dem zur großen Affäre hochstilisierten Seitensprung von Präsident Bill Clinton erkennen.

Die Bilanz dieser Verdrängung und Objekthaftigkeit von Sexualität sieht man in erschreckendem Ausmaß an der Häufigkeit des sexuellen Missbrauchs. Es gibt

Schätzungen, nach denen ungefähr jede dritte Frau dieses schreckliche Leid erfahren musste. Hier zeigt sich auf der einen Seite der nicht in Worte gefasste Seelenmord, den viele Frauen erlitten haben, und auf der anderen Seite die verzweifelte Not vieler Täter, die in diese Spirale von Bedürftigkeit, Gewalt und entseelter Sexualität hineingeraten sind. Häufig zeigt sich in den Lebensgeschichten von Sexualstraftätern in der Kindheit selbst erlittene Gewalt und erlittener Missbrauch. Die unbewussten Verstrickungen werden wiederholt und führen zu der immer weiter wachsenden Spirale der Leidübertragung von Opfer und Täter, Täter und Opfer. Nur bewusste Aufarbeitung der kindlich erfahrenen Gewalt ermöglicht einen Weg aus diesem Teufelskreis.

Eine Not anderer Art, die ich in meiner psychotherapeutischen Praxis sehr häufig antreffe, ist die Tatsache, dass in vielen Beziehungen und Ehen die Sexualität völlig erloschen ist, jede Form von körperlicher Liebe aufgegeben wurde. In dieser Armut finden Mann und Frau nur schwer diesen Funken der Leidenschaft und Begeisterung füreinander wieder. Heinrich Böll schreibt dazu:

Ich mag mir nicht vorstellen, wie viel freudlose Ehen und wie viel Milliarden freudloser ehelicher Pflichtübungen es gegeben habe könnte: ganze Kontinente voller formloser bzw. ungeformter Inhalte … Es bedarf keiner großen psychologischen oder psychiatrischen Erfahrungen, es bedarf nur eines Ansatzes von Fantasie, um zu ahnen, für wie viele Menschen die Freudlosigkeit ihrer Geschlechtlichkeit zur Krankheit gereicht hat und wie viele durch die Freude daran geheilt worden sind!

Heinrich Böll

Unsere Sexualität hat eben neben der rein biologischen Funktion der Fortpflanzung eine große Bedeutung für die Bindung und Gefühlsstärke in einer Beziehung. Die Sexualität ist der Ort, an dem der Ausdruck von ehrlichen und intensiven Gefühlen erlaubt ist. Ja, die Beziehung in einer Partnerschaft lebt in starkem Maße von diesem Austausch erotischer, aber auch trauriger, wütender, ängstlicher Gefühle, die sonst oft keinen anderen Raum haben. Und nicht zuletzt ist die Sexualität auch das Mittel, uns in eine spirituelle Erfahrung hineinzuführen, die Liebe als verschmelzende Kraft zu erleben, die uns aus dem kleinen Kästchen unserer Ich-Gebundenheit befreit oder herausführt.

Patientengeschichten

Eine Patientin leidet jahrelang an einer Endometriose, also im Unterleib versprenkelter Uterusschleimhaut, die der Patientin über die Hälfte ihres Zyklus' starke Schmerzen verursacht. Nach längerer Psychotherapie konnte ein sexueller Missbrauch durch ihren Vater aufgedeckt werden, als sie noch sehr klein war, etwa mit drei Jahren. In einer Therapiesitzung atmete sie in die leblosen Bereiche ihres Unterleibes, entwickelte die Wut ihres inneren Kindes, die damals nie sein durfte, sie schrie und weinte, bis sie endlich wieder Leben in ihrem Unterleib spüren konnte. Durch den Schmerz des Missbrauchs hatte sie sich damals völlig von ihren Gefühlen abgeschnitten und nur noch den Körper in seiner Traumatisierung sprechen lassen. Die Befreiung der damit in Zusammenhang stehenden Gefühle, Wut, Trauer und Verlassenheit auch zu ihrer Mutter hin, bewirkten ein starkes Empfinden von Raum und Leben im Unterleib. Sie hatte ein positives Empfinden von Licht und hellen Farben, die in ihrem Unterleib aufblühten. Das zweite Chakra durfte wieder beginnen zu leben. Im Laufe der langen Therapie konnte allmählich Heilung auf vielen Ebenen stattfinden, nicht nur das zweite Chakra, auch die Themen der Ich-Durchsetzung (drittes Chakra) und der bedingungslosen Liebe (viertes Chakra) konnten mehr und mehr integriert werden. Letztendlich waren auch vorsichtig versöhnliche Gefühle zu ihrem Vater als Täter aufgekeimt.

Es ist schön, Frau zu sein,
sich zu wiegen in der Sichel des Mondes,
den Wellenschlag des Lebens zu spüren
wie das Steigen und Fallen der Gezeiten,
Schale zu sein, um das Strömen der Liebe aufzufangen
und zu verwandeln in Leben.
Gefäß, in dem das Wort Fleisch werden kann
und so für immer unter uns wohnt.

Irmgard Hess

Tabus und Hilflosigkeit

Der Traum von der Schlange

»Die Familie, Vater, Mutter, Sohn und Tochter sind auf einem Floß, das schwer zu lenken ist. Der Strom ist schnell und sprudelnd. Neben ihnen schwimmt in gefährlichem Abstand oder gefährlicher Nähe eine Schlange. In einem abenteuerlichen

Manöver legen die vier dann vor ihrem Haus an und alle laufen schnell hinein, dicht gefolgt von der Schlange. Als sie die Tür schließen, ist die Schlange schon halb im Eingang. Sie klemmen sie in den Türspalt ein.«

Den Traum hatte ein 24-jähriger Patient im Anschluss an ein sehr offenes und erschütterndes Gespräch mit seiner Schwester, in dem sie sich beide tabuisierte Themen der Sexualität anvertrauten. Sie erklärte ihm, eine Abtreibung hinter sich zu haben, und er erzählte ihr erstmals von seinen homosexuellen Neigungen. Hier steht der Sohn eines evangelischen Pfarrers exemplarisch für eine körper- und sexualfeindliche Gesellschaft. Aber auch exemplarisch für die Kirche, weil es die Kirche war, die Sex und Lust neben den Aggressionen am stärksten unterdrückt hat. Es bedurfte einer längeren, tiefenpsychologischen Aufarbeitung, diesen Angst- und Schuldkomplex, der bei diesem Patienten schon in der Sauberkeitserziehung seine Wurzeln hatte, behutsam aufzudecken, sodass seine erwachsenen Ich-Funktionen den lustvollen Aspekt seines Mannseins integrieren konnten.

Ein anderer Patient erlebte in seiner frühen Kindheit, also im Kindergartenalter, immer wiederkehrenden, sexuellen Missbrauch durch seinen Großvater. Lange war dies verborgen geblieben, bis er durch eine Psychose völlig aus der Bahn geworfen wurde. In langer Arbeit brachte er Licht in das Dunkel. Er erlebte seine aktuellen Wut- und Hassgefühle, die er vor allem in seinem beruflichen Feld als sehr belastend empfand, genährt von diesen alten traumatischen Erfahrungen. Er fühlte sich als Erwachsener sehr häufig ausgebeutet, hintergangen, missbraucht, als Opfer benutzt. Er wollte selbst Täter werden und schwor häufig seinen Chefs oder Kollegen Rache. Er stieg in der Karriere-Leiter immer weiter nach oben, bis er selbst Chef wurde und dann in der Versuchung stand, seine Machtgefühle selbstbefriedigend auszuleben. Im Verlauf der Psychotherapie lernte er dieses alte Muster von Täter und Opfer aufzulösen und zu erkennen, dass er immer wieder nur in seiner kindlichen Geschichte gelandet war. Die alte Hilflosigkeit musste er als Erwachsener nicht mehr neu erleben, wenn er stattdessen zu seinen persönlichen Ressourcen finden konnte. Durch eine langandauernde, vertrauensvolle therapeutische Beziehung, einen Klinikaufenthalt und eine intensive Arbeit in einer Selbsthilfegruppe, die spirituell ausgerichtet war, konnte er das alte Trauma mehr und mehr loslassen, demütiger werden gegenüber dem Leben und dem eigenen Schicksal.

Die Heilung und Transformation aus der Täter-Opfer-Prägung wurde möglich, er konnte seinen stark aggressiven und lustbetonten Gefühlen mehr Einhalt gebieten und diese in einer feineren, sublimierten Weise schöpferisch in seine Arbeit einbringen. Auch mit seiner Frau und seinen zwei kleinen Kindern entstand ein neues zunehmend partnerschaftliches Verhältnis. Die Gleichberechtigung und liebevolle Partnerschaft standen mehr und mehr im Mittelpunkt.

Begleitung im Alltag

Neue Verbindungen

Auch wenn wir älter werden, kann die Sexualität eine große Leben spendende Kraft sein oder bleiben. Sie wird entkoppelt von ihrer Funktion der Fortpflanzung und kann ganz der zweiten Aufgabe, nämlich dem Auffinden von Freude, Glückseligkeit und Grenzerweiterung dienen. Gerade wenn für die Frau die Sorgen um Empfängnisverhütung, Schwangerschaft und Kinder mit dem Beginn der Wechseljahre in den Hintergrund treten, kann eine unbekümmerte und freie Phase des Auslebens von Sinnlichkeit und Erotik beginnen. Wie Mann und Frau dabei mit dem Thema Treue umgehen, muss in jeder Partnerschaft genau besprochen werden. Eine Außenbeziehung kann manchmal eine starke Belebung herbeiführen, aber auch ungeheure Kränkung und Verletzung verursachen. Das Vertrauen in den eigenen Weg wird dabei sehr gefordert und gefördert, das heißt, die Stärkung von Svadhisphana, die Stütze im Selbst zu finden. Eine ehrliche Auseinandersetzung führt dann auch zu der freien Entscheidung, ob das Paar den Weg der spirituellen Reifung weiter zusammen gehen will oder nicht. Auch dann, wenn die Kinder oder andere »Klebemittel« (z.B. gemeinsamer Besitz) keine so große Rolle mehr spielen, kann die wirkliche Liebe mehr in den Vordergrund rücken. In neuen wie auch in älter werdenden Beziehungen lässt sich die erotische Dimension immer wieder entfachen. Wichtig dabei ist das richtige Maß von Nähe und Distanz. Dies fördert die Neugierde, Spannung und positive fast angstvolle Erregung, die für die Lust so wichtig ist.

Atme zu dem Quell deiner Lebensfreude,
dem Wasser, der Lust,
gib ihm Raum, die Fassung zu verlieren,
um sich wieder zu sammeln,
auf die nackte Haut zu regnen,
um unter der Glut der Sonne
erneut zur Wolke aufzusteigen.

Stephan Hagen

Die Geheimnisse von Mann- und Frau-Sein zu lüften, bedürfen Behutsamkeit und manchmal auch Neugierde und einer unbefangenen, ja heiteren Lustsuche. Frank Farally, Gründer der provokativen Psychotherapie, stellt die neugierig machende Frage: »Was ist die erogene Zone des Mannes? – Klar, der Penis«. »Was aber ist die erogene Zone der Frau? – Also die Vagina? Nein, es ist«, sagt Farally, »der Gehörgang«. So stellt diese therapeutische Richtung sicherlich etwas überspitzt, doch mit einem Wahrheitskern, unterschiedliche männliche und weibliche Zugangsweisen zur Sexualität dar. Auch im Tantra wird häufig der Weg der Frau zur Lust zunächst durch das Ansprechen von Herzensenergie beschrieben, wie etwa durch Poesie, bilderreiche Fantasien, ein vertrauensvolles Gespräch. Der Weg des Mannes folgt häufig zunächst durch das lustvolle Tor seines Penis, dann ins Herz und zur Liebe.

Diese von vielen Paaren bestätigte Polarität zu verstehen, gibt die Möglichkeit, sich in den unterschiedlichen Seinsweisen und Naturen lieben zu lernen. Im Neo-Tantra, das ursprünglich von Osho Rajneesh und später im Westen von Margot Anand, Peter Schröter und Eva Szabo (Skydancing-Tantra) entwickelt und verbreitet wurde, lehrt man eine neue Verbindung von Sexualität, Herz und Spiritualität. Es werden neue Wege der Meditation allein und zu zweit gelehrt und eingeübt. Insbesondere die Erfahrung der Wellenenergie, die im Körper auf- und absteigt, zusammen mit dem Atem und der Kontraktion des Beckenbodens ermöglicht ein Aufladen mit vitaler und feuriger Lebensenergie. Diese Energiewellen verbinden das Zentrum der sexuellen Energie mit dem Herzen und dem Raum des dritten Auges im Stirnbereich. Vitalität, Herzensliebe und geistige Kraft werden miteinander verbunden und gemeinsam in Schwingung gebracht. Man nennt dies die Schwingung der »inneren Flöte« in Gang setzen.

Erregung und Entspannung wechseln sich ab und ermöglichen so eine Harmonisierung, ein Aufladen und Abklingen der Energien des zweiten Chakras (siehe »die Welle« im Übungsteil, Seite 89 ff.). Osho Rajneesh hat auf der Ebene des zweiten Chakras eine wichtige Synthese zwischen Orient und Okzident ermöglicht. Das Buch von Margot Anand, *Tantra, die Kunst der sexuellen Ekstase*, ist ein sehr gutes, anschauliches Übungs- und Einführungsbuch.

Im Gegensatz zur der im Westen boomenden Sexwelle ist es richtig heilsam, in eine tantrische Lebens- und Liebesweise wie in eine alte Liebesschule eingeführt zu werden. Im Grunde lehnt sich diese Schule an einer Idee von Sigmund Freud an:

… es wäre nützlich, eine antike Institution wieder zu beleben: nämlich die Errichtung einer Liebesakademie, wo ars amandi gelehrt würde.

Sigmund Freud

In dieser neotantrischen Liebesschule werden sexualwissenschaftliche Erkenntnisse aus der westlichen Medizin und Psychologie mit den alten Geheimlehren des indischen und tibetischen Tantrismus und des Yoga verbunden. Dazu ein einfaches Beispiel:

Zu Beginn und am Ende eines tantrischen Zusammentreffens eines Paares sitzen in einem gemeinsamen Ritual beide voreinander, verneigen sich mit dem indischen Gruß »Namaste«, was so viel bedeutet wie »OM – Ich begrüße und verehre in dir das Göttliche«. Der Mann verehrt in der Frau seine Anima-Seite, die Göttin Shakti, und die Frau verehrt im Mann ihre Animus-Seite, den Gott Shiva.

Ich grüße in dir den Ort der Wahrheit des Friedens der Liebe und des Lichtes.
Ich grüße in dir den Ort, wo wenn du dich an diesem Ort in dir befindest,
und ich mich an jenem Ort in mir befinde es nur einen von uns gibt.

Namaste

Danach kann ein Spiel von Geben und Nehmen, von verwöhnendem Spiel jeweils abwechselnd geschehen.

Wir sprechen in unseren Seminaren von dem Yin-Yang-Spiel. Jeweils abwechselnd zehn Minuten wird der eine Partner und dann der andere verwöhnt und umspielt.

Die reale, nicht nur meditativ-visualisierende Ausübung des Tantra wird in der indischen Tradition als so genannter Weg der »linken Hand« (Vama-Marga) bezeichnet, bei dem die geheiligte, sexuelle Vereinigung zur Verschmelzung der beiden Prinzipien männlich und weiblich führt, zur Erfahrung der Erleuchtung, dem Auflösen allen Getrenntseins und dem Einswerden mit dem Göttlichen. Im Gegensatz dazu beschreibt der Weg der »rechten Hand« (Daksina-Marga) die innere Vereinigung der Prinzipien, wobei der Mensch in einem Bewusstseinsprozess in sich selbst die Vereinigung, die kosmische Hochzeit, erfährt (rein geistiger, asketischer Weg).

Auch im zweiten Chakra geht es zunächst um die Sättigung, den aufsteigenden Bogen des Tores, durch Freude an Beziehungen, durch Öffnung der sexuellen Energie, um das Einüben kreativer Formen von Beziehung ausprobieren zu dürfen (siehe auch Grafik auf Seite 51). Dann der absteigende Bogen, die Frustration. Um das Tor wirklich zu öffnen, ist es wichtig, die Zurückweisung der Lust auszuhalten. Eine im Prozess manchmal notwendige Beschränkung und unterschiedliche Bedürfnisse führen dazu, dass wir uns nicht voll ausleben können. Wir entwickeln ein Ja zu erlebtem Verzicht, dem auf Sich-geworfen-Sein und dem Entdecken der Selbstliebe wie auch der Liebe zum großen Ganzen.

Aus der Sättigung und Frustration erfolgt die Transformation in einem freien Spiel der Energiewellen, dem Entwickeln einer schöpferischen Fantasie und der Verbindung von vitaler Lebensenergie mit den feineren Energien des Herzens und den ätherischen Energien der oberen Chakren. Dazu ein Gedicht aus der schamanischen Tradition:

Schlange
komme gekrochen
Funkelndes Feuer in deinen Augen
Beiß mich, stimuliere mich
Ich werde versuchen, zu verstehen
Dass Gift verwandelt,
ewiges Feuer bringt
Öffne mich dem Himmel
damit ich wieder heil werde.

Jamie Sams/David Carson

Übungen

Fragen zur Selbsterkennung

- Habe ich als Kind besonders in den ersten Lebensjahren Zärtlichkeit und Berührung erlebt, von meiner Mutter, meinem Vater oder einer anderen Bezugsperson?
- Durfte ich meinen Körper sinnlich erkunden?
- Was haben mir meine Eltern vermittelt über Sinnlichkeit und Sexualität und welche Tabus wurden gesetzt, die ich gerne loslassen möchte?
- Gab es Schuldgefühle, Missbrauchserfahrungen oder Erfahrungen der Grenzüberschreitung und Verletzung und was kann ich für ihre Heilung tun?
- Erlaube ich mir, mit meinem Partner offen und frei über sexuell-erotische Erfahrungen und Wünsche zu sprechen, sowohl über positive als auch über schwierige?
- Wie viel Zeit und Liebe gebe ich mir, um mir und meinem Körper sinnlich zu begegnen?
- Kann ich das Geheimnis der Andersartigkeit von Mann und Frau schätzen und neugierig bleiben?
- Ist das Verhältnis von Geben und Nehmen in meiner Partnerschaft ausgewogen?

Animus-Anima-Reise

Die folgende Anleitung ist für Frauen formuliert. In gleicher Weise könnte man sie auch für den Mann umschreiben und in entsprechender Weise jeweils andere Worte einsetzen:

■ *Lege dich bequem in die Rückenlage und lasse dich auf deine körperliche Erfahrung ein. Entspanne deinen Körper, lass dich mit deinem ganzen Gewicht auf der Erde nieder. Spüre in der gewohnten Weise durch die verschiedenen Bereiche deines Körpers und lasse nacheinander alle deine Muskeln und Gelenke sich entspannen. Fühle auch deinen Atem und nimm wahr, wie du mit dem Ausatmen dich mehr und mehr loslässt und entspannst. Der Atem hilft dir, dich immer tiefer loszulassen und alles, was dich noch beschäftigen will, mit dem Ausatmen zu entspannen.*
Stelle dir dann vor, du gehst auf eine innere Reise, die dich in eine Landschaft hineinführt, die jetzt vor deinem inneren Auge entsteht. Sieh dich, wie du auf einem Weg in dieser Landschaft gehst, vielleicht eine Naturlandschaft, die dir vertraut ist, oder eine Landschaft, die dein inneres Auge dir jetzt schenkt und die du noch nicht kennst. Lasse dir Zeit, auf diesem Weg zu gehen, die Vegetation, die Bäume, Blumen, Felder, Steine, Berge, Wasser, was auch immer dir auf diesem Weg begegnet zu betrachten und weiterzugehen. Wenn du auf diesem Weg weitergehst, so sei dir bewusst, dass du dabei bist, deinem inneren Mann, also deinem Animus zu begegnen und ihn kennen zu lernen. Du bist von einer kleinen, inneren Vorfreude beseelt, dass du diese Erfahrung heute machen wirst.
Und während du so auf deinem Weg gehst und um diese und jene Wegbiegung kommst, siehst du nun von weitem eine Gestalt auf dich zukommen, und du bist gewiss, dass es dein innerer Animus sein wird, der dir da entgegengeht. Du gehst mit deinen Schritten freudig und mit Neugierde auf diese Gestalt zu, die dir langsam näher kommt. Deine Schritte verlangsamen sich etwas und deine Neugierde wächst, und du bist dabei, auf diesem Weg wirklich deinen inneren Mann kennen lernen zu wollen. Nun seid ihr nur noch einige Schritte voneinander entfernt und du siehst, welcher Animus dir gegenüber steht. Und lasse dir ganz viel Zeit herauszufinden, wer dieser innere Mann, dein Animus, ist. Aus welchem Zeitalter kommt er, aus welcher Kultur, aus welchem Land kommt er, wie ist er gekleidet und wie sieht er aus? Wie alt ist dieser, dein Animus und wie sieht er aus in seinem Gesicht? Möglicherweise kannst du ihn gar nicht genau in seinen Augen treffen, aber wenn es dir möglich ist, so lass es zu, dass sich eure Blicke begegnen.
Und dann werdet ihr ein kleines Experiment wagen: Ihr werdet nun beide eure kör-

perlichen Hüllen und die damit verbundenen feinstofflichen Hüllen tauschen, sodass du in die Rolle dieses Animus hineinschlüpfst, mit seinem Körper, seinem Herzen und seinen Gefühlen im Becken. Umgekehrt wird er in deine Hülle hineinschlüpfen. Und nun stelle dir vor, dass du deine Kleider ausziehst und auch deine körperliche Hülle wechselst, sodass du nun Schicht für Schicht seine körperliche Hülle mit seinen Kleidern nach und nach anziehst. Und wenn du damit fertig bist, stelle dir vor, wie du dich nun fühlst in diesem männlichen Körper. Fühle hinein in dein Herz: Welche Gefühle hat dieser Mann, dieser dein Animus? Und stelle dir auch vor, welche Gedanken und geistigen Dinge dich bewegen, und stelle dir auch vor, wie es sich anfühlt in einem männlichen Becken, mit seiner Sexualität und seiner Lust.

Und gehe nun mit dieser männlichen Körperhülle weiter, gehe eine Weile durch die Landschaft und lasse dich darauf ein, mit diesem Mann zu denken, zu fühlen und zu empfinden. Und wenn dieser Mann, dieser dein Animus, in die Nähe von einem Dorf kommt und dort Menschen trifft, wie fühlt er sich? Welche Empfindungen entstehen in ihm, wenn er zum Beispiel einer schönen Frau begegnet: Wie fühlt sich sein Becken, seine Lust an, was fühlt er in seinem Herzen, und was fühlt er in seinem Geist? Und nimm wahr, wenn er mit dieser Frau eine nähere intime Begegnung hat. Lass dir Zeit dabei, um all die feinen Empfindungen, starken Gefühle und leidenschaftlichen Impulse wahrzunehmen – Nimm wahr, wie es sich anfühlt, ein Mann zu sein. Wenn es dann Zeit ist, lass deinen inneren Animus sich lösen aus dieser Begegnung und allmählich wieder weggehen aus diesem Dorf, seinen Weg zurückfinden, zu dem Ort, wo ihr beide euch am Anfang begegnet seid. Lass es dann zu, dass ihr beide wieder eure Kleider und feinstofflichen Hüllen wechselt. Doch bevor ihr diesen Austausch vollzieht, höre auf die innere Botschaft, die dein Animus aus seinen Erfahrungen mitbringt. – Hör darauf, was sein Herz dir sagt, was sein lustvolles Becken dir sagt, was sein männlicher Geist dir mitteilt, für dich als Frau. – Und wenn du diese Botschaft – vielleicht auch in Form von einer Geste oder einem Symbol oder einem Wort – verstanden hast, dann bedanke dich bei deinem inneren Animus.

Wechsle wieder die Körperhüllen und die Kleider. – Und ziehe dich dann wieder in deiner gewohnten Weise, mit deinem Körper und deinen Kleidern mit allen Schichten an. So bist du wieder in deinem Frauenkörper, mit deiner Frauenseele, deinen Empfindungen, Gefühlen und Gedanken. Bereichert oder angeregt durch die Erfahrungen mit der Begegnung deines inneren Mannes. Wenn du dich nun auf dem Weg zurückbegibst, auf dem du gekommen bist, schaue dich zum Schluss noch einmal um, verabschiedet euch mit einem herzlichen Gruß, und dann gehe deines Weges, in dem Wissen, dass du jederzeit diese Verbindung zu deinem inneren Animus wieder aufnehmen kannst, aus welcher Zeit und welcher Kultur er auch immer gekommen ist. Gehe dann zurück auf deinem Weg, vorbei an den Bäumen, Feldern, Wiesen, Büschen, Wassern, Steinen, zurück an deinen Ausgangsort. Und von dort aus vergewissere dich noch einmal deiner Erfahrungen, die du auf dieser inneren Reise gemacht hast, sei dankbar dafür und komme dann wieder zurück in die Gegenwart.

Fühle dich wieder in deinem Körper hier in diesem Raum, mit deinen Empfindungen jetzt auf der Decke, auf der Unterlage, auf dem Boden zu liegen, spüre wie dein Atem geht und lasse allmählich deinen Atem etwas tiefer und kräftiger werden. Beginne dann deine Hände und Füße langsam wieder zu bewegen, dich zu strecken und zu räkeln, mit deinen Armen und Beinen kräftigere Bewegungen auszuführen und dich, mit dieser Erfahrung bereichert, wach und erfrischt zu fühlen. ■

Übung aus dem SkyDancing Tantra

Massageanleitung

Jede sinnliche Massage zu zweit oder alleine stärkt die Energie des zweiten und auch ersten Chakras. Wenn du einen Partner oder eine Partnerin hast, die dich mit einem Aromaöl oder Massageöl massieren möchte, so lade sie ein, mit sinnlichen langen Strichen deinen ganzen Körper zu massieren. Es kommt dabei nicht darauf an, dass Muskelverhärtungen gelöst oder bestimmte Techniken der Massage ausgeübt werden, sondern es soll eine Wohlfühlmassage ermöglicht werden, mit langen Strichen auf der nackten Haut, alle Körperbereiche berücksichtigend, auch das Gesicht, auch die Hände und Füße und natürlich den Rücken, den Po und die ganze Vorderseite, einfach durch wohltuende Berührung.

Sich eine solche Massage zu schenken, bedarf auch einer schönen Atmosphäre, Kerzenlicht, ein Duftöl im Raum, schöne Musik, vielleicht etwas abgedunkelt und natürlich eine ungestörte Zeit, ohne Telefon, Handy oder sonstigen Verpflichtungen. So kann eine solche Massage zur Oase des Genießens, Auftankens und auch der Intimität für die Paarbeziehung und für sich selbst werden. Wenn du alleine bist, ist diese Massage ebenfalls möglich. Du gestaltest dir deinen Raum in ähnlicher Weise atmosphärisch wohltuend, massierst dich mit deinem Lieblingsöl an allen Stellen, die du erreichst, und entspannst so die Haut, deinen Körper und deine Seele.

Auch Berührungen an deinen Brüsten und im Genitalbereich können eine wohltuende Erfahrung für dich sein. Vor allem im Genitalbereich ist es ratsam, natürliches Öl, zum Beispiel Mandelöl, das die Schleimhäute nicht reizt, zu benutzen. Auch Gleitöl (z.B. Eros) aus einem Erotik-Shop ist auf wasserlöslicher Basis und ausgesprochen verträglich. Diese Selbstmassage kann dir die natürliche Sinnlichkeit und Verspieltheit mit deinem eigenen Körper zurückgeben und neue Berührungen und Empfindungen wecken, die dir vielleicht noch gar nicht vertraut sind. Wenn du möchtest, so nimm einen Spiegel dazu, sodass du dich noch besser erforschen und entdecken kannst, auch die Stellen am Körper, die du mit deinem Blick nicht so gut erreichst. Diese Möglichkeit der Selbstwahrnehmung und Selbstliebe kann alte Muster, die von Tabus und Verboten geprägt sind, aufbrechen und dir neue Erfahrungen ermöglichen. Wichtig dabei ist die Einstellung, dir etwas Gutes zu tun.

Die Erfahrungen, die vielleicht in deinem zweiten und ersten Chakra als Verletzungen oder alte Wunden vorhanden sind, können mit dieser liebevollen Berührung langsam heilen und durch neue, belebende Erfahrungen ersetzt und transformiert werden.

Die »Welle« als Meditationsanleitung

Die Welle ist eine Übung aus dem tantrischen Yoga wie auch aus der Biodynamik, einer Körper-Psychotherapie, in der die Lebensenergie aufgeladen werden kann. Es ist möglich, die Welle sowohl im Liegen wie auch im Sitzen durchzuführen und nach der folgenden Anleitung vorzugehen:

Die Welle im Liegen

■ *Stelle deine Füße auf und fühle in deinen Beckenraum hinein. Nimm dich wahr mit deinem Atem und lass den Atem immer tiefer und lebendiger in deinen Beckenraum hineinfließen. Du kannst wahrnehmen, wie der Atem deinen Bauch von innen her berührt und wie sich die Bauchdecke im Einatmen hebt und im Ausatmen senkt. Wenn du deinen Atem auf diese Weise wahrnimmst, so beginne nun mit der im Folgenden beschriebenen Bewegung zu deinem Atem passend, und mit dieser Bewegung lass deinen Atem etwas kräftiger und tiefer werden. Die Bewegung entsteht aus dem Becken, eine Beckenrolle, in der du mit dem Einatmen über das Kreuzbein bis zum Steißbein rollst und so den unteren Rücken ins Hohlkreuz bringst und mit dem Ausatmen das Becken zurück an den Boden ablegst, die Lenden und das Kreuzbein an den Boden anschmiegst und die Bauchdecke leicht nach*

innen ziehst, wenn du ausatmest. Lass diese Bewegung immer weitergehen, von deinem Becken ausgehend, mit dem Atem verbunden.
Wenn du einatmest, so rolle bis zum Steißbein, die Bauchdecke dehnt sich aus, und wenn du ausatmest, rolle zurück, sodass deine Lenden sich an den Boden anschmiegen und du ganz ausatmest. Wenn diese Bewegung dir nach einer Weile in dieser Weise vertraut ist, so lass die Bewegung sich über die ganze Wirbelsäule ausdehnen, sodass du in deinem Einatmen auch den Brustraum mit einbeziehst, sodass sich die Rippenbögen auseinander dehnen, während du in der Beckenrolle weiterschwingst. Im Ausatmen lass den Brustkorb sich entspannen und schwinge mit dem Becken zurück. Nun kann die ganze Wirbelsäule von dieser Bewegung erfasst werden, sodass sie in einer schlängelnden Bewegung auf- und abschwingt, gemeinsam mit den Bewegungen deines Atems. Wenn du bemerkst, dass die Bewegungen größer werden und dein Kopf mit dem Nacken sich mit einbeziehen möchte, so lass auch diese Bewegung in deinem Nacken mitschwingen. Vielleicht möchte sich der Kopf auch nach rechts und links bewegen, du atmest weiter ein und aus. Du kannst auch den Mund dabei öffnen, sodass du durch einen offenen Mund atmest und in dieser Weise die Bewegungen sich immer mehr expandieren, jedoch immer den eigenen Impulsen, die von innen kommen, folgend.
Wenn du in dieser Weise atmest, lädst du deine gesamte Körperenergie, deine gesamten sieben Energiezentren mit vitaler Lebenskraft auf. Der vertiefte Atem hilft dir die Lebenskraft weiter zu stärken. Wenn du bemerkst, dass der Atem Gefühle freisetzt oder dich in Erfahrungen führt, die dir unangenehm sind, so atme etwas flacher, aber gehe weiter, sodass du etwa 20 Minuten in dieser Bewegung von Atem, Wirbelsäule und damit auch in die Belebung der sieben Chakren hineingehst. Die Welle begleitet dich, die unten am Steißbein beginnt und sich nach oben fortsetzt und wieder nach unten ausschwingt. Wie eine Schlange, die sich bewegt und mit dem Atem Lebensenergie, inneres Feuer entfacht. Du kannst dazu auch den Beckenbodenmuskel im Einatmen mit anspannen und im Ausatmen loslassen. Diese Kontraktion des Beckenbodens, im Yoga wird sie Mulabandha genannt, bewirkt, dass du die Energie von unten nach oben aufbaust und wieder nach unten zurückführst.
Mit diesem energetischen Aufbauen und Hindurchatmen durch die sieben Chakren öffnest du deine innere Flöte. Du kannst dir vorstellen, dass durch die Energie, die vom Beckenboden aus nach oben gezogen wird, dieser Kanal sich öffnet und alle deine Lebensenergiezentren sich mit dieser Lebensenergie aufladen und ausfüllen. Und wenn du ausatmest, lass den Atem wieder von deinem Scheitel, drittes Auge, Kehlzentrum, Brustraum, Sonnengeflecht, Unterbauch, Wurzelchakra zurückflie-

ßen. Stelle dir immer wieder diesen inneren Kanal, vielleicht wie einen goldenen Lichtkanal vor, an dem du entlang einatmest, mit dieser Wellenbewegung verbunden, und genau so auch ausatmest. Dein Kopf bewegt sich leicht, sodass der Nacken sich immer wieder dehnt und dann auch kontrahiert in der Weise, wie es dir angenehm ist. Und auch deine Bauchdecke, dein Zwerchfell, dein Brustraum bewegen sich in dieser Atemwelle mit. Lass dich erfüllt sein mit dieser Lebensenergie, die Quelle deiner vitalen Kraft, und gehe so lange damit, wie es dir Freude macht. Wenn du merkst, dass die Atembewegung kleiner werden will und die Bewegungen auch ganz zur Ruhe kommen wollen, dann verweile in Ruhe, spüre nach und lasse die feine Energie der Stille noch eine Weile, etwa fünf Minuten, in dir sein, sodass du dich als lebendiges Wesen, aufgeladen mit frischer Lebensenergie fühlen kannst. ■

Grundübung aus dem SkyDancing Tantra

Sakralchakra-Meditation (Beckenwiege zu zweit)

Einer der beiden Partner legt sich entspannt in die Bauchlage. Die Füße schauen mit den großen Fußzehen zueinander, die Arme liegen bequem seitlich am Körper oder die Hände liegen übereinander unter der Stirn, sodass der Kopf mit dem Nacken entspannt liegen kann. Der andere Partner(in) sitzt bequem seitlich neben der Liegenden. Beide spüren zu ihrem Atem und lassen Ruhe und Entspannung einkehren. Dann legt der sitzende Partner beide Hände auf das Kreuzbein des Liegenden, die Hände übereinander, sodass ein gewisser Druck auf dem Kreuzbein ausgeübt werden kann, und beginnt mit sanftem Druck das Becken des Partners in dieser Weise zu wiegen. Zunächst langsam, mit kleineren Wiegebewegungen, dann kräftiger, sodass das Becken, die Beine und die ganze Wirbelsäule ins Schwingen kommen können. Der Liegende beginnt immer mehr loszulassen, sich dem passiven Bewegtwerden anzuvertrauen, nichts tun zu müssen, sondern einfach geschehen zu lassen.

Mit der Zeit entsteht ein tiefes Loslassen und Entspannen, das vom Beckenraum ausgeht. Nach etwa zehn Minuten wird das Wiegen wieder langsamer und ruhiger. Der gebende Partner legt dann sanft eine Hand auf die Mitte der Brustwirbelsäule, das Herzchakra, die andere bleibt ruhig auf dem Kreuzbein, Sakralchakra liegen. Der Liegende atmet in den Beckenraum, visualisiert ein orangenes Licht, das sich überall hin verströmt zusammen mit der Affirmation: »Freude und Lust strömen in mir und zu dir.« Dann nimmt der Partner die Hände wieder zurück und lässt den Liegenden noch eine Weile nachspüren.

Meditation

Wasser oder das Spiel der Wandlungen

■ *Dieses Element geht seinen Weg durch unendliche Wandlungen. Ich höre, wie es mir seine Geschichte erzählt: Ich bin einmal Meer, einmal See oder Fluss, einmal Wolke, dann Tau, dann Regen. Ich habe keine bleibende Gestalt. Wenn du sein willst wie ich, dann überlasse dich den Veränderungen, die mit dir geschehen. Lass deine Gestalt untergehen. Stelle dir vor, du seiest See oder Fluss oder Meer, Regen, Nebel, Eis, Schnee und wieder tauendes, rinnendes Wasser. Sei Quelle, sei Saft im Baum, Feuchtigkeit im Grund der Erde. Du sagst, das könntest du nicht? Irrtum. Du musst es sogar können. Du kannst nicht bleiben, was du bist, wie du bist. Jeder Tag fordert dich anders. Geh mit in dem großen Spiel der Wandlungen. Werde Wolke, reise über das Land, dann regne herab, werde zur Pfütze in der Furche irgendeines Ackers. Lass dich reinigen unter den Wurzeln, komm wieder ans Licht, fließe, ruhe und steige wieder auf. Wenn du dein Leben erhalten willst, wirst du es verlieren. Nur wenn du es preisgibst, wie es gestern war, findest du heute das Leben.* ■

Jörg Zink: Erde, Feuer, Luft und Wasser

Eine weitere Meditation finden Sie mit einem Foto auf Seite 99.

Yoga-Asanas zum Sakralchakra

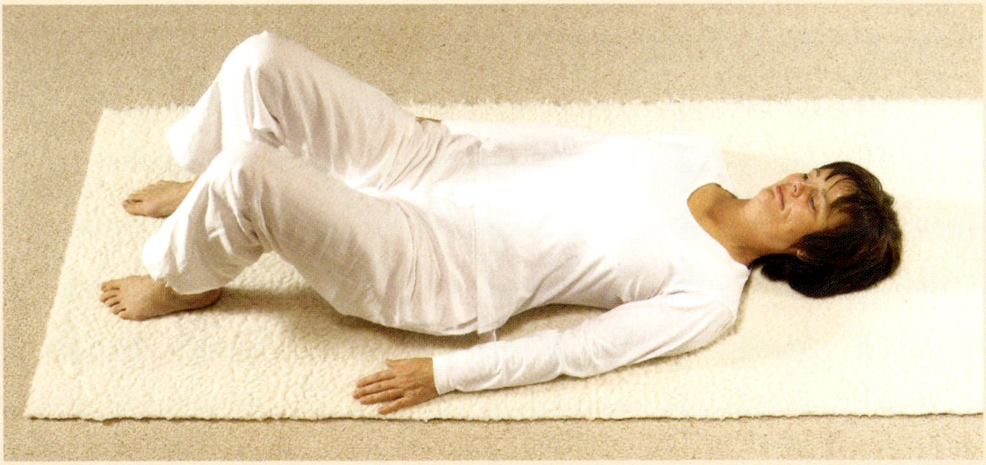

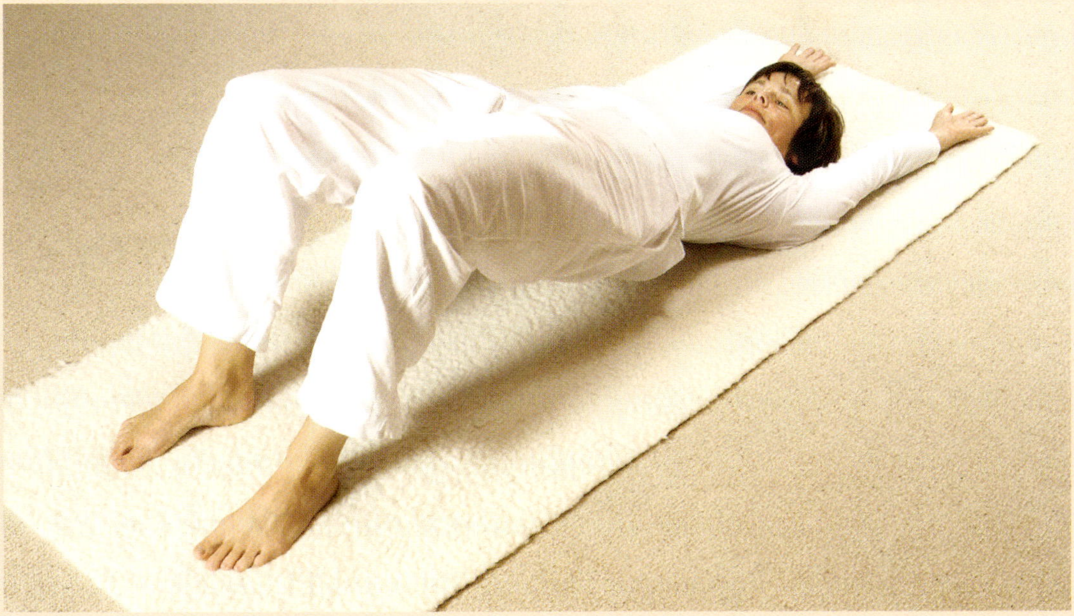

Schulterbrücke
Füße hüftbreit aufstellen, Arme seitlich ablegen, tief in den Bauch-Beckenraum ein- und ausatmen, im Einatmen Becken und Wirbelsäule vom Boden lösen, Arme über den Luftraum nach hinten ablegen. Im Ausatmen Wirbelsäule wie eine Perlenschnur langsam auf den Boden zurücklegen, Arme wieder nach vorne ablegen. Mehrmals wiederholen, dann in der Brücke mehrere Atemzüge verweilen, dabei nach dem Ausatmen Bauchdecke nach innen ziehen, Beckenboden kontrahieren, im Einatmen Beckenboden und Bauchdecke lösen. Der Nacken bleibt die ganze Zeit gedehnt, mehrere Atemzüge verweilen, dann langsam zurücklegen, Arme mitnehmen, ausruhen.

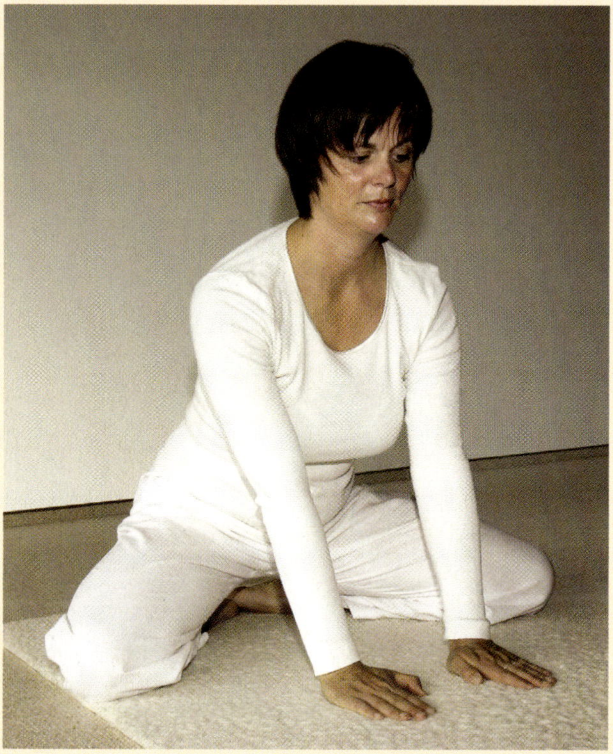

Der Frosch
Vom Fersensitz ausgehen. Knie breit auseinander nehmen, Arme vorn aufsetzen, nach vorne dehnen, mit Händen aufgesetzt. Gesäß bleibt möglichst auf den Fersen, Fingerspitzen nach vorne dehnen, Steißbein dehnt sich nach hinten. Kopf evtl. mit Stirn aufsetzen, in den Hüftgelenken mehr und mehr nachgeben, den Dehnungsbogen zwischen Steißbein und Fingerspitzen zulassen, tief ein- und ausatmen. In der Haltung des Frosches den Beckenboden kontrahieren und loslassen.

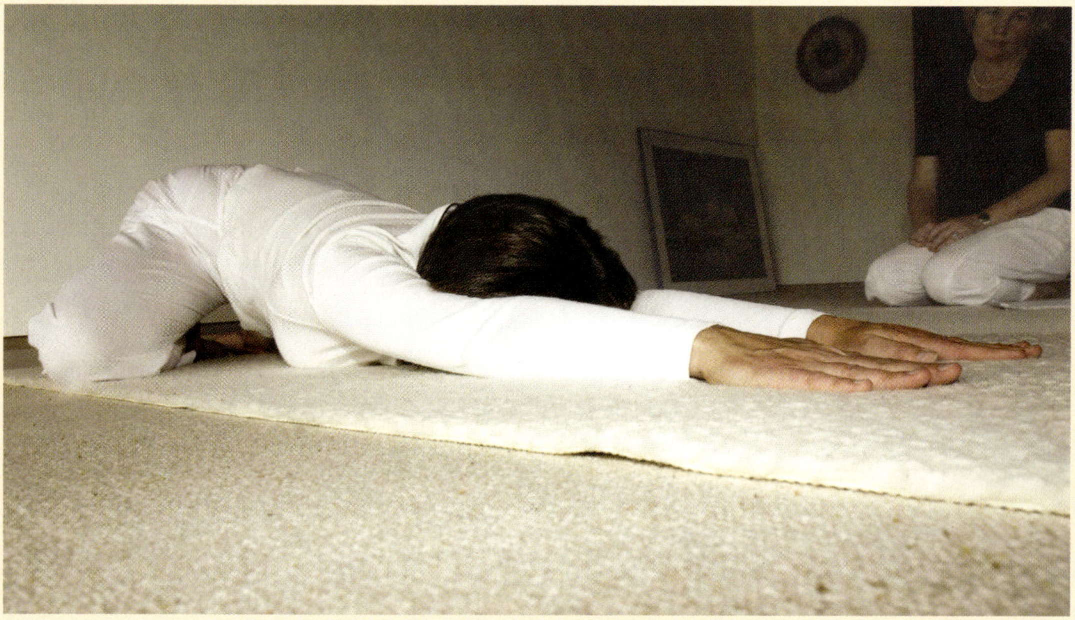

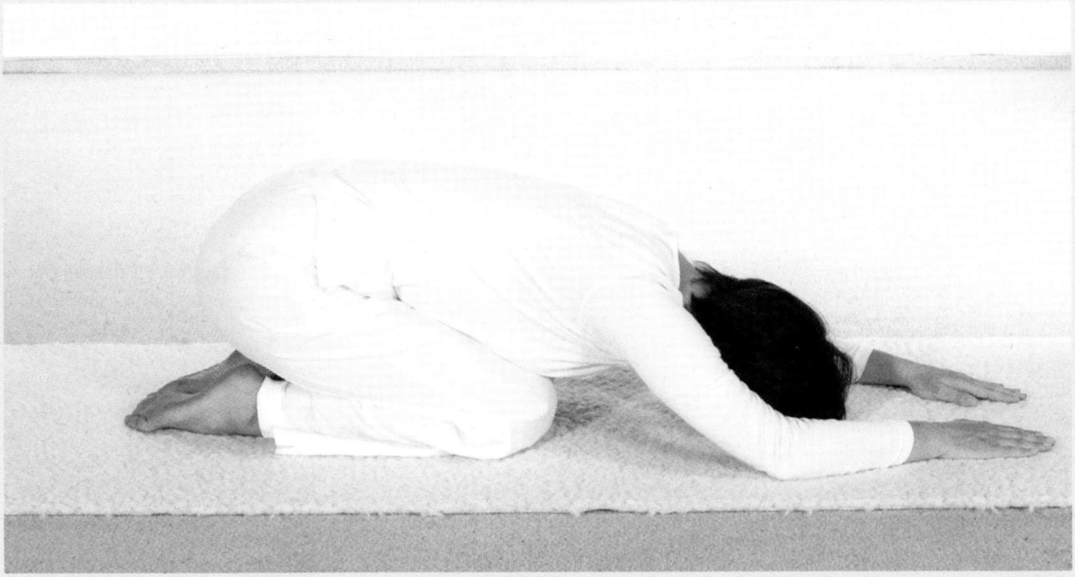

Das Siegel des Yoga, Yoga-Mudra
Oberkörper vom Fersensitz aus nach vorne ablegen, Arme liegen entspannt, Kopf auf der Stirn ablegen, evtl. kleine Unterlage unter den Kopf legen. Tief in den Bauch-Beckenraum bis zum Beckenboden atmen. Beckenboden mit dem Atemrhythmus kontrahieren und loslassen. Alle Atemräume wahrnehmen – Brustraum, Bauch-Beckenraum, seitliche Atemräume, rückwärtige Atemräume. Immer wieder tief in den Beckenraum zum zweiten Chakra hinatmen.

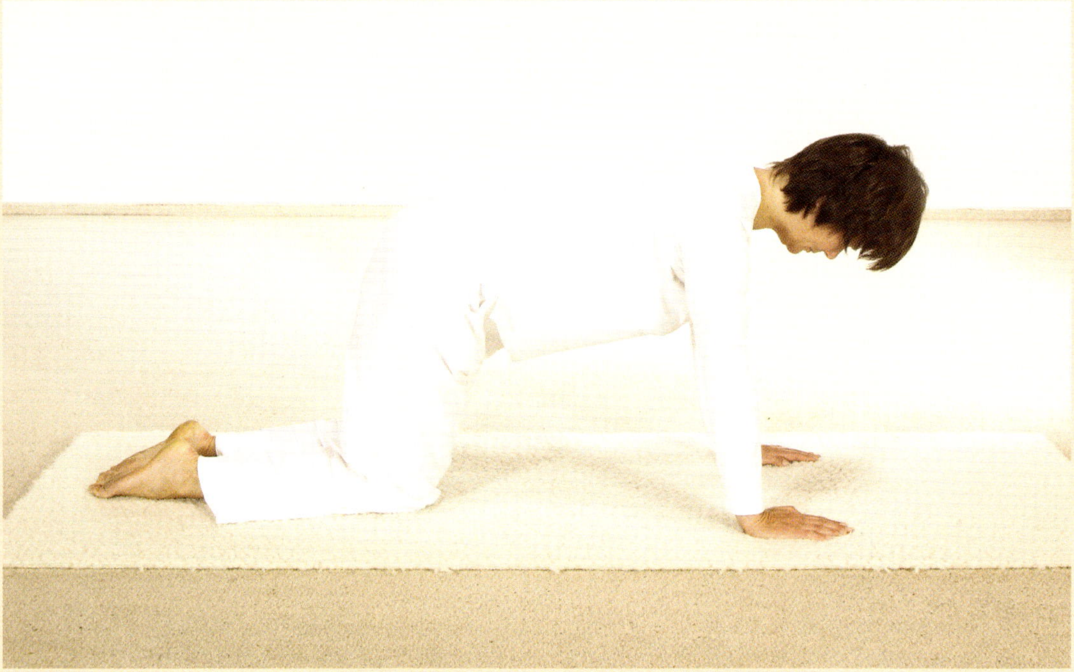

Der Vierfüßler, die runde und gestreckte Katze
Einatmend in den Vierfüßler kommen, dabei die Wirbelsäule gerade ausrichten, nicht ins Hohlkreuz sinken, Arme sind mit Händen breit am Boden aufgesetzt. Ausatmend in die runde »Katze« gehen, dabei rechtes Knie beugen, Kopf und Knie nahe zusammenbringen, Rücken runden, nicht seitlich ausweichen. Dann einatmen, rechtes Bein nach hinten strecken, dabei die Wirbelsäule gerade halten, beide Hüften schauen zum Boden. Diese Bewegungsfolge der runden und gestreckten Katze mehrmals wiederholen, ausruhen in der Yoga-Mudra (siehe Seite 95), dann die linke Seite üben.

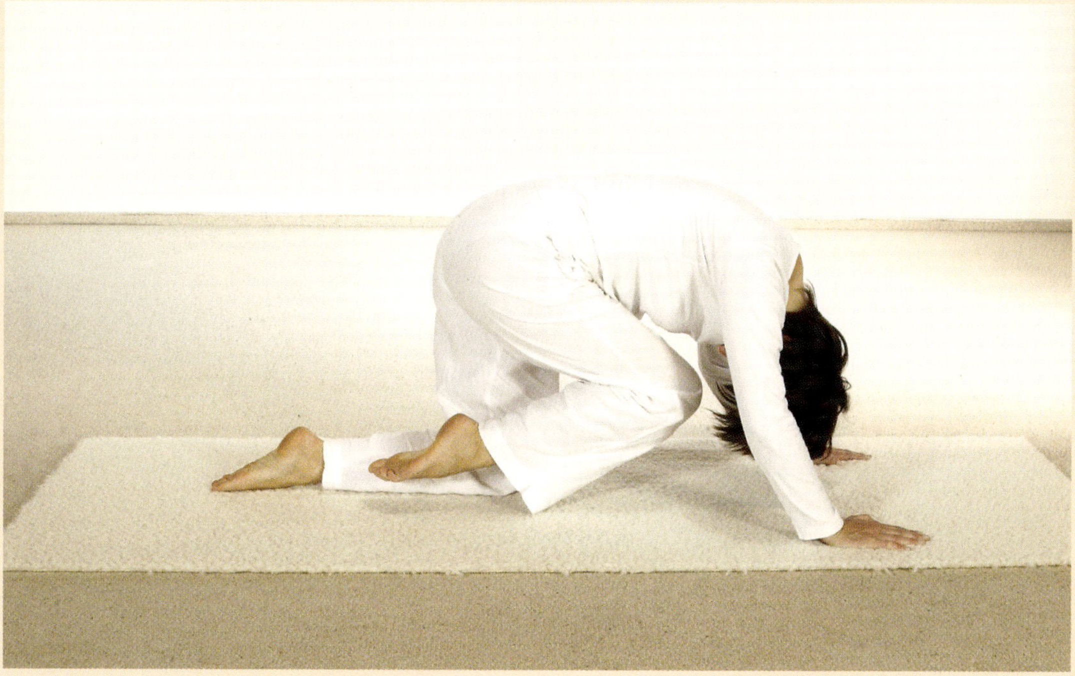

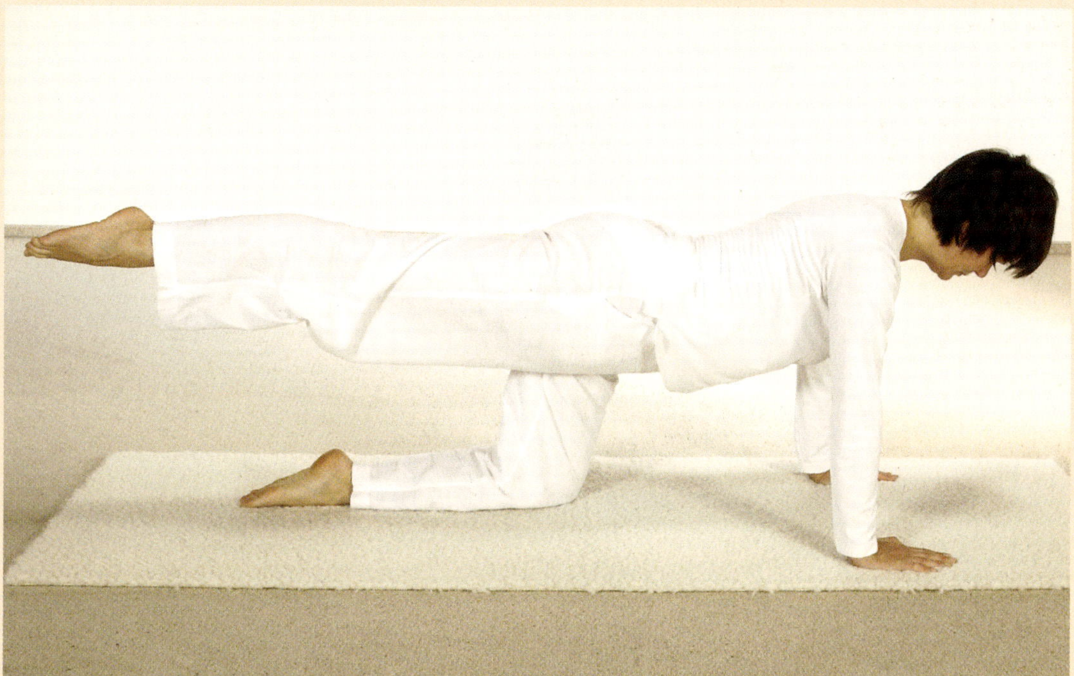

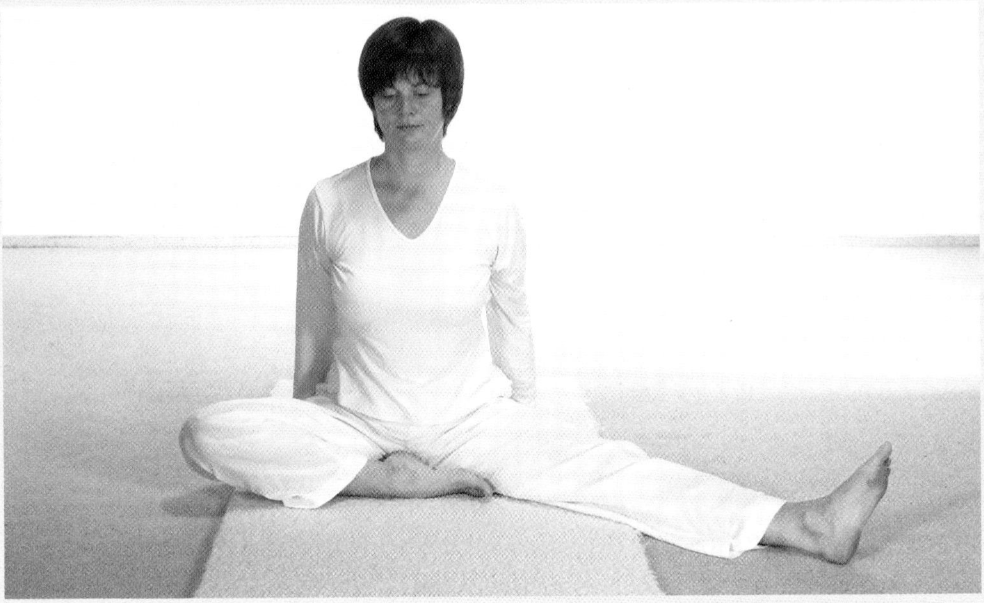

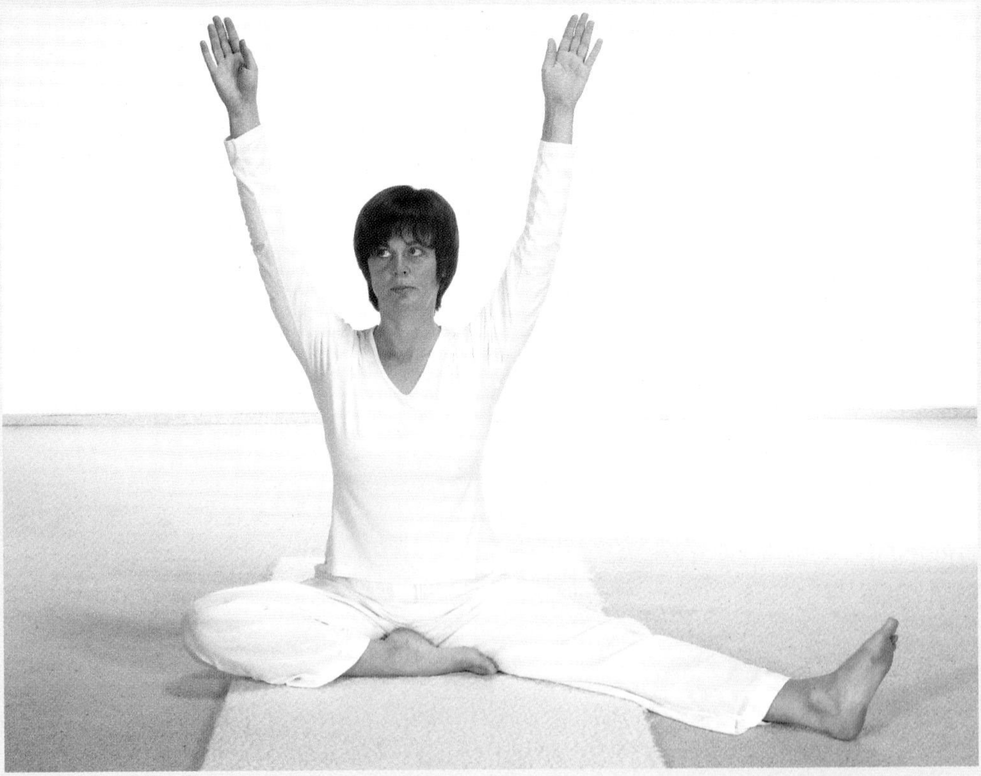

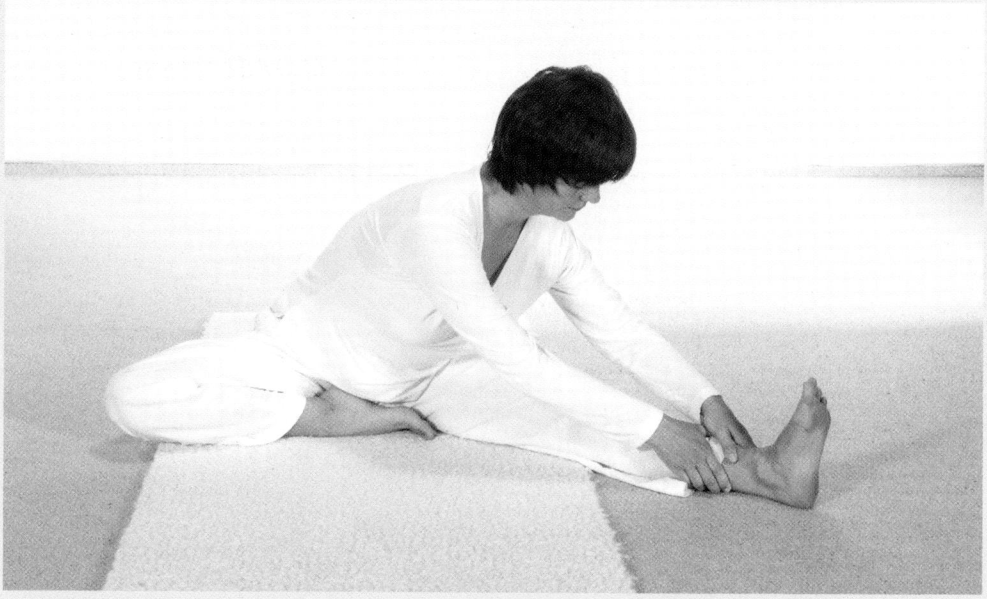

Das große Siegel
Sitz mit angewinkeltem, rechtem Bein einnehmen, beide Sitzbeinhöcker in den Boden hineindrücken. Wirbelsäule von dieser Basis nach oben aufrichten, Arme in die Senkrechte heben, dann kleine Drehung zum linken, lang gestreckten Bein, Vorbeuge mit möglichst gestreckter Brustwirbelsäule. Die Hände fassen das Bein oder den Fuß dort, wo es möglich ist. Den Atem freilassen, im Lendenbereich (2. Chakra) mehr und mehr nachgeben, über die gedehnte linke Mondseite (Hingabe) meditieren. Beim Seitenwechsel: Über die gedehnte rechte Sonnenseite (aktive Kraft) meditieren.

Wisse um das Männliche
Sei das Weibliche
Wer das Männliche kennt
Und sich dennoch an das Weibliche hält
Wird zum tiefen Tal
das alle Dinge zwischen Himmel und Erde empfängt

Laotse

DRITTES CHAKRA

Nabelchakra
Manipura

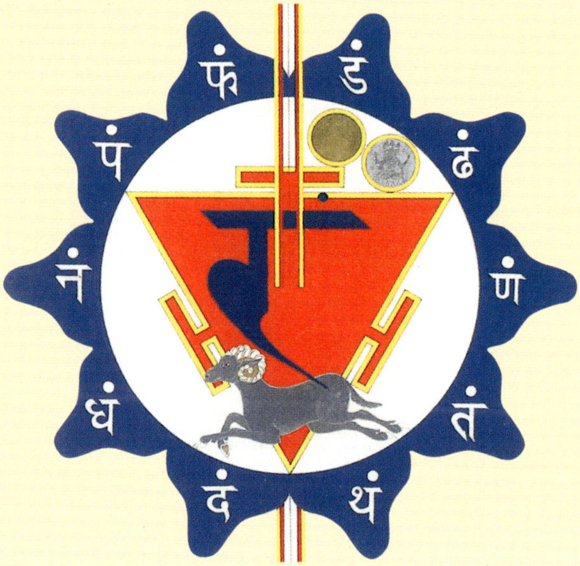

1. **Körperlicher Bereich:** Sonnengeflecht, auch Solarplexus genannt (Zentrum des vegetativen Nervensystems), Oberbauch mit den inneren Organen Magen, Leber, Milz und Gallenblase, Lendenwirbelsäule
2. **Farbe:** Gelb
3. **Grobstoffliches Element:** Feuer
4. **Sinnesorgan:** die Augen, das Sehen
5. **Feinstoffliches Element:** Sehbewusstsein
6. **Tatorgan:** die Ausscheidung
7. **Drüse:** Bauchspeicheldrüse
8. **Bija-Mantra:** RAM
9. **Tier:** der Widder
10. **Gottheit:** Rudra, Gott der Stürme und der Winde
11. **Symbol:** nach unten gerichtetes Dreieck, zehnblättriger Lotus
12. **Psychische Qualität:** Ich-Stärke, persönliche Kraft, eigener Wille, Wegfindung zwischen Macht und Ohnmacht, Mut
13. **Affirmation:** »Ich bin offen und kämpfe positiv.«

Symbolische Kraft

Der erwachende Verstand

Der Sanskritname spricht von der »Stadt des Juwels« im dritten Chakra, dem Sitz unserer bewussten Ich-Kräfte. Symbol ist das nach unten gerichtete Dreieck im zehnblättrigen Lotus, als Zeichen, dass die psychische Energie noch stark mit den unteren zwei Chakren verbunden ist.

Das Element ist das Feuer, die Farbe ist gelb und erinnert an die Strahlkraft der Leben spendenden Sonne. Das zugeordnete Sinnesorgan ist unser Sehen, nichts bleibt verborgen vor dem durchdringenden Licht der Sonne. Die Bauchspeicheldrüse dient zum Aufspalten und Verdauen der Speise. Das Krafttier ist der Widder, die ungestillte Lebenskraft, das kosmische Feuer. Die Gottheit Rudra, als Gott der Stürme und der Winde, ist ein anderer Name für Shiva, der Gott der Zerstörung und Erneuerung. Mit seiner Macht und Energie kann er sowohl Grausames wie auch Wohltuendes entstehen lassen. Es ist letztlich die Kraft, die zerstört und erneuert. Hier geschieht die Läuterung und Wandlung der starken Gefühle und Triebe der unteren beiden Chakren. Damit diese Läuterung stattfinden kann, braucht es die Kraft des Feuers, um den Weg zu bereiten und um in die höheren Chakren vorzudringen. So ist das Symbol dieses Chakras das nach unten gerichtete Dreieck. Es verbindet die Erdenkräfte des ersten Chakras mit den Wasserkräften des zweiten und den Feuerkräften des dritten Chakras. Das dritte Chakra ist das letzte der drei unteren Chakren, die mehr dem Unbewussten zugeordnet werden mit der Tendenz des aufsteigenden Bewusstseins.

Manche spirituelle Lehrer bezeichnen das Nabelchakra auch als den Ort des »lower mind« im Vergleich etwa zu dem »higher mind« des dritten Auges im sechsten Chakra. Hiermit kommt zum Ausdruck, dass unser urteilender und bewertender Geist, der stark mit den Gefühlen des ersten und zweiten Chakras verbunden ist, noch nicht zur reifen Entwicklung gekommen ist, ähnlich wie bei einem Jugendlichen, der stark von Gefühlen geleitet ist und dann urteilt: »das mag ich nicht, das gefällt mir, das finde ich super, das finde ich blöd …«. Es ist ja auch erstaunlich, wie schnell wir allem und jedem eine Bewertung aufsetzen. Kaum nehmen wir etwas wahr, setzt schon der bewertende Geist ein, um etwas wegzuschieben oder gierig haben zu wollen. Rosalyn Bruyére, eine bekannte amerikanische Heilerin, spricht von den intellektuell-bewertenden Kräften, die in diesem Chakra zu Hause sind, die häufig mit Urteilen und Vorurteilen und einer bestimmten Enge des Egos verbunden sind. Die unteren Chakren mit den Gefühlen im zweiten und Empfindungen und körperlichen Erfahrungen im ersten Chakra werden nach ihrer Ansicht im dritten

Chakra durch Konzepte und Bewertungen und intellektuelle Informationen bestätigt und festgelegt. Die spirituelle Entwicklung verlangt von uns jedoch einen zunehmend weiten, toleranten, gelassenen Geist, der sich im Wahrnehmen und Anerkennen von dem, was ist, immer mehr einübt.

Wenn wir das Sinnesorgan Augen bewusst schließen, geschieht oft schon ein erstaunliches Umschalten oder Zurückweichen dieser bewertenden Instanz in uns, wir finden zu mehr Ganzheitlichkeit auch mit den anderen Wahrnehmungsorganen. Joachim Behrend, ein bekannter Musiker und spiritueller Lehrer, schreibt, dass unsere ganze Kultur augendominiert sei. Wenn wir vom Sehen mehr zum Hören kommen, entsteht von selbst mehr Tiefe und Raum, die Bewegung geht also mehr von außen nach innen, von der Oberfläche zum Raum.

Auch in der Chakrensymbolik ist es wichtig, dass auf keinen Fall eine Bewertung in unten und oben oder besser und schlechter stattfindet, sondern dass jedes Chakra mit seiner Lebensenergie und psychischen Qualität einen wichtigen Lebensbereich des Menschen darstellt. Je nachdem, auf welcher Schwingungsfrequenz das Chakra schwingt, sind feinere oder gröbere Ausformungen dieser Chakraenergie die Folge.

Im Nabelchakra-Bereich liegt das Sonnengeflecht, der Solarplexus. Es ist das Zentrum des vegetativen Nervensystems und wird manchmal als unser zweites Gehirn bezeichnet. Von diesem Zentrum gehen unendlich viele Nervenbahnen aus, die unsere inneren Organe versorgen, jeweils zu einem bestimmten Segment der Wirbelsäule und den jeweils dort liegenden Organen. Dem vegetativen oder autonomen Nervensystem sind viele vital-existenzielle Lebensbereiche zugeordnet, wie etwa der Schlaf, die Verdauung, die Herzfunktion, die Atmung, die Ausscheidung, die sexuellen Funktionen und unser Wärmehaushalt. Im Yoga versuchen wir auf diese eigentlich unwillkürlichen Funktionen willentlich und bewusst Einfluss zu nehmen. Von manchen Yogis wird berichtet, dass sie nur einmal pro Minute atmen oder das Herz für eine gewisse Zeit zum Stillstand bringen. Dies sind natürlich Extreme, doch in diese Richtung zielt auch die yogische Übung, etwa Wärme zu erzeugen oder Ruhe herzustellen und den Schlafrhythmus zu beeinflussen. Wolfgang Schulz, der das Autogene Training im Westen entwickelte, stützte sich in wesentlichen Bereichen auf yogische Erfahrungen und machte so die Übungsprinzipien des Yoga im Westen adaptionsfähig.

Das Sonnengeflecht ist also zusammen mit einigen Stammhirnregionen eine ganz wichtige Schaltstelle zwischen Unbewusstem und Bewusstem. Das, was schwer kontrollierbar ist, wie etwa autonome Körperfunktionen oder auch Gefühle, werden durch unser Bewusstseinslicht auf eine höhere Ebene gehoben und damit steuerbar oder ganz natürlich transparent. Dies unterscheidet uns beispielsweise von den Tieren, die unbewusst und den Instinkten ausgeliefert sind. Insofern ist dem dritten Chakra der Wille zugeordnet, die Möglichkeit »ja« und »nein« zu sagen.

Auch der Sitz der Tatkraft, das nach Außen-Gehen und In-der-Welt-Sein mit der Leidenschaft des Feuers ist hier beheimatet. Diese Kraft, die wir auch Willenskraft nennen können, findet ausdrucksstark seine Form in folgendem Gedicht:

Ich will, das Wort ist mächtig, drum sprich es mit Bedacht. Es holt die Stern vom Himmel, das kleine Wort Ich will.

Christian Morgenstern

Ein »Zuviel« von dieser Energie bedeutet unkontrollierte und unbewusste Machtgefühle auszuleben oder rücksichtslose Kontrolle auszuüben über Mensch und Natur. Ein »Zuwenig« oder eine zu niedrige Schwingungsfrequenz in diesem Chakra bedeutet ein schwach ausgeprägtes Selbstbewusstsein, Minderwertigkeitsgefühle, Abhängigkeitsgefühle, ein Sich-Zurücknehmen in allen Lebensfunktionen.

Der Sanskritname, »Stadt des Juwels«, deutet auf den Glanz der Ich-Kräfte hin, wenn sie in der Welt strahlen, aber auch auf die Festigkeit oder negativ gesehen sogar Härte, die mit der Starrheit eines Ego-Bewusstseins verbunden sein kann.

Die englische Heilerin Anne Höfler berichtet, dass bei schweren Traumata, Schockerlebnissen oder Operationen das dritte Chakra dringender Heilung bedarf. Das ruhige Auflegen der Hände auf den Solarplexus fördert die Regeneration von Lebenskräften und beruhigt das Nervensystem, das hier sein Hauptzentrum hat.

Psychologischer Zugang

Der Wille zur Selbstbehauptung

Die psychische Qualität dieses Chakras ist gekennzeichnet vom Willen nach Selbstverwirklichung und Selbstbehauptung. Hier ist der Sitz des Ego oder auch der Ich-Stärke, die mit der Fähigkeit zu tun haben, ja oder nein zu sagen und damit Entscheidungen zu treffen, die das Leben in der Welt betreffen. Die Geschichte vom verlorenen Sohn im Neuen Testament zeigt sehr prägnant die Thematik, die zu diesem Chakra gehört:

Der eine Sohn geht seinen eigenen Weg, lebt sein Leben, verlässt Vater und Mutter, lässt sich das Erbe auszahlen, verprasst es, verlebt es, verhurt es, auch als Lebemann, lernt die Macht des Besitzes kennen, stürzt dann ab in die Armut, in die Ohnmacht. Er kommt bittend wieder nach Hause, er hat gelebt, Erfahrungen gesammelt, ein Leben aus dem Bauch geführt. Der Vater liebt ihn bedingungslos und veranstaltet für ihn ein großes Freudenfest. Der gerechte Sohn, der treu den Hof geführt hat, seine Selbstverwirklichung geopfert hat, ist enttäuscht, dass der Vater ihn nicht mehr liebt als den Lebesohn, den verlorenen Sohn, den Sohn des Lebens.

Hier wird deutlich, dass Mut und Risikobereitschaft das Leben unsicher und gefährlich machen, aber auch reich und erfüllt. Ohne diese bejahende Kraft im Bauch, auch ungewöhnliche oder gegen den allgemeinen Strom gerichtete Wege zu gehen, bleibt das eigene Ich verkümmert und das Ziel der Individuation auf der Heldenreise wird verfehlt.

Eine Stärkung dieses Chakras entsteht dadurch, dass wir uns Abgrenzung und selbstbehauptende Gefühle erlauben, auch wenn Ziele des Herzens kämpferisch durchgesetzt werden müssen. Die Wut ist im Bauch zu Hause.

Wut ist eine lebendige Energie, die wir, integriert in unseren psychischen Haushalt, dringend brauchen. Wir brauchen sie zu aktiver Abgrenzung und zum Selbstschutz für unseren eigenen individuellen Weg. Wut ist die Energie, mit deren Kraft wir den nötigen Prozess der Ich-Werdung durchschreiten. Die Ich-Werdung beginnt mit den für die Entwicklung notwendigen Trotzphasen im Kleinkindalter. »Ich will das nicht so, wie du es meinst, ich will das so und so, und wenn ihr mir nicht Recht gebt, stampfe ich auf oder werfe mich auf den Boden.« Im Märchen zeigt das ums Feuer tanzende Rumpelstilzchen sein Nein bis zum Exzess, dem Sich-Zerreißen vor Wut. »Das hat dir der Teufel gesagt.« Bei den afrobrasilianischen Gottheiten ist es der Gott der feurigen Leidenschaft, »Django«, der das Feuer voll auslebt, sich voll ereifert, kämpft – ein Held.

Stellen wir uns ein Kind vor, das in der Entwicklung seiner eigenen Art von den Eltern gehindert wird. Es wird mit Wutausbrüchen seinen eigenen Weg verteidigen. Wenn die Eltern entsprechend ihrer Grundüberzeugung diese Entwicklung wiederholt mit Liebesentzug sanktionieren, wird das Kind in Kontakt mit der eigenen inneren Weisheit diese aufbrausende Art zum Schutz vor erneuten Verletzungen in seiner Entfaltung hemmen. Das geschieht auf der körperlichen Ebene durch Verspannungen der Muskeln, um so den Energiefluss der Wut zu kontrollieren.

Die Körpertherapie Hakomi bietet einen bemerkenswerten Ansatz, diese zurückgehaltene Wut oder einen durch Grenzüberschreitung und Gewaltanwendung entstandenen Gefühlsstau zu befreien. Der Therapeut »übernimmt« mit seiner Körperkraft den hemmenden Muskelimpuls, das heißt, der Therapeut übt dort einen vom Patienten selbst gesteuerten Druck aus, wo sich die Blockade befindet. Der Patient kann sich dann ganz der anderen Seite, der unter der Blockade liegenden Energie widmen. Die Entladung bleibt nicht aus. Es ist eine wertvolle Erfahrung, die bisher ängstlich gehütete und verdrängte Wut energetisch zu befreien und letztendlich in Lebens-Energie zu verwandeln.

Die Psychotherapie versucht immer dem kleinen, geschundenen oder schwachen Ich zur Seite zu stehen, es zu stützen und zu stärken, damit Heilung zu einer gesunden Ich-Stärke möglich wird. Die transpersonale Psychotherapie geht noch einen Schritt weiter. Das gestärkte Ich sieht sich in den großen Zusammenhang hineingestellt, verbunden mit der ganzen Schöpfung, nicht getrennt und isoliert. Dann beginnt die differenzierte Wahrnehmung und Unterscheidung von »mein Wille« oder »dein Wille«, das sich Einfügen in eine größere Ordnung, ohne dass das Ich die Selbstachtung oder Würde verliert.

Graf Dürckheim hat einmal gesagt: »Heute wird viel zu viel und eben zu früh vom Loslassen des Egos geredet.« Wer sein Ego nicht richtig aufgebaut hat, wer zum Beispiel Macht noch nie in den Händen gehabt hat, sollte noch nicht den Prozess des Loslassens üben. Wir brauchen die Kraft der Wut dringend, um unsere Willenskraft zu stärken. Dann kann aus dem gereiften »ich will« das Vertrauen in das von IHM geführte »dein Wille geschehe« entwickelt werden. Hüten wir uns also vor dem Scheinheiligen, dem unreifen Dienen, der kraft- und saftlosen Harmonie, der konfliktvermeidenden Liebe. Um den Weg der Scheinheiligkeit zu vermeiden, um den Weg des Reifwerdens zu gehen, ist die Befreiung unserer blockierten Wut dringend notwendig.

Patientengeschichten

Folgende Patientinnengeschichte zeigt die schwierige Gradwanderung zwischen positiver Selbstverwirklichung und einem hilflosen Egoismus oder ohnmächtiger Selbstaufgabe. Die Patientin litt unter Depressionen und psychosomatischen Beschwerden aufgrund einer schwierigen Ehe, die sich auch auf den Mann psychisch negativ auswirkte. Sie machte sich durch eine Außenbeziehung mit einem anderen Mann Luft. In der Therapie stellt sich heraus, dass die Patientin als 3-jähriges Mädchen ein schweres Trauma erlitt. Ihre Mutter wurde schwer krebskrank und hatte viele Aufenthalte im Krankenhaus. Sie überlebte die schwere Erkrankung, jedoch mit einer Sehbehinderung. Das kleine Mädchen fühlte sich von dieser Zeit an verpflichtet, der von nun an beeinträchtigten Mutter selbstaufopfernd zur Seite zu stehen und Verantwortung zu übernehmen. Sie stellte alle eigenen Bedürfnisse zurück, was die Mutter mit Anerkennung belohnte. In ihrer Ehe nun übernahm sie ebenfalls sehr viel Verantwortung für ihren Mann, nahm ihm alle möglichen Verpflichtungen ab, was ihn wiederum immer schwächer werden ließ. Sie bemerkte nicht, dass sich durch das »Versorgen« wie bei ihrer Mutter die Problematik in ihrer Ehe immer mehr verschärfte. Erst durch das positive Entwickeln eigener Bedürfnisse, der Selbstbehauptung in positiver Abgrenzung, der Fähigkeit, auch eine Forderung stellen zu können, besserte sich ihre Depression und folgerichtig auch ihre Ehe. Ihre Außenbeziehung mit dem anderen Mann wurde immer unbedeutender. Hier wird klar, wie »not-wendig«, wirklich die Not wendend sich die Fähigkeit zur Ich-Durchsetzung auswirken kann, sowohl den Einzelnen betreffend wie auch sein näheres Umfeld, nämlich die Menschen, mit denen er zusammenlebt.

Die Wut im Bauch wird befreit

Eine Patientin leidet unter massiven Essstörungen (und damit einhergehenden Gewichtsproblemen), die sich in vielen verschiedenen Situationen einstellen. Vor allem aber beschuldigt sie sich selbst, dass sie zu keiner Partnerschaft fähig sei. Im Rahmen einer inneren Familienaufstellung erlebt sie nach, wie ihre Oma bei der Geburt ihrer Mutter im Kindbett stirbt. Die Mutter ist von Geburt an mit diesem Ereignis besetzt. All ihre Lebensenergie verwendet sie, um dem schlimmen Ereignis nicht in die Augen sehen zu müssen und kann so ihren eigenen Kindern nur eine lieblose, unaufmerksame Mutter sein. Indem sie sich des Schicksals ihrer Mutter und deren Verkrampfung bewusst wird, kommt die Patientin an die übernommenen Gefühle von Schuld, die Wut in ihrem Bauch und all die unterdrückte Sehnsucht nach ihrer Mutter, die diese nicht beantworten konnte aufgrund ihres eigenen Schicksals. Auch hier konnte durch tiefes Atmen eine Lösung im Nabelchakra geschehen, mit der Bewusstwerdung, woher ihre Schuldthematik kommt. Das erste Mal war sie nach dieser Sitzung in der Lage, ein Gefühl von Freiheit und Weite in ihrem Oberbauch zu empfinden, zu sich selbst zu stehen mit dem Satz: »Ich bin da, ich darf für mein Leben eintreten und positiv kämpfen.« Die alten Erinnerungen, dass sie damit ihre Mutter überfordert, konnte sie wie ein altes Erinnerungskonstrukt fallen lassen.

Eine andere Geschichte: Nach einer Therapiesitzung malte ein Patient mit einem Magendurchbruch in aggressiv gelben Farben ein Feuerbild. Er hatte einen Vater, der als Gefängniswärter in einem sehr dienenden Beruf arbeitete und der seine aktiven aggressiven Impulse vollkommen unterdrückte. Bei diesem Patienten war es notwendig, dass er sein inneres Kind, das so unter der unterdrückten Wut und Aggression seines Vaters litt, entdecken konnte. Er sah, dass in ihm selbst diese Gefühle von Durchsetzung und kraftvollem Sich-Wehren durch den Vater blockiert wurden. Im tiefen Verstehen der Schattenseite seines Vaters konnte er seine eigene Schattenseite entdecken und sich von seinen unbewussten Projektionen, gegen den Vater immer latent wütend zu sein, befreien. Zunächst war es wichtig, die Aggressionshemmung zu befreien, um dann, in einer tiefen Erfahrung von Schmerz, die Liebe zum Vater wiederzuentdecken.

Auf der aufsteigenden Seite des Chakra-Tores (siehe Seite 51) wird der eigene Wille, die eigene Power zur Selbstdurchsetzung gestärkt, gegebenenfalls auch befreit. Auf dem absteigenden Bogen des Tores erlebt der Mensch Ohnmacht und Hilflosigkeit. Das »Machen« wird durch das Durchschreiten des Tores zum »Tun« geläutert. Das archtetypische Bild des heldenhaften Kriegers, der geschunden und mit Wunden übersät vom Kampf nach Hause kommt, trägt hier zur Klärung bei. Das archetypische Bild der Frau, das Weibliche, nimmt ihn voller Liebe in ihrem Schoß auf. Der Ego-Wille ist gebeugt. Das Tor von Macht und Ohnmacht steht offen, der inneren Führung folgend, erkennt der Mensch: »Dein Wille geschehe« (aus dem »Vaterunser«). Mann und Frau stehen hier sinnbildlich für die beiden Kräfte des Menschen, die in ihm selbst wohnen. Er ist durchs Tor gegangen.

Pir Valayat Kahn, ein Sufi-Meister, hat den Transformationsprozess zum Sein in diesem Chakra sehr schön verdeutlicht in einer Meditation, in der er anleitet, »Kyrie Eleison« ein- und ausatmend und mit einer Geste zu sagen. Sitzend lässt man mit dem Ausatmen und dem Aussprechen von »Kyrie Elei« den Oberkörper zum Boden sinken. »Herr erbarme dich, ich beuge meinen Ego-Willen der Führung meines inneren Selbst.« Beim »son« atmet man ein, richtet sich auf, in dem Bewusstsein, ganz in der Sonne, im Licht, in der Würde zu sein. Im wiederholten Durchleben des auf- und absteigenden Bogens dieser Meditation ereignet sich der innere Transformationsprozess dieses Chakras.

Begleitung im Alltag
Die Sinnfrage

Durch die Erfahrung von Stärkung und Frustration der Ich-Kräfte in diesem Chakra geschieht eine allmähliche Transformation, eine Verwandlung. Die ursprünglich egoistischen Strebungen wandeln sich durch diesen Prozess in eine Erfahrung von Selbstverwirklichung, in der die eigenen Werte und Sinnbestimmungen im Gleichgewicht stehen mit denen der gesamten Natur und Schöpfung. Nicht mehr Selbstaufopferung oder asketische Bedürfnisverneinung, sondern aktive Selbstverwirklichung, die sich an sinnstiftenden Werten orientiert, ist das Ergebnis dieser Transformation.

Gerade wenn die Lebensmitte überschritten ist, entsteht eine Neugewichtung von Werten. Die Sinnfrage rückt in den Mittelpunkt. Manche Projekte sind rückblickend im Leben gescheitert, manche haben Erfolg gebracht. Häufig sind gerade die Misserfolge, das Scheitern einer Ehe, das Verlieren des Arbeitsplatzes, das Erleben, wie die eigenen Kinder Wege einschlagen, die man nicht akzeptieren kann, eine schwere Erkrankung wie Krebs oder ein Herzinfarkt, gerade das alles sind Prüfungen, die uns auf den Weg der Liebe führen wollen. Sie helfen uns in die Transformation hineinzugelangen, dass durch das Leid Sinn erfahren wird und eine Wandlung der eigenen Persönlichkeit geschieht. Damit können auch unsere Einstellungen zu vielen Fragen unserer irdischen Existenz unter einem neuen Licht betrachtet werden. Vorurteile können zurücktreten zugunsten von wirklichem Wissen und der Einstellung, immer wieder ein Lernender, Fragender zu sein.

Habe Geduld gegen alles Ungelöste
in deinem Herzen und versuche
die Fragen selbst lieb zu haben
wie verschlossene Stuben und wie Bücher,
die in einer sehr fremden Sprache geschrieben sind.
Forsche jetzt nicht nach Antworten,
die dir nicht gegeben werden können,
weil du sie nicht leben kannst,
denn es handelt sich darum alles zu leben.
Lebe jetzt die Fragen,
vielleicht lebst du dann allmählich
ohne es zu merken eines fernen Tages
in die Antwort hinein.

Rainer Maria Rilke

Übungen

Fragen zur Selbsterkennung

- Kann ich ja und nein sagen, Entscheidungen treffen?
- Bin ich bereit, eigene vorgefasste Meinungen, Ideologien, persönliche Überzeugungen immer wieder zu öffnen, zu erweitern, dazuzulernen?
- Welche Erfahrungen in Bezug auf das Thema »eigene Bedürfnisse wahrzunehmen, auszudrücken und durchzusetzen«, habe ich als Kind mit meinen Eltern und Geschwistern gemacht?
- Kann ich eigene Bedürfnisse, Wünsche und Ziele in mir überhaupt wahrnehmen, zulassen und äußern?
- Kann ich eigene Bedürfnisse und Wünsche abstimmen, verhandeln, Kompromisse schließen, mit den Bedürfnissen anderer Menschen und mit meiner Umgebung? Habe ich schon einmal eine tiefere Erfahrung gemacht mit dem Satz aus dem Gebet des »Vaterunser«: Nicht mein Wille, sondern dein Wille geschehe?
- Kenne ich Spannungsgefühle bei Schmerzen im Bauch als Zeichen unterdrückter Wutimpulse?

Feueratem (Kapalabhati)

Für die Stärkung der Energie im dritten Chakra hilft die bewusste Atmung in den Solarplexus und das Spüren der eigenen Kraft mit einer aufgerichteten Wirbelsäule.

■ *Sitze mit gekreuzten Beinen auf deinem Meditationskissen oder auf einem Stuhl, sodass du die Wirbelsäule aufgerichtet halten kannst. Atme zunächst aus, beginne dann halb eingeatmet, den Atem stoßweise heftig durch die Nasenflügel auszuatmen und ziehe dabei die Bauchdecke aktiv nach innen. Lass den Einatem von selbst nach jedem Ausatem kommen, dabei entspannt sich die Bauchdecke locker nach außen ohne Anstrengung.*
Versuche den Oberkörper, die Schultern und das Gesicht entspannt zu lassen ohne größere Anstrengung. Durch das stoßweise Ausatmen entsteht eine reinigende Wirkung im Kopf (im Yoga auch: »Reinigung des Gehirns« oder »Schädelleuchten« genannt) und gleichzeitig wird dein Feuer der Lebensenergie entfacht, lässt dich wacher und lebendiger werden. Beginne mit 25 Stößen, steigere dich allmählich auf

40 und dann 80 Stöße; atme nach diesem schnellen Ausatmen sehr langsam ein und wieder aus, atme ein, bis du die Lungen zur Hälfte gefüllt hast, und halte dann den Atem eine Weile ohne Mühe an, also eine Atempause mit halb gefüllten Lungen. Spanne dabei den Beckenbodenmuskel leicht an (Mula-Bandha), ziehe die Bauchdecke leicht nach innen (Uddhyana- Bandha) und dehne lang gestreckt den Nacken (Jalandhara-Bandha).
Spüre in der Stille des Atems die feine vibrierende Energie in dir. Halte den Atem so lange an, wie es für dich angenehm ist und ohne dass ein Atemhunger entsteht. Lass nach der Atempause den Atem eine Weile fein und langsam fließen, bevor du erneut dieses heftige Ausatmen mit dem Feueratem übst. Wiederhole diese Abfolge dreimal, verweile dann in der Erfahrung der Stille und des feinen Atems. ■

Partnerübung zur Stärkung der Feuerenergie

Zunächst tanzt ihr auf eine kräftige, rhythmische Musik (afrikanische oder andere Trommelmusik), jeder für sich im Rahmen einer Gruppe. Tanzt dann – euch gegenüberstehend – du und dein Partner. Einer beginnt »ja« zu sagen, der andere antwortet mit »nein«. Du wirst nun immer deutlicher und lauter dieses Ja bzw. Nein ausdrücken und erleben, wie du wie in einer großen Dramaturgie mit dem ganzen Körper das »Ja« bzw. »Nein« formst. Du kannst dabei hüpfen, springen, die Feuerenergie aus den Augen aussenden, mit den Füßen aufstampfen, Feuer »sprühen«, durch deinen Mund fauchen, experimentieren, laut, leise, eindringlich, aufrührerisch, schneidend, kämpferisch, dein »Ja« bzw. »Nein« zu leben und auszudrücken. Nach einer Weile wechselt ihr die Rollen und der andere drückt das »Ja« aus und du das »Nein«, und du fühlst den Unterschied der einen und der anderen Energie und Kraft, mit der ihr diese Form der Abgrenzung bzw. Bejahung erleben könnt. Wenn du alleine bist, kannst du dich auch vor einen Spiegel stellen, oder du gehst in den Wald, bittest einen Baum, dir als Partner zu dienen, und lebst dann diese oben genannten Qualitäten.

Das starke und das schwache Ich

Eine Rollenspiel-Übung in der Gruppe ermöglicht, sowohl das starke Ich zu zeigen und zu spielen als auch das schwache, hilflose Ich:

■ *Du gehst im Raum umher und zeigst mit dem Finger auf dich, mit stolzgeschwellter Brust und Selbstüberzeugung und sagst, »Ich« oder »Ich bin da«, und beobachtest, welche Gedanken und Gefühle dabei hochkommen. Dann das Gegenteil: Du fällst im Brustkorb zusammen, gehst selbst unsicher und gebückt oder wackelig und sagst mit kleinlauter Stimme, »Ich«, zweifelnd, verzweifelt, hilflos, dich klein machend. Was geschieht dann mit deinen Gefühlen und Gedanken? Beende die Übung immer mit der Aufrichtung und der Erfahrung des erwachsenen Ichs.* ■

Energieübung zur Entladung von Wut

■ *Lege dich auf eine Matte und stelle dazu deine Füße auf. Nimm deine Hände zu Fäusten, und schlage deine Arme mit den Fäusten auf die Matte. Gleichzeitig stampfe mit den Füßen auf die Matte auf, vielleicht dabei wieder mit »nein« einen Laut von dir gebend, oder du schreist oder tönst und überlässt dich diesem Prozess. Vielleicht entsteht ein rhythmisches Stampfen und Schlagen mit deinem Atem verbunden, das so lange andauert, bis du dich erschöpft fühlst. Dies kann eine stark reinigende Wirkung auf dich ausüben, sodass du an alte Gefühle herankommst, diese befreist, um in einer realen Auseinandersetzung nicht von den alten Gefühlen überflutet zu werden. Du reinigst damit dein Energiefeld und brauchst aggressive Emotionen bei jemand anderem nicht mehr verletzend auszuleben.*
Nach dieser Energieübung setze dich aufrecht hin und stelle dir einen Schutzkreis oder eine Schutzhülle um dich herum vor mit einem goldenen oder blauen, heilenden Licht. Beschreibe den Kreis mit einer Bewegung deiner Arme. Du atmest mit jedem Einatem dieses Licht ein, im Ausatmen fühle dich umhüllt mit diesem Licht, das dich vor feindlicher Aggression schützt und dich geborgen sein lässt in deinem eigenen Kraftfeld, verbunden mit deinem höheren Selbst. ■

Reise in die Kindheit mit Nabelchakra-Meditation

Lege dich auf den Rücken und entspanne dich. Nimm die Entspannungsanleitung wie in der Meditation beim siebten Chakra (siehe Seite 190 f.).

■ *Lasse dich darauf ein, zurück in deine Kindheit zu schauen, deine Kindheit aufzublättern wie ein Fotoalbum – oder du fährst mit einem Zug zurück in deine Kindheit und schaust dir vom Abteil aus einzelne Szenen in deiner Kindheit an. – Du suchst nach Erfahrungen, wo du vielleicht schmerzlich gelitten hast unter dem elterlichen Druck, Verbot oder »Nicht-So-Sein-Dürfen«, wie du als Kind sein wolltest. Du schaust genauer hin, wie dein Vater und deine Mutter oder die Bezugsperson, mit der du aufgewachsen bist, jeweils mit dir umgegangen sind, wenn du eigene Bedürfnisse und Wünsche geäußert hast, wenn du eigene Impulse setzen wolltest. Wie viel Anerkennung und Freiraum hast du für diesen Selbstausdruck bekommen und wie viel Ablehnung, Strafe oder Nichtbeachtung hast du dabei erlebt? Wie sehr hast du Unterstützung bekommen, dein Eigenes zu tun, deinen persönlichen Stil zu finden, zum Beispiel mit Spielzeug, Kleidung, Essen, Schlafen, im Kindergarten, in der Schule, mit Freunden? Hast du zu Hause mithelfen müssen oder bist du an den Rand gedrängt worden? – Oder wie sehr hast du gelernt, dich in einer bestimmten Weise anzupassen, dich als braves Mädchen oder lieber Junge so zu verhalten, dass kein Ärger entsteht, dass du dich einpasst in die Wünsche deiner Eltern, um ihre Liebe nicht zu verlieren?*

Nimm dir eine Weile Zeit, diesen Fragen nachzugehen. Atme dann in deinen Solarplexus, lass dort eine Blüte entstehen, in der Farbe, wie sie dein Inneres jetzt zeigt, mit sich öffnenden Blütenblättern – lass jetzt gelbes Sonnenlicht in dich hineinströmen – das diese alten Verletzungen und Wunden heilen kann, das dir jetzt Kraft gibt, dein momentanes Leben bewusst und aktiv zu gestalten, nach deinen Wünschen und Bedürfnissen, in Harmonie mit den Gegebenheiten deiner Umgebung und den Menschen, die dich jetzt in deinem erwachsenen Leben begleiten. Mache dir bewusst, dass du kein hilfloses, abhängiges kleines Kind mehr bist, sondern dass diese Sonnenenergie dir hilft, deine erwachsenen, starken Kräfte zu entfalten. Was ist dein nächster kleiner oder größerer Schritt, den du in deinem Leben gehen möchtest, um deinem inneren Ziel näher zu kommen?

Lass dieses gelbe Licht über dein Sonnengeflecht sich überall in deinem Körper ausbreiten, bis du erfüllt und umhüllt bist mit diesem gelben Licht. – Sage dir: »Ich bin offen und kämpfe positiv!« ■

Atme in die Glut deines Feuers,
entfache
deinen Fleisch gewordenen
Sonnenfunken im Bauch
und prassele, beweise, dass im Holz,
das brennt
nur Kraft und Liebe ist.

Stephan Hagen

Sonnengruß

Auch der Sonnengruß ist eine wunderbare Übung, um die Kraft und Energie in dir zu stärken und zu entfachen. Zusammen mit den zwei möglichen Gebeten zum Sonnengruß übe diese Bewegungsfolge 7- oder 14-mal. Die starke Energie, die dabei entfacht wird, nimm zum Schluss in stillem Sitzen in dein drittes Chakra, sammle dich dort und fühle dich gestärkt zusammen mit der Affirmation: »Ich schätze mich selbst und bin offen für die Welt.«

So hoch wie der Himmel,
so tief wie das Meer,
so weit wie die Welt
ist meine Liebe,
zu dir, mein Gott,
zu den Menschen,
zu den Tieren,
zu den Pflanzen,
zu allen Wesen.
Ja, so werden Himmel und Erde eins in mir.

Aus meiner Yogaausbildung

Die heute aufsteigende Sonne begrüße ich
Du steigst zu den höchsten Himmelsstellen empor
Vernichte alle meine Krankheiten und seelischen Schmerzen
Ich begrüße die Vögel, sie mögen meine Krankheiten zum Himmel tragen
Alle meine körperlichen Gifte mögen sie mitnehmen
Du Sonne kommst mit der ganzen Kraft des Universums
Vernichte alle Feindseligkeiten, die mir gegenüber gerichtet sind
Und alle Feindseligkeiten, die ich in mir habe, vernichte sie auch.

Freie Übersetzung aus dem Sanskrittext des Sonnengebets

Meditation

■ *Wir sind alle dazu bestimmt, zu leuchten!*
Unsere tiefgreifendste Angst ist nicht,
dass wir ungenügend sind.
Unsere tiefgreifendste Angst ist,
über das Messbare hinaus kraftvoll zu sein.

Es ist unser Licht, nicht unsere Dunkelheit,
die uns am meisten Angst macht.

Wir fragen uns, wer bin ich,
mich brillant, großartig, talentiert, fantastisch zu nennen?
Aber wer bist du, dich nicht so zu nennen?

Dich selbst klein zu halten, dient nicht der Welt.
Es ist nichts Erleuchtetes daran, sich so klein zu machen,
dass andere um dich herum sich nicht unsicher fühlen.

Wir sind alle bestimmt, zu leuchten, wie es die Kinder tun.
Wir sind geboren worden, um den Glanz Gottes,
der in uns ist, zu manifestieren.
Er ist nicht nur in einigen von uns, er ist in jedem Einzelnen.

Und wenn wir unser Licht erscheinen lassen,
geben wir unbewusst anderen Menschen die Erlaubnis,
dasselbe zu tun.
Wenn wir von unserer eigenen Angst befreit sind,
befreit unsere Gegenwart automatisch andere. ■

Nelson Mandela

Eine weitere Meditation finden Sie mit einem Foto auf Seite 121.

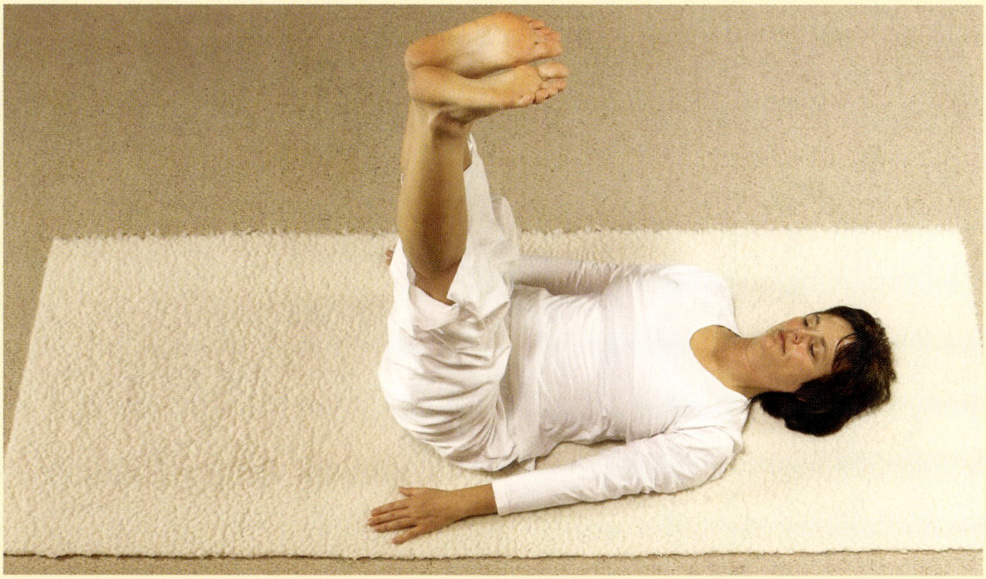

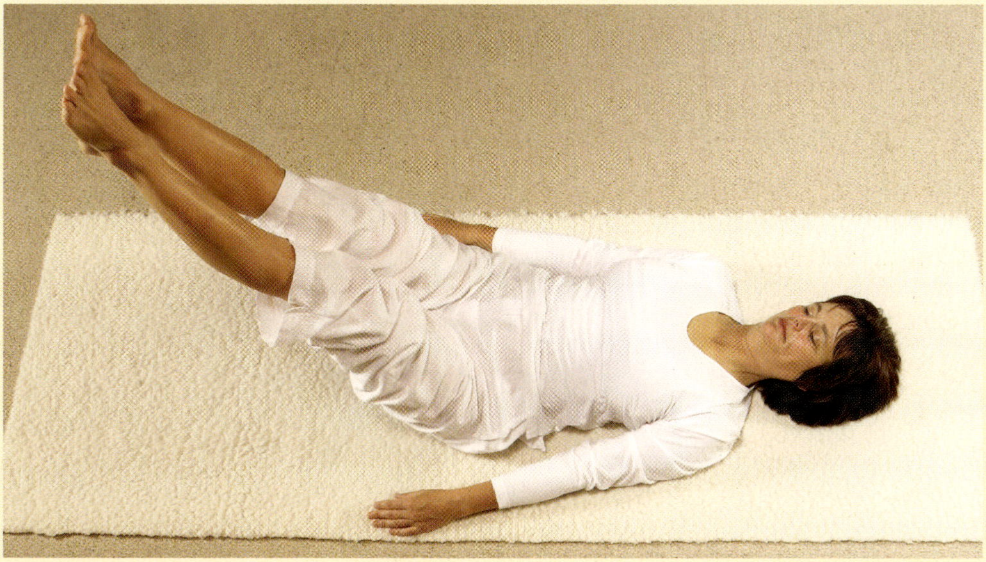

Bauchmuskelstärkung
Oberschenkel dicht an Oberkörper heranziehen (siehe Seite 68), dann Beine in die Senkrechte dehnen, von da aus Beine absenken und verweilen, jedoch nur so weit wie die Lendenwirbelsäule noch den Boden berührt, nicht ins Hohlkreuz kommen. Beine zurück in die Senkrechte heben, in gleicher Weise die Beine links und rechts schräg nach vorne absenken, zurück zur Mitte, Knie beugen, in der Ausgangshaltung ausruhen.

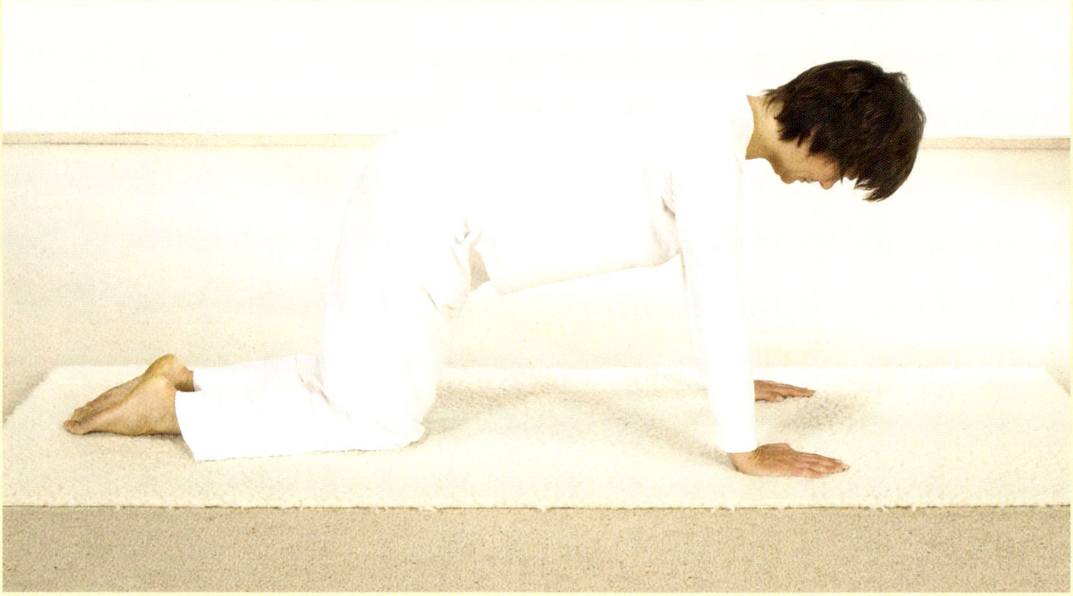

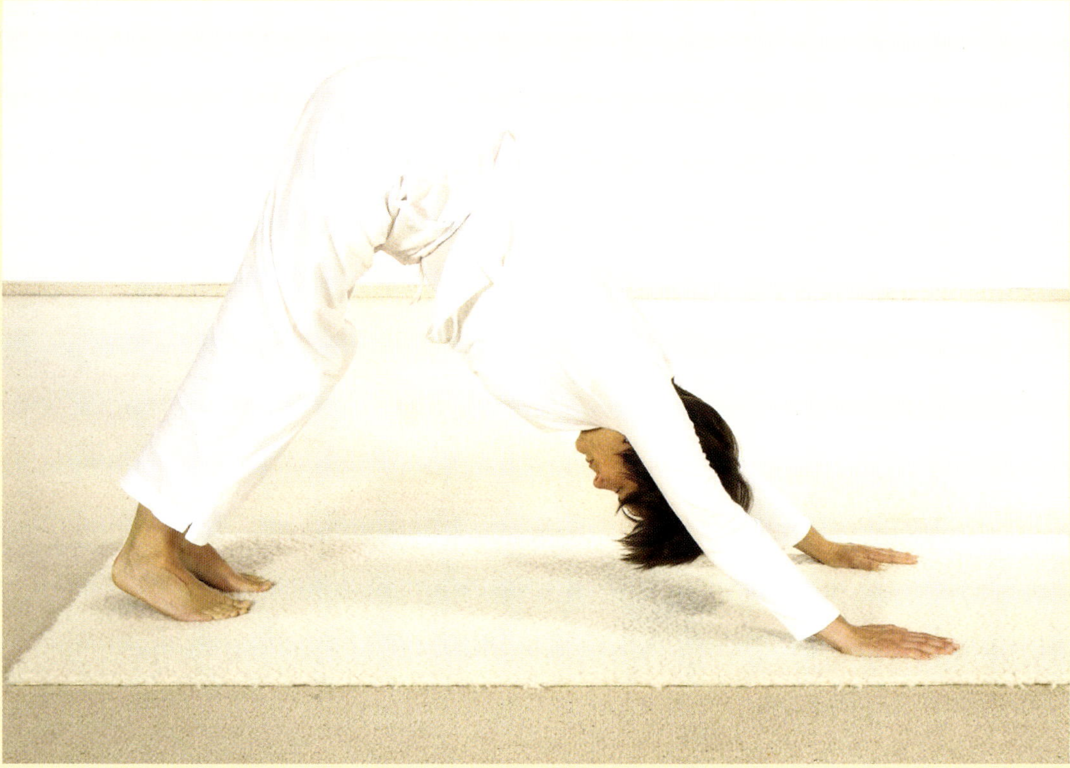

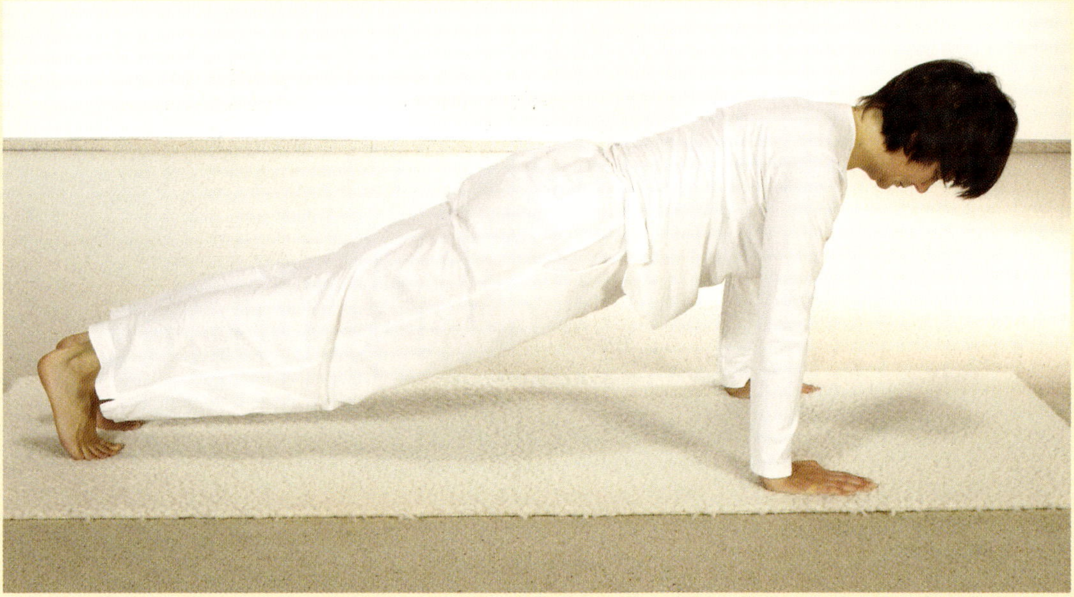

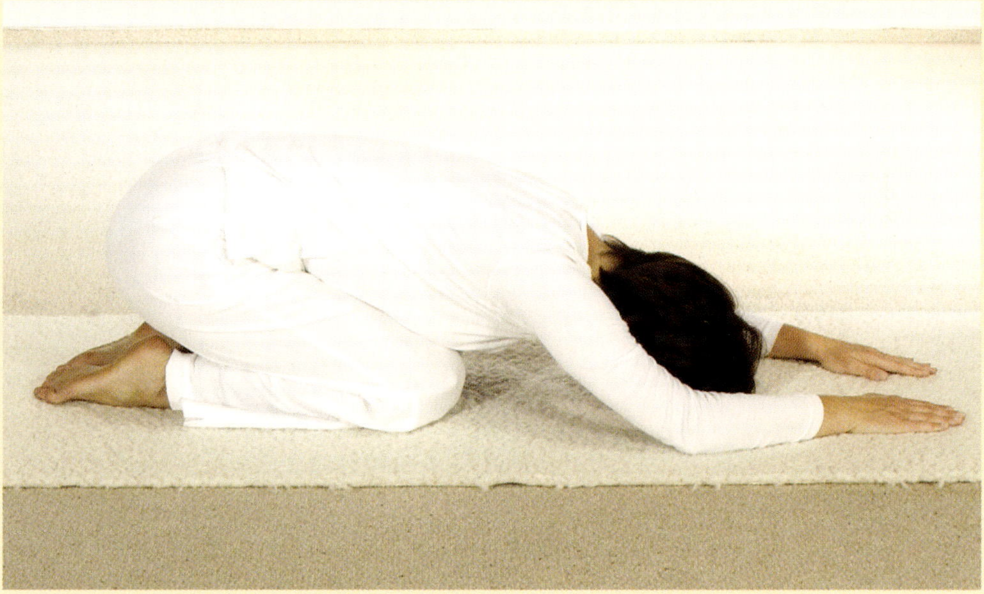

Vierfüßler, Hund, Brett, Yoga-Mudra
Vom Vierfüßler ausgehen. Füße hinten aufsetzen, Gesäß nach oben heben, Steißbein strebt nach hinten oben. Kraft in die Arme, Kinn schaut zum Brustbein, Fersen absenken. Einige Atemzüge im Hund verweilen, dann Hände nach vorn schieben, Becken in die schiefe Ebene absenken, weder zu tief und noch zu hoch. Einige Atemzüge im Brett verweilen, dann zurück in die Yoga-Mudra, den Atem beruhigen.

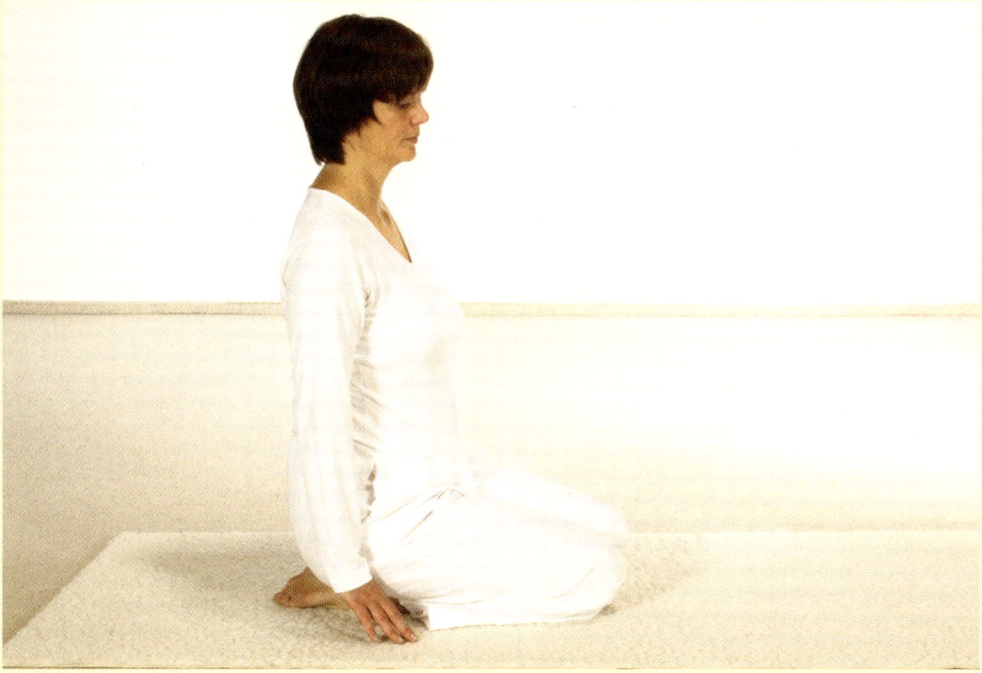

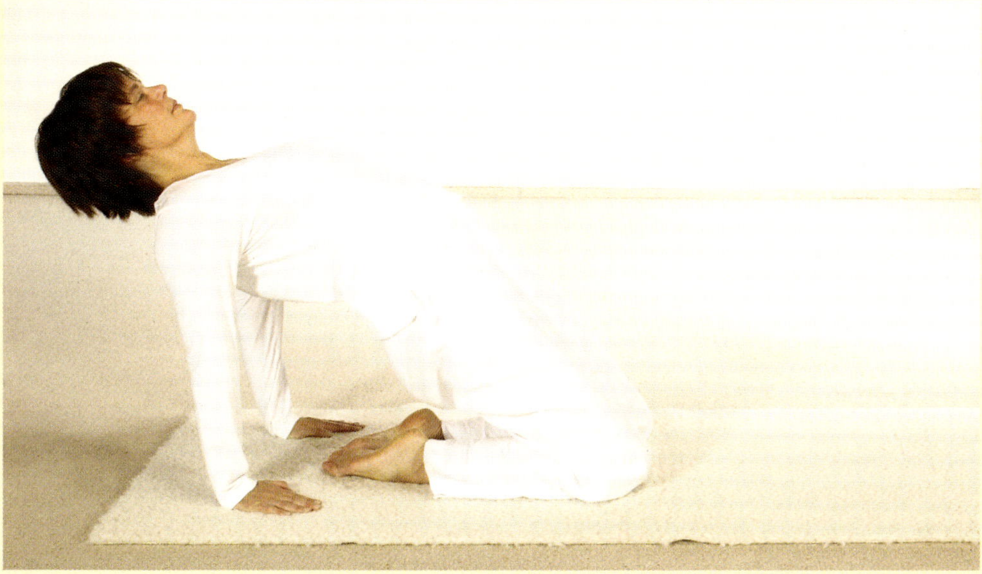

Das Kamel
Im Fersensitz Arme seitlich, Hände hinten aufsetzen, Becken anheben, dabei Beckenboden kontrahieren. Leisten nach vorne schieben, Kopf leicht in den Nacken legen, tief in Brust- und Bauchraum ein- und ausatmen, das Sonnengeflecht wahrnehmen (drittes Chakra).

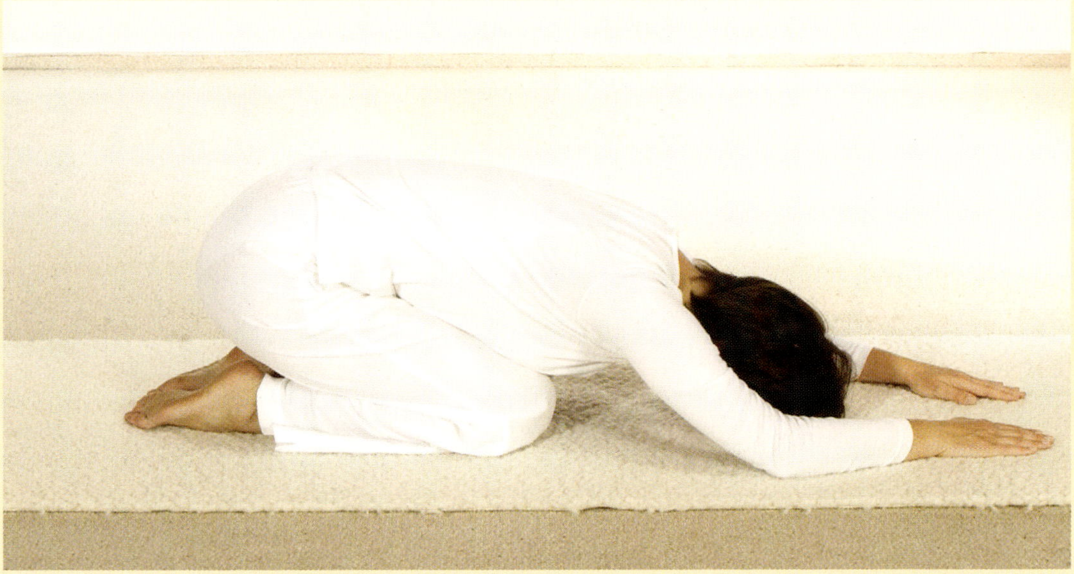

Nach dem Kamel in der Yoga-Mudra ausruhen. Den Atem beruhigen. Den Unterschied von Sich-Öffnen und Sich-Schließen im dritten Chakra wahrnehmen.

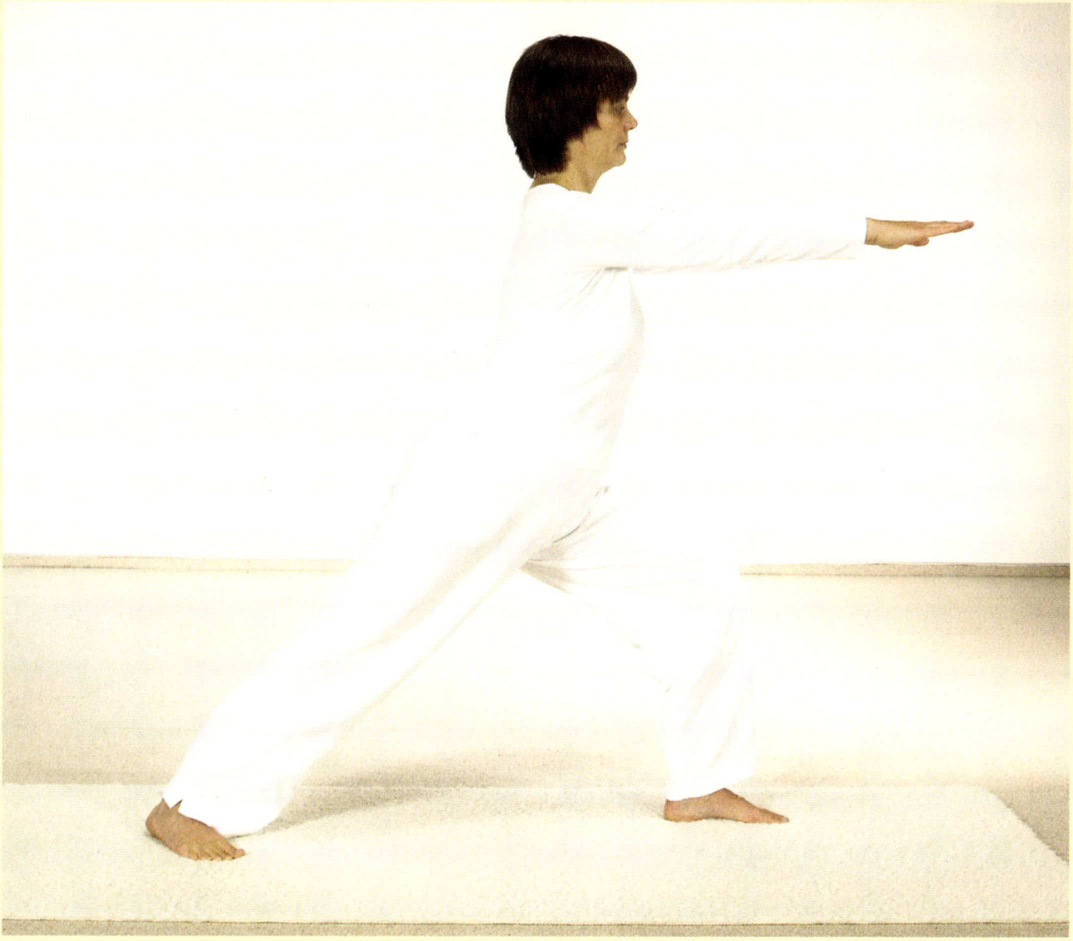

Die Heldenhaltung
Aus dem aufrechten Stand linkes Bein mit großem Schritt nach vorne setzen, Arme in die Waagerechte heben, im linken Knie immer mehr nachgeben, rechter Fuß bleibt gut geerdet, rechtes Bein gedehnt. Arme nach oben heben, leichte Rückbeuge, Beckenboden dabei kontrahieren.

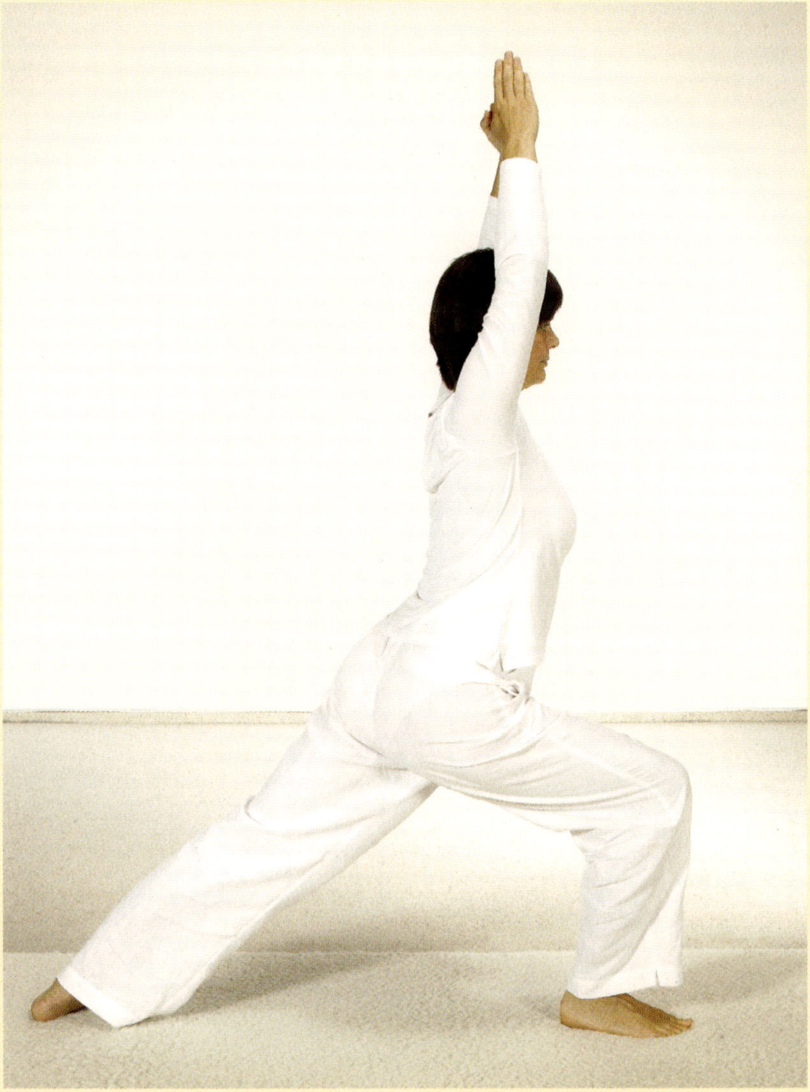

Wenn dein Ziel groß ist und dein Mittel klein,
handle trotzdem.
Durch dein Handeln allein
werden auch deine Mittel wachsen.

Albert Schweitzer

VIERTES CHAKRA
Herzchakra
Anahata

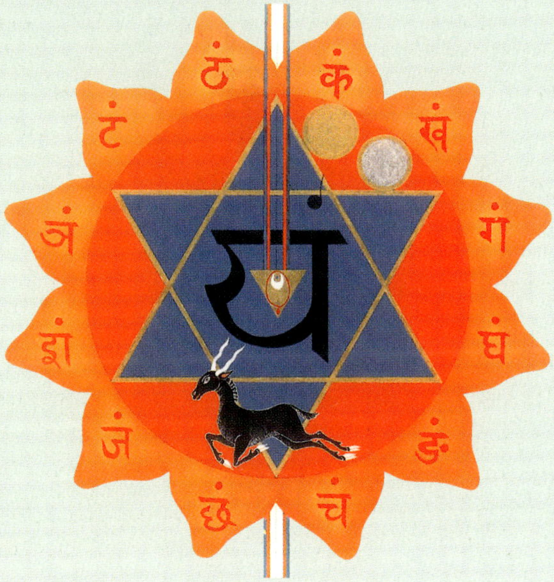

1. **Körperlicher Bereich:** Die Brustmitte, Brüste, Schultern, Arme und Hände, Herz, Lunge und Blutkreislauf, Haut
2. **Farbe:** Grün, mit einer rosa Blüte in der Mitte
3. **Grobstoffliches Element**: die Luft, der Wind
4. **Sinnesorgan:** der Berührungssinn, das Tasten
5. **Feinstoffliches Element:** das Tast-Fühl-Bewusstsein
6. **Tatorgan:** Zeugungsorgan
7. **Drüse:** Thymusdrüse
8. **Bija-Mantra:** JAM
9. **Tier:** die Antilope
10. **Gottheit:** Usa, auch Isha genannt, der Herr des Mitgefühls
11. **Symbol:** zwei sich durchdringende Dreiecke, zwölfblättriger Lotus
12. **Psychische Qualität:** die Liebe als Zustand des Seins, Erfüllung, Hingabe, Vergebung
13. **Affirmation:** »Ich liebe und werde geliebt.«

Symbolische Kraft

Im großen Strom der Liebe

Vom dritten zum vierten Chakra geschieht ein großer Sprung, ein Sprung von der ich-bezogenen und materiellen Basis unserer Existenz in die geistigen und feineren Schwingungen unseres Daseins. Vielleicht auch daher der Sanskritname: »nicht angeschlagener Ton«. Es ist gleichsam die Mitte zwischen unten und oben, die Verbindung zwischen Erde und Himmel, die sich im Herzen des Menschen äußert. Tragendes Symbol sind zwei sich durchdringende Dreiecke im zwölfblättrigen Lotus, ähnlich der Kreuzsymbolik der Vertikalen (geistiges Prinzip) und der Horizontalen (materielles Prinzip). Die zwei Dreiecke deuten auf die Verbindung der Shakti- (weiblich) und der Shiva-Kräfte (männlich) hin. Das Dreieck, das nach unten weist, ist vergleichbar mit dem Bild der weiblichen Yoni, so wie das weibliche Geschlecht im Tantra bezeichnet wird. Das Dreieck, das mit der Spitze nach oben weist, symbolisiert die männliche, phallische Energie.

Diese Energie, die beide polaren Kräfte im Herzen verbindet, ist die bedingungslose, nicht anhaftende, sich verströmende Liebe. Hier ist nicht die Liebe gemeint, die Besitz ergreift und sagt, »Das ist meines, ich liebe nur dich« (*mein* Körper, *mein* Besitz, *mein* Kind, *mein* Mann), sondern die sich verströmende All-Liebe zu einem Wesen und der ganzen Schöpfung. Eine Liebe, die nicht an bestimmte Bedingungen gebunden ist, sondern die Freiheit in der Verbundenheit meint. Die Farbe des Herzchakras ist grün, erinnert an »viriditas«, die »Grünkraft« wie Hildegard von Bingen sie benennt, als die Urschöpferkraft des Wachsens und Blühens.

Das Element, das dem Herzchakra zugeordnet ist, ist die Luft, und der Tastsinn bzw. die Haut ist das Sinnesorgan. Im Herzen beweglich und berührbar zu werden, ist die Qualität dieses Chakras. Wenn wir von unserem eigenen Ego-Standpunkt abrücken können, uns berühren lassen von etwas, was zunächst außerhalb unseres Horizontes steht, beginnt die Herzensenergie, das tiefere Verstehen zu schwingen.

Das Tatorgan ist die Zeugungskraft. Wie ist das wohl zu verstehen? Vielleicht wird in der esoterischen Geheimlehre Indiens hier auf das Wunder der tiefsten Berührung zwischen der weiblichen Eizelle und dem männlichen Spermium hingewiesen, dem Zeugungswunder der Schöpfungs- und Liebesenergie.

In der indischen Mythologie ist die Gottheit des Herzchakras Usa, der Herr des Mitgefühls. Er ist vergleichbar mit der buddhistischen Tradition von Avalokiteshvara, dem Bodhisattva der Barmherzigkeit und des Mitgefühls. In der gleichen Weise haben wir im Christentum auch den Gottessohn Jesus, der durch sein Leben und Sterben das höchste Maß an Liebe in die Welt brachte.

Das ist mein Gebot, liebet einander wie ich euch geliebt habe.

Johannes-Evangelium 15, 12

Wie eine Mutter ihr einziges Kind mit ihrem Leben schützen würde, so sollt ihr ein grenzenloses Herz für alle Wesen pflegen. Lasst eure Gedanken der grenzenlosen Güte die ganze Welt durchdringen.

Jack Kornfield, Die Lehren Buddhas

Wenn wir uns im Herzen verschlossen oder eng fühlen und die Liebe zu uns selbst und in die Welt hinein nicht fließt, kann sich bei Anrufung dieser größten Kraft das Herz wieder öffnen. Es kann zurückfinden in den großen Strom der Liebe und kann Trost und neue Kraft spüren. Der Gott der Liebe, der größer ist als wir selbst und sich in unendlich vielen Formen und Manifestationen zeigt, wird letztlich spürbar als tiefster Ausdruck in uns selbst.

Das Herz befindet sich hinter dem Schutz der Thymusdrüse, die zur Abwehrstärkung in der kindlichen Entwicklung und später auch zur Stärkung des Immunsystems ganz wichtig ist. Das Bija-Mantra JAM enthält das »Ja«, wie eine große Bestätigung, eine Danksagung an unser Leben, auch wenn es manchmal mit Schmerz und Leiden erfüllt ist. So ist das Herzchakra, der Ort der Vergebung, der dankerfüllten Zustimmung zum Leben, zum ganzen Universum. Alles, was du gibst, bekommst du vielfältig zurück. Geben und nehmen ist in der Liebe ausgeglichen.

Im Buddhistischen gibt es vier Begriffe für die unterschiedlichen Ausformungen der Liebe: Maitri, Karuna, Mudita und Upekha:

Maitri ist das liebende Mitgefühl, die Empathie, wie wir sie in der psychotherapeutischen Sprache von Carl Rogers, dem großen Mitbegründer der humanistischen Psychotherapie kennen. Gemeint ist hier das einfühlende Verstehen, das Zuhörenkönnen ohne zu bewerten oder zu beurteilen. Mit dem Herzen verstehen, nicht nur mit der Ratio, auch wenn sich das manchmal nicht ausschließt. Wie schwer fällt es uns oft, diese Toleranz und dieses liebende Verstehen anzuwenden in alltäglichen Streitigkeiten, sei es mit dem Nachbarn, dem Ehemann oder am Arbeitsplatz. Und dabei wären sehr viel Streit und Missverständnisse, ja sogar Kriege zu vermeiden, wenn wir lernen könnten zuzuhören, um in den Kern des »Andersseins« im anderen vorzustoßen und ihn auf einer tieferen Ebene zu verstehen. Carl Rogers lehrt die angehenden Psychotherapeuten im ersten Schritt dieses genaue Zuhören. Der Therapeut muss zunächst einmal wortgetreu wiederholen, was er gehört und verstanden hat.

In einem zweiten Schritt lernt er die tiefere Bedeutung des Mitgeteilten widerzuspiegeln, sodass der Klient sich selbst besser verstehen kann. Ein gemeinsamer Prozess des Verstehens wird so eingeleitet. Und gleichzeitig ist es wichtig, den anderen als eigenständige Person zu achten. Der »helfende« Therapeut darf nicht in die Falle des Mit-Leidens und damit Sich-Selbst-Verlierens geraten, sodass er aufgrund von zu starkem Mitgefühl zum Hilfesuchenden hinüberschwimmt, seine eigene Mitte verliert und so zum »hilflosen Helfer« wird. Wenn wir aus der eigenen Herzensmitte dem anderen Menschen zuhören, verstehen und seine aus ihm selbst erwachsenden Erkenntnisse und Einsichten unterstützen, dann gelingt *Maitri*, liebendes Verstehen.

Karuna heißt die tätige Liebe. In diesem Begriff wird deutlich, dass Herz und Hände zusammengehören. Eine alte indische Weisheit sagt: *Was wäre ein Herz ohne Hände und was wären Hände ohne Herz?*

Sich im Herzen weit und offen zu machen, hat eben meist auch eine konkrete Tat zur Folge, in der diese Liebe sich ausdrücken will. Und hier wird auch die Liebe deutlich, die nicht an Bedingungen gebunden ist. Im Herzchakra befindet sich diese Möglichkeit, offen zu werden, ohne Unterschied allem und jedem gegenüber und alle einengenden, beurteilenden, bewertenden Maßstäbe loszulassen, um der wunderbaren Präsenz in diesem Augenblick gewahr zu werden. Es gibt eine Vielzahl dieser Vorbilder in unserer Zeit, wie etwa Mutter Theresa, Albert Schweitzer, Mahatma Gandhi. Doch diese Liebe der Tat steckt auch in jedem von uns. Jack Kornfield gibt dazu eine schöne Meditationsanleitung:

Stelle dir vor, dass du am Ende deines Lebens stehst, und du schaust zurück auf dein Leben. Suche dir zwei Taten aus, wo du ganz aufrichtig und ohne an dein eigenes Interesse zu denken geliebt hast. Es müssen keine großartigen Taten sein, lass das aufsteigen, was kommt, und nimm wahr, wie diese Erinnerung auf dein Bewusstsein wirkt, wie sie deine Gefühle, den Zustand deines Herzens, deinen Geist verändern.

Jack Kornfield, Frag den Buddha und geh den Weg des Herzens

Durch ihre Taten wird die Welt bewegt,
das eigene Tun bestimmt der Menschheit Lauf
die Tat schafft den Zusammenhang der Wesen
wie's Rad am Wagen durch den Achsennagel hängt.

Buddha

Wie von einem mit Blüten bedeckten Baum
der Duft weithin weht,
also auch weithin weht der Duft einer guten Tat.

Upanishaden

Mudita heißt die Mitfreude. Auch dies ist eine wesentliche Eigenschaft der Liebe. Sich über persönlichen Erfolg oder Glück zu erfreuen, fällt den meisten Menschen nicht schwer. Doch dann, wenn anderen Menschen dieses Glück zuteil wird und man selbst davon ausgeschlossen scheint, wird es schwierig, sich über das Glück anderer Menschen mitzufreuen und nicht etwa in Neid, Missgunst oder Eifersucht zu verfallen.

Upekha bedeutet der Gleichmut. Auch diese Qualität gehört zur Liebe. Der Dalai-Lama drückt dies so einfach aus: »Freunde fragen mich oft, warum ich so gelassen und glücklich bin, und ich antworte: ›Mein Geist ist so. Mit einem ruhigen Geist kann man in jeder Situation glücklich sein und findet selbst in der heftigsten Umgebung Entspannung.‹« Auch in der Bhagavadgita, einer der heiligen Schriften Indiens belehrt der Gott Krishna seinen Schüler Arjuna, der in großer Verzweiflung und Angst steckt, mit einem wunderschönen Vers:

Wer gegen alle Wesen ohne Hass,
freundschaftlich gesinnt und mitleidsvoll ist …
der ist mein Freund …

Bhagavadgita

Psychologischer Zugang

Liebe deinen Nächsten wie dich selbst

Die Liebe und insbesondere die mütterliche und väterliche Liebe ist natürlich die wichtigste Bedingung für das Heranwachsen eines Kindes. Wenn diese Liebe vor allem in den ersten Lebensjahren nur mangelhaft, unzuverlässig, manipulierend oder gar gewaltvoll von den Eltern an das Kind weitergegeben wurde, können starke Verletzungen und Wunden im Bereich des Herzchakras entstehen. Die Fähigkeit, sich selbst zu lieben, ist die Voraussetzung, um auch zu anderen Menschen gesunde Beziehungen aufnehmen zu können. Genau an diesem Punkt haben wir jedoch gelernt, häufig aus der christlichen Tradition, den Satz, den Jesus gesprochen hat, allzu einseitig zu betonen: Liebe deinen Nächsten wie dich selbst. Die Liebe zu mir selbst ist meistens weggelassen worden im Gegensatz zu der Liebe dem Nächsten gegenüber. Daraus resultieren häufig hohe Ansprüche an sich selbst, in einer bestimmten Weise für andere da sein zu wollen. Eine andere Falle der »gut gemeinten« Liebe besteht darin, andere Menschen nach dem eigenen Geschmack formen zu wollen, also die Liebe an Bedingungen zu knüpfen. Die Liebe, die Eltern ihren Kindern schenken können, ist häufig abhängig von der Liebe, die sie selbst früher als Kind bekommen oder nicht bekommen haben. Indem wir uns bewusst werden, dass wir in die Liebe zu den Ahnen eingebettet sind und indem wir unerlöste, verstrickte Anteile bearbeiten, kann der Prozess der Liebe wieder befreit werden. Dann lernen Mann und Frau in der Partnerschaft die Liebe immer wieder zu erneuern, um auf dieser Ebene Kraft zu schöpfen für die Elternliebe.

Ich habe meinen Weg gefunden

»Du wirst es zu nichts bringen«, sagte der Vater. »Ungeschickt bist du beim Jagen, langsam beim Laufen, schwach beim Kampf mit deinen Gefährten. Du hast nichts im Kopf, als dem Gesang der Vögel zu lauschen.« Und der Sohn schwieg und senkte den Blick. »Oben, in der Einsamkeit der Berge, werde ich für dich ein Zelt bauen. Dort wirst du bleiben, bis du ein Mann geworden bist.«

Die Tage vergingen. Der Sommer eilte dahin und der Herbst. Da reute es den Vater, und er machte sich auf zum Zelt seines Sohnes. Er fand es verlassen und leer. So viel er auch suchte und rief, sein Sohn blieb verschwunden. Allein kehrte der Vater ins Dorf zurück. Trostlos und dunkel waren fortan seine Tage. Seine einzige Freude war ein Rotkehlchen, das neben dem Zelt in einem Busch sein Nest gebaut hatte und jeden Morgen und jeden Abend ganz wunderbar sang. Der Vater wurde alt und einsam. Da hörte er im Traum die Stimme seines Sohnes: »Mein Vater, als ich ein kleiner Junge war, liebte ich dich und wollte dich glücklich machen. Aber ich vermochte es nicht. In den Bergen habe ich meinen Weg gefunden. Ich bin ein Vogel geworden, Vater, und singe für dich. Mein Lied wird deinen Schmerz besiegen und deine Tränen trocknen.«

Wolfgang Poeplau

Dieser Text zeigt eindringlich die Elternliebe, die verknüpft ist mit Bedingungen, die letztlich in schmerzvollen Erfahrungen endet. Sehr häufig werden von den Eltern eigene unbewusste Verstrickungen weitergegeben, und wir brauchen die heilende Kraft einer Psychotherapie, diese Kette von Verstrickungen und Wiederholungen zu unterbrechen, um nicht das Leid bei unseren eigenen Kindern fortzusetzen.

Patientengeschichten

Eine Patientin erlebt starke Gefühle von Misstrauen und Härte in ihrem Herzen. Sie kann ihrem Mann, der nach einer Außenbeziehung zu ihr zurückkommt, nicht verzeihen. In einer körpertherapeutischen Arbeit atmet sie in ihr Herz. Ihr Atem geht schnell und unrhythmisch. Angst und Tränen tauchen auf. Erinnerungen aus der Kindheit werden wach: Ihre Mutter bestrafte sie hart, nachdem sie in einem See fast ertrunken wäre. Sie fühlte sich ungeliebt und ungerecht behandelt und beschließt, den liebsten Menschen, den sie hat, nämlich ihre Mutter, nicht mehr an sich heranzulassen. Mit dem Weiteratmen in ihr Herz tauchen all die schmerzlichen Gefühle der Verlassenheit auf, die auf sich selbst bezogenen Bestrafungsimpulse. In einem Weitergehen und Weiteratmen erlebt sie den Durchbruch zum Verzeihen und Vergeben ihrer Mutter gegenüber. Sie kann deren Not und Verstrickung erkennen und ihre eigene aufgebaute Barriere fallen lassen. Ihr Herz wird durch den körperlich-seelischen Prozess frei, sich zu wandeln. Ein zärtliches, weiches Gefühl mit einem hellen Licht entsteht in ihrem Herzraum.

Nach dieser Sitzung konnte sie ihre eigene Härte und ihr Misstrauen anders sehen, war zur allmählichen Versöhnung – auch in der Gegenwart – mit ihrem Mann bereit. Die Qualität des Herzchakras konnte sich so hier und jetzt ausbreiten.

Körperliche Erkrankungen und Verletzungen des Herzchakras

Eine junge, allein erziehende Frau mit zwei Kindern kam zu mir in Therapie. Sie litt unter immer wieder kehrenden Depressionen und starken Minderwertigkeitsgefühlen. Sie hatte sich von ihrem Mann getrennt, weil sie zu ihm keine Liebe mehr empfinden konnte. Sie hatte während dieser Zeit einen Schub von Multipler Sklerose. In der Therapie stellte sich heraus, dass ihre Mutter, als diese mit ihr schwanger war, sehr krank wurde, einen Schlaganfall im sechsten Schwangerschaftsmonat erlitt und dadurch viel liegen musste. Auch nach der Geburt hatte die Mutter starke Beschwerden, die sie viele Wochen im Krankenhaus ans Bett fesselte. Die Patientin konnte im Erkennen und Nacherleben dieser Lebensgeschichte ihre tiefe Liebe, den großen Mangel und notwendigen Verzicht auf ihre Mutter deutlicher wahrnehmen und ein echtes Mitgefühl mit ihrem eigenen kleinen, inneren Kind in seiner Verlorenheit entwickeln. Sie baute symbolisch ein Nestchen aus Zauberwolle, wo sie, wie ein kleines Christkind, sich selbst als Baby hineinlegte.

Nach langer, innerer Arbeit, gemeinsam im Rahmen der zuverlässigen, annehmenden therapeutischen Beziehung, gelang es ihr, diese Verlorenheit allmählich abzulegen. Wie durch einen Sonnenstrahl, der Licht hereinbrachte, nahm sie seit langem wieder Kontakt zu ihrer Tante auf, von der sie in einer der ersten Lebenswochen versorgt wurde. Sie entdeckte in ihr eine liebevolle Ersatzmutter für damals. Dies erleichterte ihr den Schritt, aus alten Gefühlen von »nicht geliebt sein« und sich nicht dazugehörig zu fühlen herauszugehen und Altes loszulassen. So konnte sie langsam gesunden und ihr Herz sich selbst, ihren zwei Kindern und dann auch einem neuen Mann gegenüber wieder öffnen. Weitere Schübe von Multipler Sklerose blieben aus.

Mit einem anderen Patienten machte ich im Laufe einer Therapie eine Familienaufstellung. Er fühlte sich hart und verschlossen und klagte unter starken psychosomatischen Verspannungen im Halswirbelsäulenbereich und Brustwirbelsäulenbereich. Er hatte oft das Gefühl, ein Ring lege sich um seine Brust. Kardiologische Untersuchungen blieben ohne organischen Befund. Er stellte in dieser Familienaufstellung seine Mutter und seinen Vater in größerer Distanz zueinander auf und musste entdeckten, dass seine Mutter weit weg in die Ferne schaute. Es zeigte sich, dass sie noch sehr mit dem Verlust und Abschied ihrer ursprünglichen Heimat und Familie beschäftigt war. Sie war im Zweiten Weltkrieg aus Schlesien vertrieben worden und hatte alles hergeben müssen: Wohlstand, finanzielle Sicherheit, Heimat und sogar ihren Vater, den sie sehr liebte und der auf der Flucht starb. Diese Erfahrungen hatten sie hart und verbittert werden lassen und sie konnte sich in ihrem neuen Leben mit Mann und Kindern nicht wirklich entspannen und neu anfangen.

Als der Patient diese Geschichte und den Schmerz seiner Mutter eindrücklich miterleben und nachvollziehen konnte, wurde es ihm sehr warm ums Herz und er spürte eine nie gekannte Liebe zu seiner durch das Schicksal so hart gewordenen Mutter. Diese Erfahrung änderte sein inneres Erleben nachhaltig und er konnte beginnen, all die Anspannungen in seinem Körper mehr und mehr loszulassen und diese Wärme sich selbst und seinen Beziehungspersonen zu schenken.

Begleitung im Alltag

Liebt einander, aber macht die Liebe nicht zur Fessel

Eine andere Ebene der Liebe beschreibt Daskalos, ein weit entwickelter Heiler aus Zypern, der vor einigen Jahren starb. Er antwortete auf die Frage, was ihn immer wieder auf die Erde zurückführe, obwohl er auf seinen feinstofflichen Reisen seinen Körper verlassen konnte: »Es ist«, sagte er verschmitzt, »die sinnliche Liebe zwischen Mann und Frau.«

Die Liebe wird in unendlich vielen Liedern, Gedichten, Opern, Komödien und Tragödien besungen, beklagt, gefeiert. Khalil Gibran hat einen wunderschönen Text dazu verfasst, den ich immer wieder gerne lese und der so vielschichtig die Freuden und Leiden der Liebe zwischen zwei Menschen zum Ausdruck bringt.

Da sagt Almitra: Sprich mir von der Liebe.
Und er hob den Kopf und sah auf die Menschen, und es
Kam eine Stille über sie. Und mit lauter Stimme sagte er:
Wenn die Liebe dir winkt, folge ihr,
Sind ihre Wege auch schwer und steil.
Und wenn ihre Flügel dich umhüllen, gib dich ihr hin,
Auch wenn das unterm Gefieder versteckte Schwert dich verwunden kann.
Und wenn sie zu dir spricht, glaube an sie,
Auch wenn ihre Stimme deine Träume zerschmettern kann
Wie der Nordwind den Garten verwüstet.
Denn so wie die Liebe dich krönt, kreuzigt sie dich.
So wie sie dich wachsen lässt, beschneidet sie dich.
So wie sie emporsteigt zu deinen Höhen und die zartesten Zweige liebkost,
Die in der Sonne zittern,
Steigt sie hinab zu deinen Wurzeln und erschüttert sie in ihrer Erdgebundenheit.
Wie Korngaben sammelt sie dich um sich.
Sie drischt dich, um dich nackt zu machen.
Sie siebt dich, um dich von deiner Spreu zu befreien.
Sie mahlt dich, bis du weiß bist.
Sie knetet dich, bis du geschmeidig bist.
Und dann weiht sie dich ihrem heiligen Feuer,
Damit du heiliges Brot wirst für Gottes Mahl.
All dies wird die Liebe mit dir machen,
Damit du die Geheimnisse deines Herzens kennen lernst
Und in diesem Wissen ein Teil vom Herzen des Lebens wirst.

Khalil Gibran, Der Prophet

Wenn wir über die Lebensmitte hinausgegangen sind, wird die Liebe, die Freiheit gewährt und Raum lässt, immer wichtiger. Liebe heißt, um das Verstehen ringen, tiefer sehen, lassen können und doch ganz da sein, ohne Resignation oder Selbstaufgabe. Häufig haben sich in diesem Alter in Beziehungen Verletzungen oder Kränkungen, die man sich gegenseitig zugefügt hat, angesammelt. So muss die Kraft der Klärung, Vergebung und Versöhnung immer wieder Einzug halten, ja, erbittet werden.

Wie sehr uns die Liebe knetet, geschmeidig macht, erhöht und erniedrigt, können wir im Laufe unseres Lebens vielleicht nur langsam begreifen und akzeptieren. Wie schwierig sich jedoch die Partnerschaftsbeziehungen in unserer Zeit gestalten, zeigt die hohe Scheidungsziffer, wonach jede dritte Ehe geschieden wird. In manchen Fällen ist tatsächlich die Trennung der einzige Ausweg für alle Beteiligten. Ob Trennung oder nicht, in jedem Falle bedeutet der Klärungsprozess, dann, wenn er nicht in allen Winkeln der Seele genau durchforstet ist, unendlich viel Leid zwischen den Beziehungspartnern, aber auch für die heranwachsenden Kinder. Für sie wird häufig das Leid der zerrissenen Liebe oder nur an Bedingungen gebundenen Liebe unbewusst weitergegeben und erzeugt dann auch in der nächsten Generation einen weiteren Kreislauf schmerzlicher Beziehungen.

Die Psychotherapie, aber auch die Geistesschulung durch Meditation und andere östliche Übungswege wollen eine Heilung möglicher alter Verletzungen und Wunden im Bereich des Herzchakras ermöglichen und es stärken.

Die Liebe zwischen zwei Menschen hat immer wieder große Aufgaben zu meistern. Entweder ist eine zunehmende Entfremdung in der Beziehung entstanden und es geht darum, diese wieder aufzulösen und die Partnerschaft durch Nähe und Lebendigkeit zu erfrischen (siehe auch die Übungen zum zweiten Chakra, Seite 86 ff.). Die andere Verstrickung, die sehr häufig in schwierigen Partnerschaften auftritt, ist die symbiotische Beziehung, die durch zu viel Nähe und verschwommene Ich-Grenzen gekennzeichnet ist. Die Partner kämpfen darum, dass genügend Abstand und Freiraum zwischen ihnen vorhanden ist, und fürchten sich aber meist gleichzeitig davor, für sich allein zu stehen und zu handeln. Hans Jellouschek macht in seinen Partnerschaftsbüchern auf einige dieser grundlegenden Konflikte aufmerksam. So nennt er verschiedene polare Konfliktfelder, in denen in einer Beziehung immer wieder Konflikte und Auseinandersetzungen entstehen können:

- Bindung und Autonomie
- Dominanz und Unterwerfung
- Nähe und Distanz
- Pflicht und Lust
- Erregung und Sicherheit
- Geben und Nehmen

Jedes Paar hat spezielle Bereiche und Themen, in welchen sich ganz besonders Konfliktstoff entzünden kann. Wichtig ist dabei, die Polarisierung aufzulösen, die häufig zu großen Spannungen führt: Es kann beispielsweise sein, dass ein Partner immer nach Freiheit strebt und der andere immer Anklammerung und Nähe sucht, oder eine Partnerin sieht immer den Pflichtaspekt im Leben und übernimmt die Verantwortung für alles und der andere Partner stellt den Lustaspekt und die Betonung auf die eigenen Dinge in den Vordergrund. So wird es um tieferes Verstehen und neugieriges Ausprobieren neuer Beziehungsstrukturen gehen. Die Entwicklung der Qualitäten des geöffneten Herzchakras, liebendes Verstehen für sich selbst und den anderen stehen dann wieder im Vordergrund.

Auf das Konfliktfeld Nähe–Distanz bezieht sich Khalil Gibran in seinem Gedicht zur Partnerschaft und Ehe:

Dann sprach Almitra abermals und sagte: Und was ist mit der Ehe, Meister?
Und er antwortete und sprach:
Ihr wurdet zusammen geboren und ihr werdet auf immer zusammen sein.
Ihr werdet zusammen sein, wenn die weißen Flügel des Todes eure Tage scheiden.
Ja, ihr werdet selbst im stummen Gedenken Gottes zusammen sein.
Aber lasst Raum zwischen euch. Und lasst die Winde des Himmels zwischen euch tanzen.
Liebt einander, aber macht die Liebe nicht zur Fessel: Lasst sie eher ein wogendes Meer zwischen den Ufern eurer Seelen sein. Füllt einander den Becher, aber trinkt nicht aus einem Becher. Gebt einander von eurem Brot, aber esst nicht vom selben Laib. Singt und tanzt zusammen und seid fröhlich, aber lasst jeden von euch allein sein, so wie die Saiten einer Laute allein sind und doch von derselben Musik erzittern. Gebt eure Herzen aber nicht in des anderen Obhut. Denn nur die Hand des Lebens kann eure Herzen umfassen. Und steht zusammen, doch nicht zu nah: Denn die Säulen des Tempels stehen für sich, und die Eiche und die Zypresse wachsen nicht im Schatten der anderen.

Khalil Gibran, Der Prophet

In der Paarbeziehung geschieht die Auflösung aus der Symbiose und Abhängigkeit manchmal durch eine plötzlich auftauchende, neue Beziehung oder eine neue Wertigkeit in einem anderen Lebensbereich, wodurch auf der Opferseite große Eifersucht entstehen kann. Die Zurückweisung und Eifersucht wirft dich auf den eigentlichen Ort der Liebe, die göttliche Selbstliebe in dir. Wir erfahren dann die Zurückweisung der Liebe als Projektion des inneren Kindes, das sich in ähnlicher Weise in früheren Begebenheiten als ungeliebt und zurückgewiesen gefühlt hat.

Der Weg des Herzens geht auch dann über das liebevolle und verständnisvolle Ja zu sich selbst und damit auch eine mögliche Bejahung des Schmerzes und des Verlustes.

Der eigentliche Verlust, so beschreibt Peter Schellenbaum dieses Geschehen, besteht jedoch meistens nicht darin, dass wir uns in einer konkreten Beziehung zurückgewiesen oder allein gelassen fühlen, sondern, dass wir uns selbst verlassen. In dieser Selbstverlassenheit findet eine Absonderung von unserem ursprünglichen göttlichen Wesen statt (Peter Schellenbaum, *Die Wunde der Ungeliebten*). Wenn wir dies begreifen, beginnt sich auch etwas Neues in uns zu formen, womit wir wieder in Verbindung treten können zum innersten Kern aller Dinge und damit die göttliche Gegenwart in unserem Leben wieder erfahren können.

Übungen

Fragen zur Selbsterkennung

- Kann ich mich selbst mögen, lieben, mich o.k. finden, so wie ich bin? Was mag ich nicht an mir? Diese Ablehnung, hat sie vielleicht mit einem Liebesmangel zu tun, den ich schon als Kind erlebt habe?
- Wie gelingt es mir, den inneren Kritiker zu beruhigen?
- Kann ich Liebe, Wohlwollen, Zuwendung oder ein Geschenk annehmen, ohne mich gleich verpflichtet zu fühlen?
- Kann ich Wohlwollen, Mitgefühl und Liebe weitergeben, auch wenn ich nichts dafür zurückbekomme?
- Erlaube ich es mir immer öfter, mich selbst und die Welt ohne Bewertungen einfach nur wahrzunehmen, ohne alles in gut oder schlecht einzuordnen?
- Hat mein Tun ein »Herz«?

Herzchakra-Meditation

Begebe dich in die Rückenlage und lasse es still werden. Lege dir eine sanfte Musik auf, die dich in die Entspannung hineinführt.

■ *Beginne dann ganz tief in dich hineinzuspüren, sei dir bewusst, dass du ein geistiges Wesen bist, das sich hier in deinem Körper entwickelt, und dass dein Körper sich jetzt für diese Zeit entspannen kann, um auf diese Weise deinen geistigen Kräften mehr Raum zu geben. Spüre die innere Bereitschaft deiner Seele, sich auf diese Erfahrung einzulassen. Spüre mit deinem Atem in deinen Brustraum, in die Mitte des Herzchakras und lass dort ein sanftes Kreisen entstehen. – Lass dieses Kreisen wie sanfte, wärmende Ströme sich über deinen ganzen Körper ausbreiten und lass mit diesem Kreisen ein Gefühl von Freude und Dankbarkeit in deinem Herzen entstehen, von Dankbarkeit für dein Leben, jetzt hier da zu sein und überhaupt auf der Erde zu sein. –*
Gehe zurück mit deiner Vorstellungskraft bis an den Anfang deines irdischen Lebens und fühle mit Dankbarkeit zu deinem Vater und zu deiner Mutter, durch die du zur Welt kamst und Liebe erfahren hast, egal wie viel, ja egal in welcher verstrickten Weise, lass diese Dankbarkeit jetzt in dir entstehen – und spüre weiter mit offenem Herzen zu den Menschen, die dir Begleiter waren auf dem Weg zum Erwachsenwerden, vielleicht Geschwister oder Verwandte oder Lehrer oder dir nahe Freunde und Menschen, die dich auf deinem Weg begleitet haben – lass ihnen gegenüber ein dankbares Gefühl entstehen. – Und auch die Menschen, mit denen du jetzt in Beziehung stehst.
Sei dankbar für alles Schöne und vielleicht auch für manches Schwere, das dir ermöglicht hat, in der Liebe zu wachsen – auch da, wo dein Sehnen unerfüllt geblieben ist – fühle dich verstanden in dieser Sehnsucht nach Liebe, erlaube dir dies jetzt in diesem Moment. Lass dich tief berühren von dieser Sehnsucht, und vielleicht kannst du spüren, dass sich diese Sehnsucht nach Liebe erfüllt, dass du Liebe einfach bekommst.
Dann erlaube dir im Herzen die Wandlung hin zur Fähigkeit, Liebe zu geben, zu strömen und dort zu vergeben oder zu verzeihen, wo du Leid erfahren hast. – Also dich selbst auszusöhnen mit Menschen oder Schicksalswegen, die Leid oder Schmerz in dir hervorgerufen haben. Vergeben – und verzeihen – jetzt. – Und nochmals spüre dein Herz, lass eine rosa Blüte mit grünem Lichtkranz aus deinem Herzen entstehen und lass mit dieser Blüte einen Duft, eine Liebe verströmen zu dir selbst, den Menschen hier, die in deiner Nähe sind, und zu allen Menschen und Geschöpfen in der Welt. Fühle den Frieden und die Harmonie tief im Inneren, frei und voll Liebe, ein tiefes Ja, Ja, Ja zum Leben. ■

Nadabrahma

Nadabrahma ist eine Osho-Meditation, die ebenfalls die Herzensqualitäten in einer Gruppe stärken und öffnen kann. Die Begegnung, die schweigend geschieht, mit dem Öffnen der Arme, um Liebe zu geben, mit dem Schließen der Arme als symbolische Geste des Liebeaufnehmens. Durch den Kontakt mit den Augen, dem Atem und dem Schweigen kann ein tieferes Berührtsein entstehen, das weiter reicht, als nur die oberflächliche Erscheinung dieses Menschen zu sehen. Es wird ein Blick durch das Fenster der Seele möglich, hinein in einen intensiven Begegnungsraum.

Man kann diese Übung auch als Partnerübung zu Hause zu zweit tun im stillen Gewahrsein des sich Gegenübersitzens, um sich ebenfalls schweigend mit den Augen und dem Atem und der Herzensenergie zu verbinden. Diese »Augenmeditation« kann einige Minuten andauern – möglichst ohne zu blinzeln, die Augen also weich und entspannt, ohne zu fokussieren, ohne mit den Gedanken zu interpretieren, zu deuten oder zu bewerten. Es kann eine tief greifende Erfahrung in den weiten, unbegrenzten Raum des Bewusstseins werden.

Der intuitive Dialog (Tonglen-Meditation)

Eine weitere Form praktizierten Mitgefühls, um zunächst die Achtung und das eigene Selbstwertgefühl zu stärken, kann in einem Dialog mit dir selbst entstehen. Im Buddhismus wird diese Meditation zunächst auf sich selbst bezogen und dann erst auf die Mitmenschen und alle Wesen (Tonglen).

Lege zwei Kissen auf den Boden oder stelle zwei Stühle gegenüber. Auf das eine Kissen setzt du den Teil von dir, der im Moment leidet, unzufrieden oder schlecht gestimmt ist, und drückst alles, was aus dir herauswill, sprachlich aus, auch durch Weinen, Brummeln, Schreien, Jammern, Klagen, Wütendsein – alles ist erlaubt. Auf das andere Kissen setzt du die Instanz in dir, die deinem tiefsten Wesen entspricht, die erwachsene Seite, die voller Mitgefühl und liebendem Verstehen ist. Und auch diese Instanz lässt du sprechen. Du gehst dann einige Male von einem zum anderen Kissen und lässt jeweils den einen und den anderen Teil sprechen, sodass ein wirklicher Dialog entsteht. Beende diesen Dialog auf der »erwachsenen« Seite, und vielleicht ist es gut, den kummervollen Teil in Liebe zu umarmen.

Oft sind es Gefühle aus der Vergangenheit, Gefühle eines verletzten und ungeliebten Kindes, die nun zum Ausdruck kommen, und du kannst sie in der Weise annehmen und zulassen, wie das vielleicht damals deine Eltern nicht konnten.

Wenn diese Übung praktiziert wird, entsteht mit der Zeit Selbstachtung und tief gegründetes Selbstvertrauen. Es entsteht eine Liebe zu dir selbst, die nicht mehr nur abhängig ist, von außen anerkannt zu werden, sondern auf einem wachsenden Urvertrauen in das Leben selbst begründet ist.

Liebe- und Güte-Meditation, Metta-Bhavana

Diese Meditation aus dem Buddhismus und aus der tantrischen Lehre wird in vielen Meditationszentren zum Teil sogar jeden Tag geübt, um die Herzensenergie der Meditierenden zu öffnen und zu stärken.

■ *Setze dich in deinen Meditationssitz und stelle dich auf deinen Atem und das innere Stillwerden ein. – Spüre in dein Herz und lasse dort eine Lotusblüte erstrahlen. – Lass aus dieser Blüte Wohlwollen, Zuneigung und Liebe entstehen. – Lass zunächst dieses Wohlwollen dir selbst zukommen. Sieh auch deine Mängel und Schwierigkeiten. Lass alles in dir erfüllt und umhüllt sein mit diesem Wohlwollen, dieser Liebe. – Löse dich dann aus dieser Vorstellung mit dir selbst, kehre zurück zur Lotusblüte. Stelle dir nun einen guten Freund oder eine Freundin vor, einen dir lieben Menschen. Schenke auch ihm aus deiner Herzensmitte Wohlwollen, Zuneigung und Liebe. Wisse um seine Mängel und Schwierigkeiten. Lass ihn ganz und gar erfüllt und umhüllt sein mit deiner Liebe und deinem Mitgefühl. –*
Löse dich wieder aus dieser Erfahrung und stelle dir einen für dich neutralen Menschen vor, beispielsweise deinen Nachbarn oder den Verkäufer im Supermarkt. Lass wieder die Strahlen aus der Lotusblüte sich ausdehnen zu diesem Menschen und ihn mit Wohlwollen, Zuneigung und Liebe einhüllen. – Wisse um seine Mängel und Schwierigkeiten. Lass ihn ganz und gar erfüllt und umhüllt sein mit deiner Liebe und deinem Mitgefühl. –
Löse dich wieder aus dieser Erfahrung und stelle dir nun einen Menschen vor, mit dem du im Streit liegst oder dem gegenüber du sogar feindliche, abwertende Gefühle hegst. Lass aus deinem Herzen Wohlwollen, Zuneigung und Mitgefühl für diesen Menschen entstehen. Mache dir auch seine Mängel und Schwierigkeiten bewusst. Lass ihn erfüllt und umhüllt sein mit deiner Liebe und deinem Mitgefühl. –
Löse dich aus dieser Erfahrung und stelle dir nun alle vier, also dich selbst, den dir lieben Menschen, den neutralen und den dir feindlichen Menschen in einem Kreis zusammensitzend vor, und lasse allen in gleicher Weise deine Liebe und Mitgefühl zukommen. Verweile eine Zeit lang in dieser Erfahrung.

Löse dich dann wieder von ihr, kehre zurück in die Stille und verweile, solange du möchtest. ■

Meditation

■ *Wer gegen alle Wesen ohne Hass,
freundschaftlich gesinnt und mitleidsvoll ist,
frei von Selbstsucht und Ichbewusstsein,
gleichmütig in Lust und Leid,
geduldig, zufrieden, immer hingegeben,
bezähmten Selbstes und festen Entschlusses,
auf mich gerichtet mit Sinn und Geist,
und mir ergeben –
der ist mein Freund.*

*Von dem die Menschen nicht beunruhigt werden,
und wer von Menschen nicht beunruhigt wird
wer frei von den Beunruhigungen,
der Freude, des Verdrusses und der Furcht ist –
der ist mein Freund.*

*Wer ohne die Welt zu beachten
rein, tüchtig, gleichgültig, frei von Erregung,
auf alle Zwecke verzichtend sich mir hingibt,
der ist mein Freund.*

*Wer sich nicht freut und nicht hasst,
nicht trauert und nicht begehrt,
und verzichtend auf Angenehmes und Unangenehmes
voll Hingabe ist –
der ist mein Freund.* ■

Bhagavadgita

Eine weitere Meditation finden Sie mit einem Foto auf Seite 143.

Yoga-Asanas zum Herzchakra

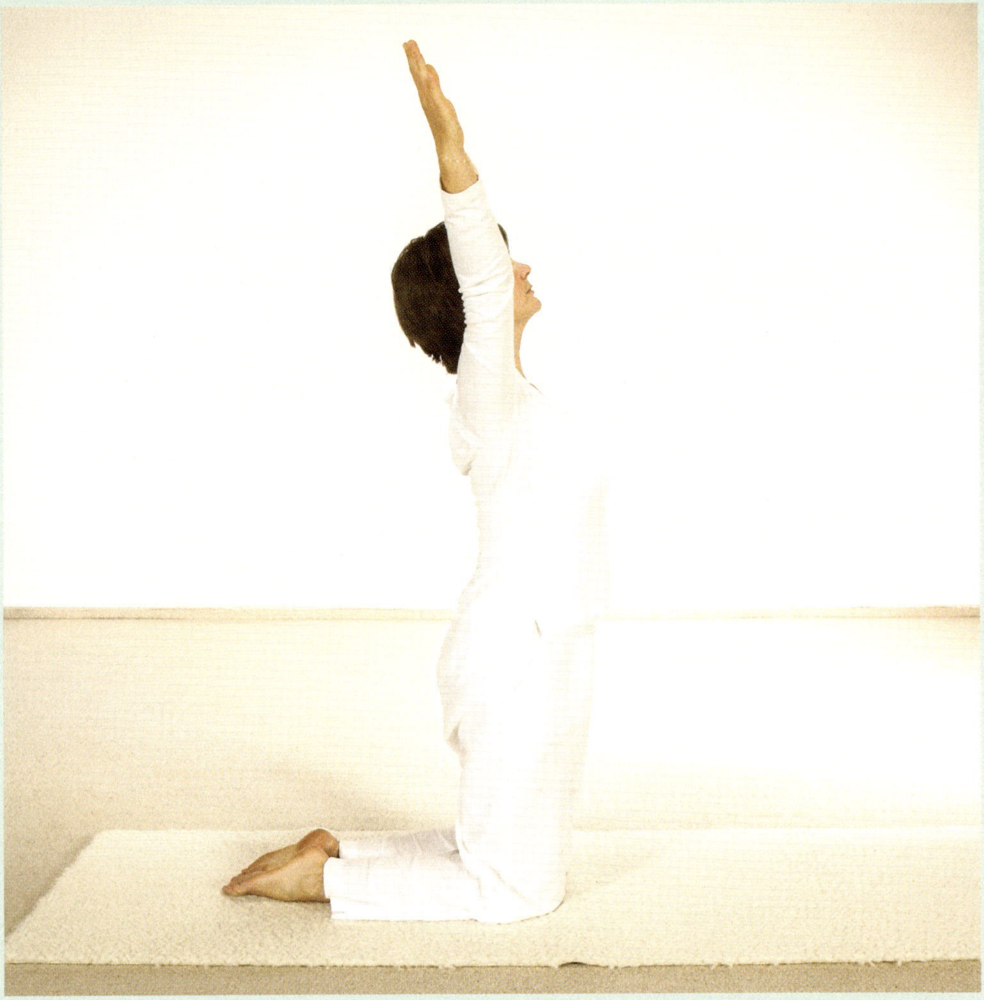

Die Blume
Von der Yoga-Mudra ausgehen (siehe nächste Seite oben). Im Einatmen Arme, Kopf, Oberkörper anheben, zum Schluss auch Becken von den Fersen lösen, leichte Rückbeuge, Beckenboden kontrahieren. Im Ausatmen langsam zurückgehen, zum Schluss Kopf und Arme wieder ablegen. Mehrmals wiederholen.

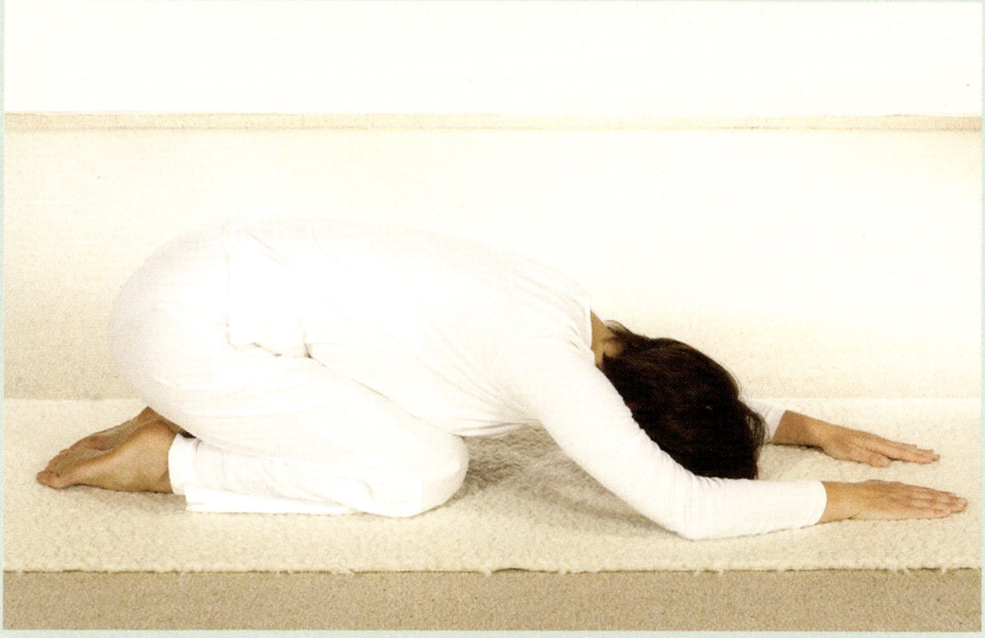

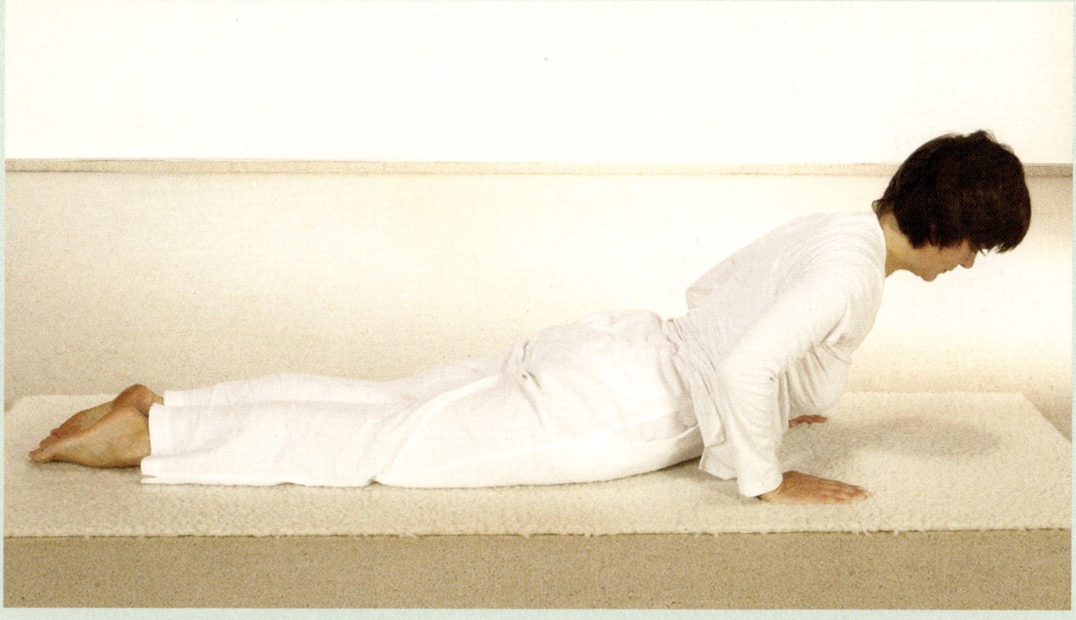

Die Kobra
Von der Yoga-Mudra ausgehen. Gewicht nach vorne schieben, Hände auf Brusthöhe absetzen, Schambein an den Boden drücken, Beckenboden kontrahieren. Aus der Kraft des unteren Rückens den Oberkörper aufrichten, ins Herzchakra atmen. Ausruhen in Yoga-Mudra.

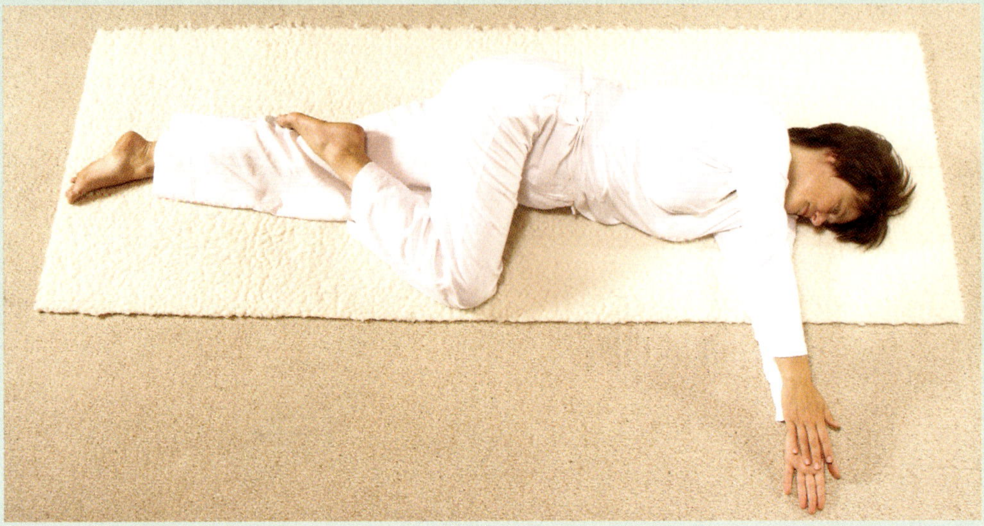

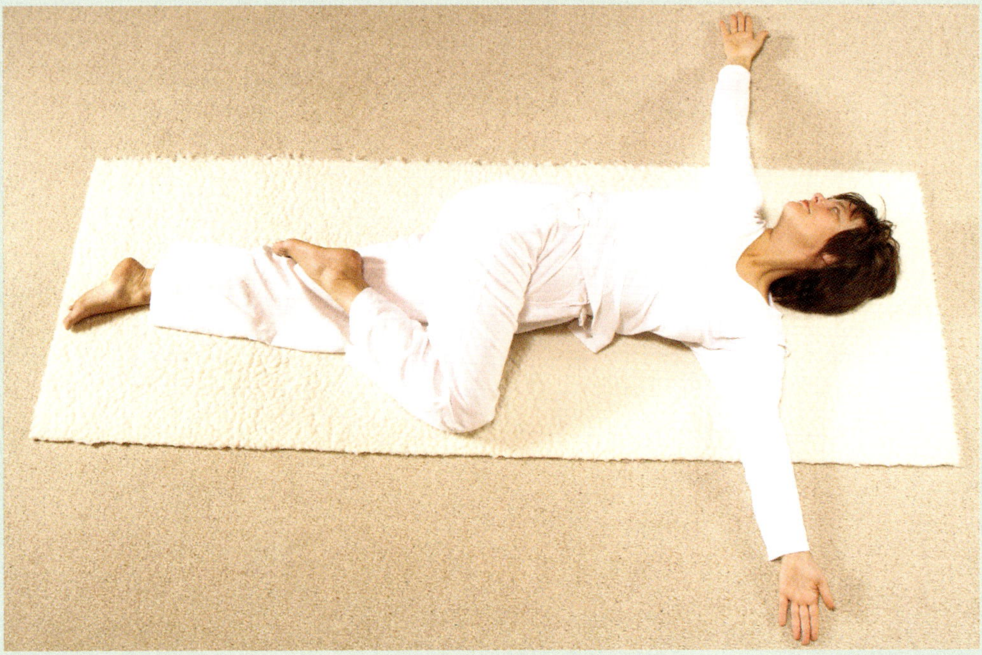

Das Krokodil
Seitenlage links, das obere rechte Bein beugen, den Fuß im linken Knie verhaken, das rechte Knie möglichst am Boden lassen, während der rechte Arm sich über den Luftraum nach rechts bewegt. Den Kopf mit nach rechts drehen, die spiralige Drehung in der ganzen Wirbelsäule zulassen, im rechten Arm mehr und mehr nachgeben, zum Boden sinken lassen. Dehnung des rechten, großen Brustmuskels zulassen. Einige Atemzüge verweilen, zurückdrehen und in der Mitte die Beine an Oberkörper heranziehen, bevor die andere Seite geübt wird.

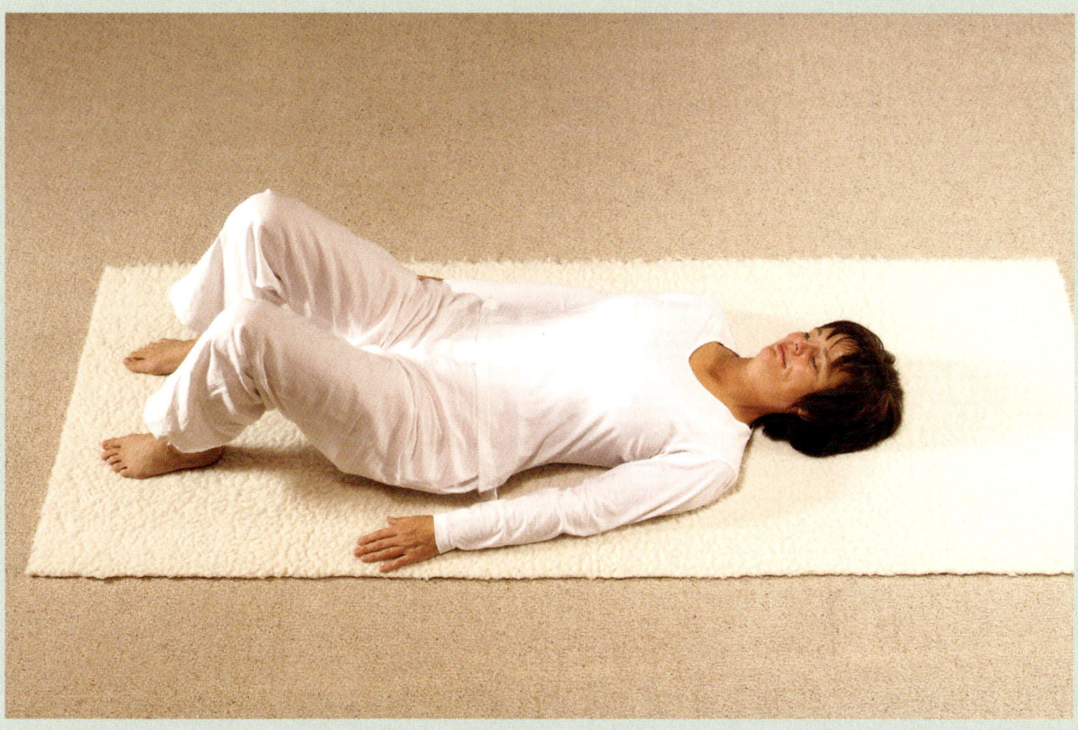

Am Ende des Krokodils Ruhehaltung mit aufgestellten Beinen, Arme seitlich abgelegt, ruhig ein- und ausatmen, der Wirkung des Krokodils nachspüren. Weite im Herzraum, entspannte Wirbelsäule.

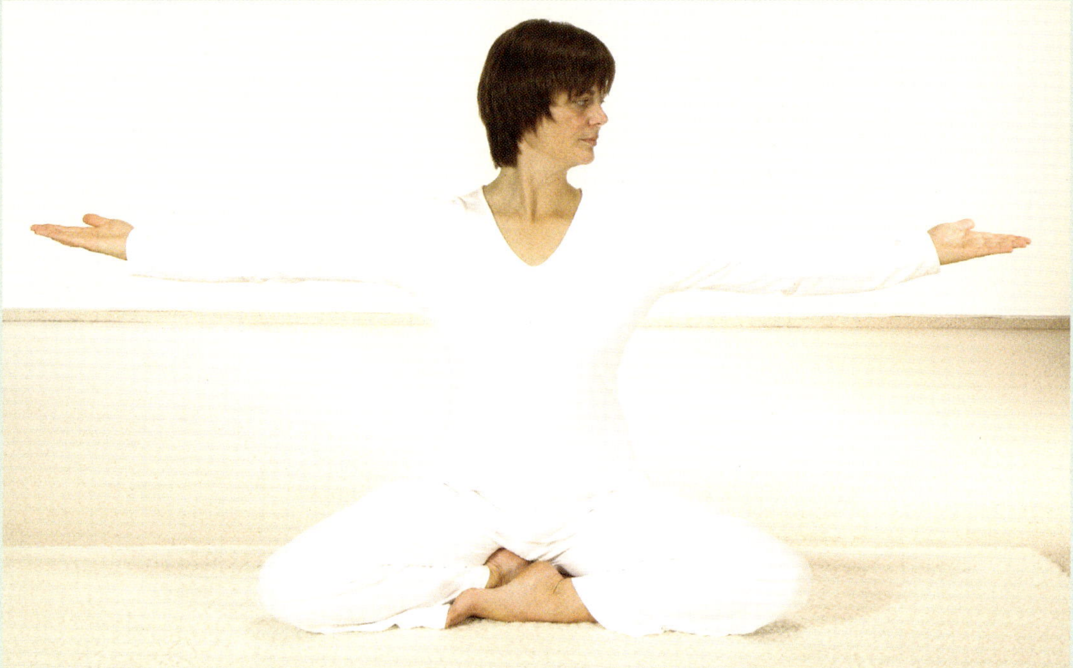

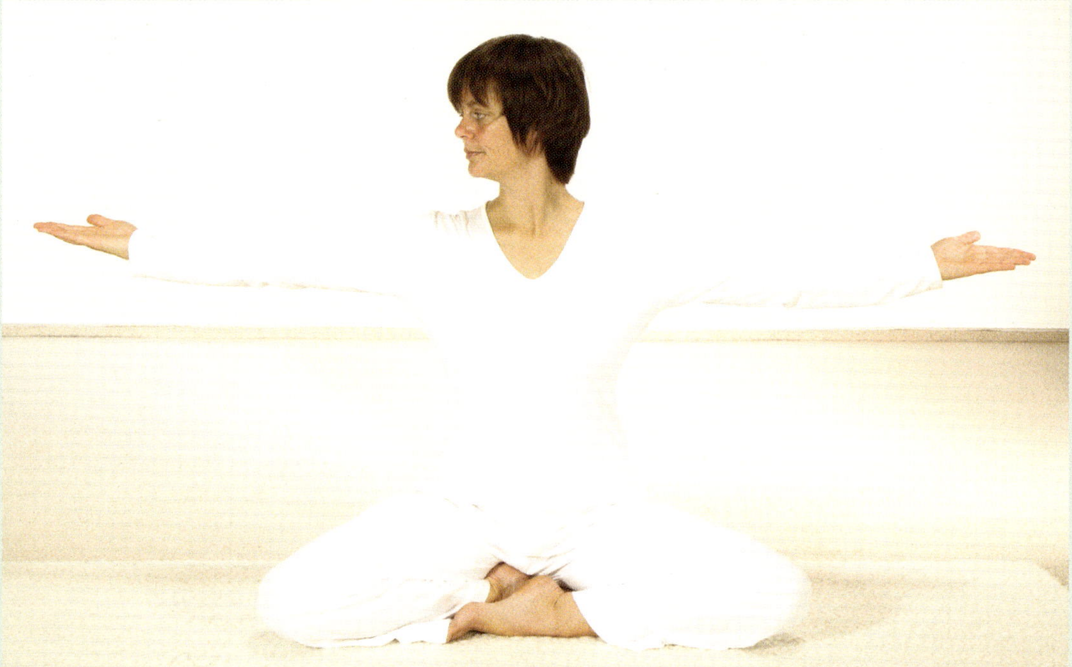

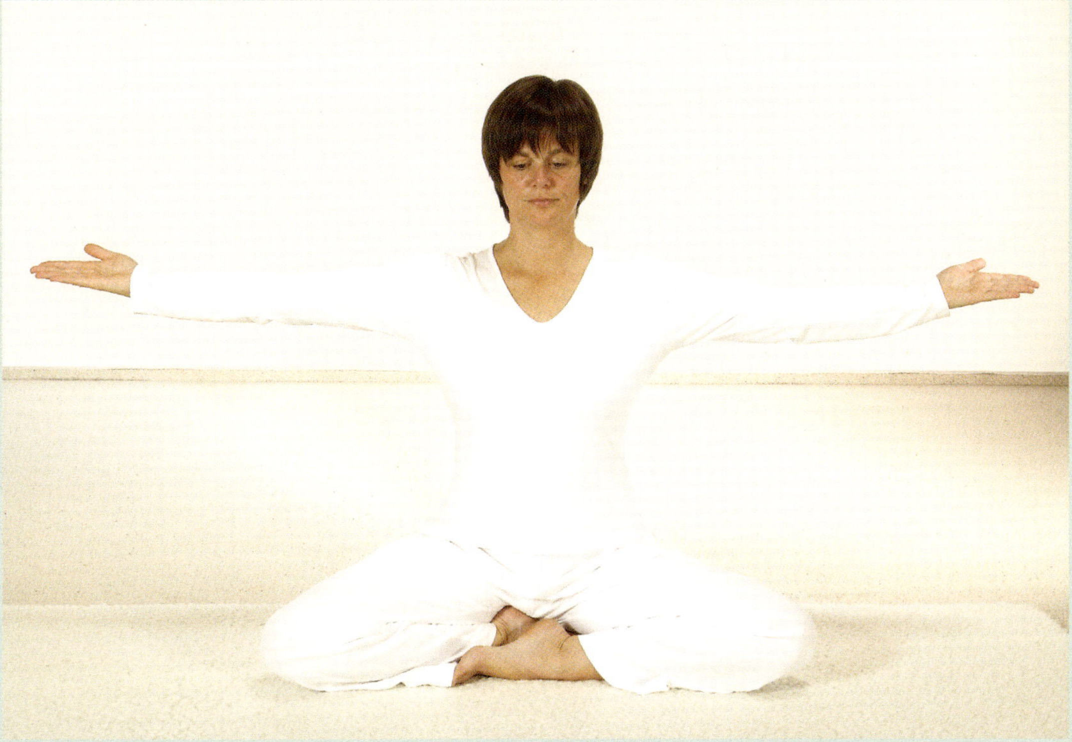

Herzöffnungsübung
Im Meditationssitz ankommen. Die Arme in die Waagerechte heben mit den Handflächen nach oben, im Ausatmen den Kopf nach links drehen, im Einatmen den Kopf zur Mitte zurückdrehen, im Ausatmen den Kopf zur anderen Seite drehen usw. Die Schultern möglichst entspannt lassen, dabei eine goldene Lichtkugel visualisieren, die sich im Einatmen im Herzraum sammelt, im Ausatmen über die Schulter, den Arm in die jeweilige Hand hineinrollt, im Einatmen zur Mitte zurückrollt, im nächsten Ausatmen in den linken Arm rollt usw. Am Ende sehr langsam die Arme und Hände in den Schoß legen, die goldene Lichtkugel im Herzchakra verschmelzen lassen, den Atem dort zentrieren.

Der Yogi erkennt sich selbst
im Herzen aller Wesen
und alle Wesen in seinem Herzen.

Bhagavadgita

FÜNFTES CHAKRA
Kehlchakra
Vishuddha

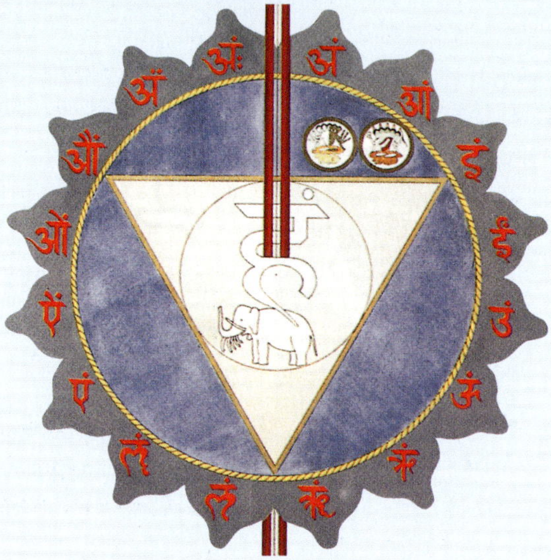

1. **Körperlicher Bereich:** der Hals, die Kehle, der Nacken, der Mund und Kieferbereich, die Stimme, die Ohren
2. **Farbe:** Hellblau
3. **Grobstoffliches Element:** Äther
4. **Sinnesorgan:** Ohren, das Hören
5. **Feinstoffliches Element:** das Hörbewusstsein
6. **Tatorgan:** das Sprechen
7. **Drüse:** Schilddrüse
8. **Bija-Mantra:** HAM
9. **Tier:** Der weiße Elefant
10. **Gottheit:** Sadashiva, der ewig Gütige, der androgyn erscheint, also halb männlich und halb weiblich
11. **Symbol:** Ein nach unten gerichtetes Dreieck, ausgefüllt mit einem Kreis, außen 16 Lotusblätter
12. **Psychische Qualität:** Der ehrliche Ausdruck, Kommunikation Innen und Außen, Kreativität, Inspiration
13. **Affirmation:** »Ich teile mich aufrichtig mit.«

Symbolische Kraft

In stiller Wachheit nach innen lauschen

Der Sanskritname spricht von der Kraft der »Reinigung«. Was soll gereinigt werden? Es ist die Fähigkeit, das Wesentliche vom Unwesentlichen trennen zu können, das Wahre vom Unwahren, das Vergängliche vom Unsterblichen.

Das fünfte Chakra ist dem Kehlbereich zugeordnet mit der Farbe hellblau, so wie die Weite des blauen Himmels an einem lichten Sommertag, ohne Wolken, unbegrenzt. Das Symbol ist der volle Mond im nach unten gerichteten Dreieck, im Lotus, bestehend aus 16 Blütenblättern. Das fünfte Element im indischen Denken ist der Äther bzw. Akasha, der Raum. Die heutige Physik sagt: Der Weltraum ist unendlich und hat doch Grenzen. Dies kann der Verstand kaum begreifen. In der indischen Tradition wird dieser Raum Akasha genannt, in dem unendlich viele Informationen feinstofflich transportiert werden. Der Äther ist das feinstofflichste Element, aus dem sich die grobstofflichen Elemente in der tantrischen Lehre in der Reihenfolge Luft, Feuer, Wasser und Erde heraus verdichten. Das Krafttier ist der schneeweiße Elefant. Im Vergleich zum Elefanten des Wurzelchakras fehlt hier das rote Halsband, was auf die Reinheit des in die Meditation eingetretenen Suchenden hinweist. Der Elefant ist umgeben von der vollmondgleichen, weißen Ätherregion, was ebenfalls auf die reinigende Kraft dieses Chakras hinweist. Der Meditierende erkennt, dass seine individuelle Seele Atman und die große Weltenseele Brahman eins sind.

Das Element Äther will sich im fünften Chakra auf der Erfahrungsebene öffnen. Dort, im Halsbereich, wo wir eigentlich die engste Stelle unseres Körpers fühlen, will sich die Weite der inneren Freiheit, die Weite des unendlichen Raumes ausdehnen. Wenn wir uns dieser inneren Freiheit stellen, erleben wir oftmals Konflikte mit den Normen der äußeren Welt. In einem höher entwickelten Bewusstseinszustand geht es aber *gerade* um die Entwicklung der inneren Gewissens-Instanz, die sich nicht mehr an den äußeren, gesellschaftlichen Normen messen muss. Von großen Heiligen oder etwa auch von Menschen in der Zeit der Inquisition wissen wir von diesen existenziellen seelischen Konflikten, in denen sich der Einzelne letztlich nur noch an die innere Stimme, also an Gottes Wort anlehnen kann. Jeder Einzelne erfährt in Lebenskrisen dieses »Ganz-auf-sich-geworfen-Sein«. Hier rückt das Sinnesorgan Ohr ins Zentrum. Wir hören eben nicht nur nach *außen*, sondern auch nach *innen*.

Zum Kehlchakra gehört natürlich auch unsere Stimme. Das Sprechen als stärkstes Ausdrucksmittel verbindet unsere innere Welt mit dem Außen. Alles, was sich in der inneren Welt bewegt, Träume, Eingebungen und Visionen verdienen die gleiche Achtsamkeit wie äußere Ereignisse oder Umstände. Es ist nicht leicht, dieses Gleichgewicht zwischen innen und außen herzustellen, sich nicht nur von den äußeren Anforderungen und Rhythmen einer uns vorgegebenen Welt treiben zu lassen.

Dem Kehlchakra ist die Schilddrüse zugeordnet. Die Schilddrüse reguliert den Stoffwechsel wie Blutdruck, Verdauung, Temperaturhaushalt vergleichbar mit einer inneren Uhr. Wenn wir nur nach der äußeren Uhr leben, getrieben von Terminen und äußerem Druck, wehrt sich unser inneres Regulativ. Stress entsteht, und die inneren Organrhythmen können nicht mehr in ihrer je eigenen Weise arbeiten. Was dann Not tut ist, nach innen zu hören, innezuhalten, sich selbst Zeit zu geben, sich von den äußeren Reizüberflutungen zurückzuziehen (pratyahara) und ein Gleichgewicht zwischen außen und innen herzustellen.

Es bedarf stiller Wachheit, um nach innen zu lauschen und dort die inneren Botschaften, Hinweise oder ganzheitlich gefühlten Weisungen zu erkennen und ihnen den rechten Platz einzuräumen. Hierzu ein kleines Gedicht von Johann Wolfgang von Goethe:

Müsset in Natur betrachten
immer eins wie alles achten.
Nichts ist drinnen, nichts ist draußen,
denn was innen ist, ist außen.
So ergreifet ohne Säumnis
heilig öffentlich Geheimnis.
Freuet euch des wahren Scheins,
auch des ernsten Spieles
kein Lebendiger ist Eins,
immer ist's ein Vieles.

»Am Anfang war das Wort, und das Wort war bei Gott, und das Wort war Gott« (wobei »logos« umfassender auch als »Sinn« übersetzt werden kann). So beginnt der Prolog des Johannes-Evangeliums. Das erste und stärkste Wort, das uns geprägt hat, war unser eigener Name. Das erste Wort, das wir ausdrücken konnten, war: »Mama.« Das Verstehen, das Begreifen der Wirklichkeit geht über die Sprache. Sich gemeinsam verständigen über die Wirklichkeit geht über Begriffe, Definitionen und Sprache. Und doch ist die Sprache zwischen den Menschen nur ein Hilfsmittel zur Verständigung. Die tiefste Wirklichkeit ist wiederum grenzenlos und sprachlich nicht zu vermitteln.

So ist ein Aspekt dieses Chakras die Fähigkeit, die Kommunikation mit unserem tieferen Grund aufzunehmen. Es ist oft unausweichlich wichtig, mit unserem Inneren erst einmal in Kontakt zu treten. In der Stille oder dem Abstand von äußeren Anforderungen können wir den Dingen auf den Grund gehen. So wie es im Yoga heißt: Der Yogi sieht über die drei Zeitperioden, Vergangenes, Gegenwärtiges und Zukünftiges und erkennt darin Atman, also das göttliche Selbst, was in allen Zeiten und allen Räumen gleich ist. Der volle Mond im Dreieck, also die Gestalt des Vollkommenen als Kreis deutet auf dieses allumfassende Bewusstsein hin, das sich in diesem Chakra zeigen möchte. Diese innere Welt birgt jedoch für uns, die wir uns auf dem »Heils-Weg« befinden, auch deutliche Gefahren, nämlich dann, wenn wir uns dieser inneren Welt vollkommen ausliefern und den Bezug zur Realität verlieren. Es bedarf einer weisen, länger dauernden, innerlichen Prüfung, welche Botschaften aus dem Inneren wirklich umzusetzen sind und welche uns womöglich auf Irrwege führen. Das Umgehen mit der inneren Stimme bedarf also sehr großer Weisheit und Geduld, um den rechten Weg auch im Äußeren einzuschlagen. Es bedarf der unterscheidenden Erkenntnis, was das Wesentliche und das Unwesentliche ist, was aus dem verletzten, hungrigen, inneren Kind oder dem aufgewachten, klaren Erwachsenen kommt und was nach längerem Innehalten vor dieser inneren Leinwand von Ruhe als Klarheit auftaucht.

Psychologischer Zugang

Alte Verstrickungen auflösen

Ein Patient schilderte aus seiner Lebensgeschichte, dass er zu einer bestimmten Zeit einen Traum hatte mit folgender Botschaft: »Überquere das große Wasser und finde dort deinen Meister.« Er wusste damals noch zu wenig vom Ausbalancieren von innen und außen und nahm diese Botschaft wörtlich. Er hatte damals von Bhagwan (Osho) gehört und meinte nun, er müsse nach Amerika fahren und dort seinen Meister finden. Er tat dies auch. Nach vielen Jahren äußerer Reisen begriff er allmählich, dass mit dem Ozean der im Inneren gemeint war und dass er erst mit dieser Erkenntnis seinen inneren Meister finden konnte.

Auch in der Tiefenpsychologie und Psychoanalyse begegnen wir dem Prinzip der »Abstinenz«. Auch hier bedeutet es, dass der Klient (Patient) sich während der Therapie größerer, äußerer Veränderungen enthalten solle (z.B. Scheidung, Berufswechsel, Umzug). Es soll genügend Raum entstehen, um die verschlungenen Pfade der Seele aufzuzeigen und im Inneren tiefer angelegte Konflikte und alte Prägungen zu verstehen und so eigene Verstrickungen auch im Inneren aufzulösen. Dieser Rückzug vom Außen kann manchmal nur für drei bewusste Atemzüge sein, manchmal eine Stunde der Stille und Meditation und manchmal auch ein Rückzug für eine längere Zeit in einem Meditationskurs oder in einem Kloster auf Zeit beinhalten. Gerade in krisenhaften Zeiten bedarf es einer therapeutischen Begleitung oder eines spirituellen Lehrers (Lehrerin), um dieses Gleichgewicht zwischen innen und außen zu erspüren und herstellen zu können.

Ein weiterer Aspekt des fünften Chakras neben der Kommunikation mit unserem Inneren ist die Kommunikation mit der Welt und dabei insbesondere der ehrliche Austausch von Mensch zu Mensch. Wie wertvoll ist es, einen ehrlichen Dialog mit einem Menschen zu führen? Wir sind oft in einer Begegnung geneigt, von uns selbst abzulenken, über Belangloses zu sprechen oder auch über Menschen, die nicht anwesend sind. Der ehrliche Dialog als Begegnung zwischen zwei Menschen wurde von Carl Rogers, dem Begründer der humanistischen Psychotherapie genauestens erforscht und er entdeckte im Rahmen vieler klinischer Untersuchungen drei notwendige Bedingungen, die ein hilfreiches Gespräch zwischen zwei Menschen gestalten:

1. Einfühlendes Verstehen: Aktives Zuhören meint, das Gehörte in ähnlichen Worten mit dem genau erfassten Bedeutungsgehalt dem Partner zurückzuspiegeln.
2. Wertschätzung: Die Antworten des Zuhörers müssen von einer wertschätzenden, anerkennenden, wohlwollenden Haltung getragen sein.
3. Echtheit: Der Zuhörer sollte sich ehrlich und authentisch mit seiner eigenen Person einbringen.

Diese drei Bedingungen benennt Rogers als notwendig für das Gelingen einer therapeutischen Beziehung, und wir können sie auch auf jede zwischenmenschliche Beziehung übertragen.

Mein Mann erzählt in großer Achtung vor diesem so einfachen Prinzip gerne folgendes Erlebnis:

Ich erinnere mich an meine erste chirurgische Stelle in einem Kreiskrankenhaus. Dort lag eine Patientin mit einem Bandscheibenvorfall. Die Frage war, ob eine Operation oder eine konservative, also Infusionstherapie mit Schmerzmitteln durchzuführen sei. Ich hatte gerade einen Grundkurs in Gesprächspsychotherapie nach Carl Rogers gemacht und so nahm ich mir Zeit, mich dieser Frau im Gespräch zu widmen. Sie konnte sich mir anvertrauen und teilte mir unter Tränen und mit einem Kloß im Hals mit, dass sie eine Abtreibung hinter sich habe, von der sie bisher weder ihrer Mutter noch irgendeiner Freundin hätte etwas sagen können. Der innere Druck im Unterleib hatte sich auf den Rücken ausgewirkt und körperlich manifestiert. Die Befreiung durch die Mitteilung hatte auf die Symptomatik einen deutlich heilenden Erfolg.

Stephan Hagen

In dieser Hinsicht kann man sicherlich auch die katholische Beichte, wenn sie von all dem Ballast des strafenden Gottesbildes erlöst ist, als etwas Befreiendes verstehen. Durch Kommunikation mit einem Seelsorger und letztlich Kommunikation mit dem Göttlichen entsteht eine innere Befreiung von Schuld und Angst, eine neue Hinwendung zum Leben.

Patientengeschichten

Ein Patientin leidet unter den starken Wutausbrüchen ihren kleinen Kindern gegenüber. In einer Körperarbeit fühlt sie ein starkes Kloßgefühl im Halsbereich. Sie atmet kräftiger und lässt sich auf innere Bilder und Gefühle ein. Es taucht eine Familienszene auf, als sie vier Jahre alt war. Sie sitzt am Essenstisch und hört die Mama und den Papa streiten. Sie hört lautes Schreien und bekommt große Angst, dass sie vollkommen still sein muss, um den Streit nicht weiter anzuheizen. In einer Übung der Transformation schenkt sie diesem inneren Bild ihrer Mutter einen Schutzengel, der die Mutter beruhigt und ihr Halt gibt. Mit diesem Wandlungsbild erlebt die Patientin ein tiefes Schluchzen, ihr Kehlchakra öffnet sich und sie weint, als würde sie zum ersten Mal in ihrem Leben die liebevolle Seite ihrer Mutter erfahren. Sie selbst darf ihrer Stimme Raum geben und ihre Wut befreien, die sich in ein tiefes Schluchzen und Sehnsucht nach Liebe verwandelt.

Sie entdeckt, dass die Wut ihren eigenen Kindern gegenüber in dieser frühen Zeit gründet, in dem vielen Streit, worunter sie selbst als Kind so stark litt. Die Bewusstwerdung und das Durcherleben des Schmerzes befreite sie allmählich aus dem alten Muster und befähigte sie, auch im Konfliktfall ruhig und konsequent mit ihren Kindern umzugehen.

In der folgenden Geschichte geht es um eine Patientin, die im Rahmen einer Gruppentherapie und hierbei durch eine Klangtrance mit einer Schamanentrommel in eine tiefere Erfahrung gerät, die für sie gleichzeitig bedrohlich und heilsam wurde. Die Klangtrance ermöglicht es, die unbewussten Erlebnisinhalte, die oft verborgen sind, ins Bewusstsein zu heben. Die Patientin beginnt in der Gruppe rhythmisch zu atmen, beginnt sich dann zu winden und stößt immer deutlichere sexuelle Laute aus. In der Nachbesprechung schildert die Patientin, dass nach 15 Minuten des intensiven Bewegens ihr innerer Tempelvorhang zerriss und ihr ganz klar war: Ihr Vater hatte sie als Kind sexuell missbraucht, was ihr an diesem Abend erstmals bewusst wurde. Die Bearbeitung in der Gruppe durch das Freiwerden ihrer Stimme und damit auch ihres ganzen körperlichen Ausdrucks befreite sie von einer jahrelangen Last.

Am selben Abend, an dem diese Szene aus ihrem Leben aufgedeckt wurde, musste der Vater der Patientin, der mehr als 100 Kilometer von ihrem Wohnort entfernt lebte, mit einer akuten Herzattacke ins Krankenhaus eingewiesen werden. Die Patientin hatte ihm nichts von ihrer Erfahrung mitgeteilt. An diesem Phänomen können wir lernen, dass wir geistige Wesen sind, dass uns morphogenetische Felder umgeben, mit denen wir auf geistiger Ebene kommunizieren können, in diesem Fall vielleicht besser gesagt »kommunizieren müssen«.

Begleitung im Alltag

Zur ureigenen Wahrheit stehen

Wir entdecken, dass wir nicht nur in der Sprache und Rede, sondern in jedem schöpferischen Ausdruck eine Öffnung des fünften Chakras erleben können. Also auch alle kreativen Medien, wie zum Beispiel Singen, Tanzen, Musizieren, Malen, Schreiben und das Gestalten mit künstlerischen Medien ermöglichen dieses Weitwerden unserer Seele und tragen uns wie mit Flügeln über die engen Begrenzungen unserer Ego-Struktur. Je älter wir werden, umso stärker wird das Bedürfnis nach authentischem Ausdruck, nach dem, was von uns bleibt, wenn wir nicht mehr da sind. In dem Werk, was wir tun, in dem Vorbild, was wir sind und leben, liegt eine gute Kraft, die selbstverstärkend zurückwirkt.

Im fünften Chakra erleben wir die durchlässige oder auch durch Blockaden nicht durchlässige Verbindung zwischen Kopf und Bauch, zwischen unseren Gefühlen und der Ratio. Wir erleben in uns die Fähigkeit des ehrlichen Ausdrucks, ein stimmiges Ausbalancieren der eigenen, vielleicht widerstreitenden Kräfte zu finden, in Abstimmung mit den Kräften, die aus der äußeren Welt kommen. Zur ganz ureigenen

Wahrheit zu stehen, das Mitteilen von eigener Stärke oder tatsächlicher Schwäche ist Ausdruck des geöffneten Kehlchakras.

Atme in des Himmels Blau
häng deine Stimmbänder
wie Gebetsfahnen in den Wind
sei Zeuge vom Klang,
der in der Stimmigkeit
den zarten Ausdruck deiner Seele singt.
Hier traust du dich ins Wort
der Geist gerinnt zur Form,
du bist nicht länger geistesblind
erwacht.

Stephan Hagen

Nicht zuletzt ist aber auch das Schweigen als eine Möglichkeit der Antwort im Feld des fünften Chakras zu finden. Sri Aurobindo beschrieb in seinem großen Werk zur Menschheitsentwicklung, wie notwendig es auf dem spirituellen Weg sei, die persönliche Rede verantwortlich und wohl bedacht zu führen. Er gab die Anweisung, nie über das Verhalten eines Menschen zu klagen, wenn man nicht imstande ist, ihn seiner Natur nach zu ändern, und vor jedem Sprechen so lange zu warten, bis man die Worte überprüft hat, um nur die wirklich notwendigen Worte zu sprechen.

Aurobindo benennt vier Stufen der Sammlung:

Ruhe:	Ist ein Zustand, in dem es keine Rastlosigkeit oder Störung gibt.
Stille:	Ist ein regloser Zustand, den keine Störung beeinflussen kann.
Friede:	Gefestigter Zustand, harmonische Ruhe und Befreiung.
Schweigen:	Große Stille.

Vor lauter Lauschen und Staunen sei still
du mein tief-tiefes Leben,
dass du weißt, was der Wind dir will
eh noch die Birken beben
und wenn dir einmal das Schweigen sprach
lass deine Sinne besiegen
jedem Hauche gib dich, gib nach
er wird dich lieben und wiegen –

und dann meine Seele, sei weit, sei weit,
dass dir das Leben gelinge
und breite dich wie ein Federkleid
über die sinnenden Dinge.

Rainer Maria Rilke

Die Stille finden im Schweigen und sich für eine gewisse Zeit aus der Hektik des Alltags zurückzuziehen, ist überhaupt die große Kraft, die uns auf dem »Heilsweg« oder Gesundungsweg helfen kann. Jeden Tag, zu einer festgesetzten Zeit, ungefähr 20 Minuten in der Stille ankommen, gibt eine Möglichkeit, uns immer wieder rückzuverbinden zum Wesentlichen (re-ligio, die Rückverbindung, Religion). Wir sammeln Klarheit, Ruhe und tiefes Mitgefühl in der Erfahrung der Verbundenheit. In Offenheit und Präsenz werden wir Zeuge von der »Immanenz der Transzendenz in der Welt«, so wie Graf Dürckheim es formulierte. Wir folgen der inneren Stimme, wir hören und geben Mitteilung von dem Numinosen, wie C.G. Jung das Geheimnisvolle, »nicht direkt Begreifbare der Schöpfung« nannte.

Um sich in den Zustand der Versenkung oder Stille hineinzubegeben, ist das Tönen oder Rezitieren von Mantras eine wunderbare Praxis.

Mantras, also heilige Silben und Klänge, haben eine zentrale Bedeutung in der Meditationsübung. Das Tönen führt dazu, sich mit dem Atem zu verbinden und den Atem zu vertiefen. Auf der rein körperlichen Ebene geschieht so durch das verstärkte Atmen eine Vitalisierung der Lebensenergie. Ein Mantra zentriert auch den Geist, sodass durch das ständige Wiederholen der Geist auf den Laut gesammelt wird, manchmal auch auf die Bedeutung der Worte oder auf die Schwingungsenergie, die sich mit dem Mantra feinstofflich ausbreitet. In manchen Traditionen wird berichtet, dass Mantras eine ordnende Wirkung auf das Universum besitzen.

108-mal rezitiert oder wiederholt, hat das Mantra diese ordnende Wirkung auf den eigenen energetischen Zustand wie auch auf die gesamte Umwelt. Das wichtigste Mantra in der indischen Tradition ist das OM. Es symbolisiert die vier Bewusstseinzustände des Menschen:

1. Wachbewusstsein (Alltagsbewusstsein)
2. Traumzustand (rege geistig-seelische Bewegung)
3. Tiefschlaf (keinerlei geistige Bewegungen)
4. Meditation

Der vierte Zustand vereinigt die drei positiven Aspekte der ersten drei Zustände: Das Wachbewusstsein unseres Alltagsbewusstseins, ohne die Ablenkungen und Störungen, die in dem ständig sich bewegenden Geist auftauchen, der Traumzustand, die Fähigkeit, sich aus dem Körper zu lösen, vom Körper frei zu werden, und der Tiefschlaf als Zustand tiefster Ruhe und Stille. Die Vereinigung also von Wachheit, Loslösung und tiefster Ruhe führt in den Zustand der Meditation. In den Upanishaden wird es in wunderbarer, poetischer Weise ausgedrückt: OM ist der Urlaut, das allerhöchste Sinnbild – das Ziel, das alle Veden uns verkünden.

Es gibt natürlich auch andere Mantras und man kann im Grunde jedes Wort, jede Silbe als Mantra benutzen, womit wir uns sammeln und in eine tiefere Erfahrung der Wirklichkeit bringen können. Im Christentum kennen wir das Herzensgebet: »Herr Jesus Christus, erbarme dich meiner.« Auch bei diesem Gebet wird die erste Zeile mit dem Einatem, die zweite mit dem Ausatem verbunden und führt so in die Konzentration. Im japanischen Zen gibt es das Mantra oder Koan, MU, das durch Geistessammlung jenseits jeglicher dualer Erfahrung führen soll. Wir können natürlich auch in unserer eigenen Sprache Mantras entwickeln: zum Beispiel im Einatmen: »Ich bin«, im Ausatmen: »Ruhe«. Oder im Einatmen »Ich bin«, im Ausatmen: »Liebe«. So können wir jede geistige Kraft in das Mantra mit hineinnehmen und in eine tiefere Meditation geführt werden.

Wenn ein Mantra gesungen wird, können bei bestimmter Technik jene Obertöne entstehen, die sich als natürliche Tonfolgenreihe auf jeden Ton aufbauen kann. Diese wundersamen fast himmlischen Klänge können ebenfalls in einen stillen Raum der Versenkung hineinführen.

Natürlich ist es auch möglich, ein Mantra außerhalb der stillen Meditation zu nutzen. In vielen Traditionen wird dies als Hilfsmittel zur Präsenz im Alltag benutzt. Im Bhakti-Yoga wird ein Mantra als Weg genutzt, in jeder Handlung die Hingabe an Gott zu praktizieren. Diese Praxis wird auch Japa-Yoga genannt: Man ruft die ständige Präsenz des Göttlichen herbei und widmet und weiht sein Leben in Demut und Hingabe dem Göttlichen.

Übungen

Fragen zur Selbsterkennung

- Pflege ich ein Ausdrucksmittel für meine Kreativität: zum Beispiel Malen, Singen, Musizieren, Tanzen, Gestalten, Handwerken, Schreiben, Gärtnern usw.?
- Achte ich auf meine Träume (auch Tagträume)? Was sagen sie über mein Innenleben?
- Gibt es Menschen, denen ich mich ehrlich anvertraue, und für wen bin ich andererseits ein vertrauensvoller Zuhörer?
- Habe ich den Mut, auch unbequeme Dinge in die Kommunikation einzubringen?
- Gönne ich mir täglich eine Zeit des Rückzugs, der Stille und des Schweigens (beispielsweise stilles Sitzen, Spaziergang in der Natur)?

Mantra-Meditation

Setze dich in deinen Meditationssitz mit aufgerichteter Wirbelsäule, stabil und doch entspannt. Lenke deine Aufmerksamkeit zu deinem Atem und beobachte zunächst, wie er fließt, ein und aus – ein und aus – Beginne dann im Ausatmen das OM zu tönen, forme es mit den Vokalen AOUM, sodass zunächst ein offenes A in ein O und U übergeht und in ein längeres M mündet. Töne immer wieder von neuem ohne dich anzustrengen. Nach einer Weile kannst du mit dem Ton immer leiser werden, bis er nicht mehr hörbar ist und nur noch mental in deinem Inneren klingt. Lausche auf die Stille, bis du erfährst, dass nicht du selbst diesen Ton bewirkst, sondern der Ton zu dir kommt, dich ausfüllt, umhüllt, du eins wirst mit dem Klang.

Die heilige Silbe OM –
wenn der Ton verklingt
wer dann der Leere inne wird,
erfährt die ungeheure Macht der Leere,
oh Heiligkeit der Leere.
Führe uns von der Unwissenheit zum Sein
von der Finsternis zum Licht
vom Tod zum Leben.
Om Shanti, Shanti, Shanti.

Gebet aus den Veden

Bhramari-Pranayama

Setze dich bequem in deinen Meditationssitz, schließe die Augen und wende deine Aufmerksamkeit nach innen. Beobachte deinen Atem, wie er ein- und ausströmt. Beginne dann mit dem Ausatmen zu summen, wie eine Biene oder Hummel. Der M-Laut breitet sich im Raum deines Kopfes, des ganzen Körpers und in die Weite des dich umgebenden Raumes aus. Der Ausatem verlangsamt sich durch das immer wiederkehrende Summen. Damit dehnt sich auch der Einatem von selbst länger aus.

In der Hatha-Yoga-Pradipika wird beschrieben, dass durch fortgesetztes Üben dieses Pranayamas sich im Geist des Yogis eine Art selige Gelöstheit bemerkbar macht.

Tönen des eigenen Namens

Diese Übung ist gut geeignet für eine Gruppenerfahrung. Die Gruppe sitzt im Kreis. Zunächst tönt jede alleine ihren eigenen Namen in einer Melodie, die ihr gerade in den Sinn kommt. Die anderen lauschen, hören intensiv zu. Nachdem alle zu hören waren, beginnen alle gleichzeitig ihren eigenen Namen zu tönen. Zunächst entsteht ein chaotisches Durcheinander, nach einer gewissen Zeit geht dies meist in ein harmonisches Ganzes über. Jede Person findet ihren Platz, ihre Stimmlage, ihre Melodie. Teil und Ganzes gehen ineinander über. Danach entsteht eine längere Zeit der Stille.

Das Universum schwingt
und seine stille Kraft.
Lass Liebe dich erfüllen
und tief in deine Wurzeln dringen.
Sei das Wesen, das du wirklich bist,
und lass die Schwingung deines Seins
als deine Melodie erklingen.

Aus einem Seminar mit Roswitha Maria Kröner

»Wer bist du«-Meditation

Ramana Maharshi, einer der bedeutendsten spirituellen Meister des heutigen Indiens, entwickelte eine Meditation, die auch von anderen Traditionen im Westen übernommen wurde und die tiefer in die Seinserfahrung führen will. Er stellte die drei Fragen: »Wer bist du? Woher kommst du? Wohin gehst du?« Diese drei Fragen immer wieder in der Meditation wiederholt, wirken in einer klärenden und reinigenden Weise auf die Seele. Alles Relative und Vergängliche fällt mit der Zeit ab, und es kommt das Wesentliche im Inneren zu Tage. In der westlichen Kultur wurde das »Inlightment-Intensive« entwickelt, das in einer Partnerübung ebenfalls sehr tiefenwirksam sein kann.

Anleitung: Setze dich einem Menschen gegenüber, mit dem du diese Meditation machen möchtest. Die eine Person ist die Begleiterin und wiederholt immer nur die eine Frage: »Wer bist du?« Die andere meditierende Person antwortet laut, mit geschlossenen Augen, nach innen spürend, das, was in ihr auftaucht. Immer wenn eine Antwort gekommen ist, wiederholt die fragende Person erneut die Frage: »Wer bist du?« Diese Übung kann man ca. eine halbe Stunde ausführen und es ist möglich, immer mehr in die Tiefe der Relativität der Antworten zu gelangen. In der Inlightment-Intensive-Meditation wird diese Übung viele Stunden praktiziert, um tiefer vorzudringen. Es ist jedoch auch möglich, diese Erfahrung nur eine gewisse Zeit zu teilen, um einander dann mit offenen Augen gegenüberzusitzen und sich ohne zu sprechen in die Augen zu schauen. In diesem Schweigen und der Stille mit offenen Augen kann man der tieferen Essenz des Wesens der anderen Person begegnen, wie auch der eigenen. Und vielleicht taucht auch die Erfahrung des tiefen Mitgefühls, des Eins-Seins und der Verbundenheit auf.

Das Zwiegespräch

In längerfristigen Beziehungen in einer Partnerschaft ist es von großem Wert, gut miteinander kommunizieren zu können. Lukas Möller hat hierzu ein Buch geschrieben mit dem Titel: *Die Wahrheit beginnt zu zweit*. Er macht darin den Vorschlag, sich in einer Partnerschaft einmal wöchentlich eine Stunde Zeit für ein Zwiegespräch zu nehmen, um über sich selbst als Paar und eventuell Anstehendes, was im Alltag unter den Tisch fällt, zu sprechen. In Konflikten und bei unterschiedlichen Bedürfnislagen geht es letztlich doch meist um ein Verstehen von Werten und Gewichtigkeiten, die in einer Beziehung verschieden sein können. Unterschiede verlangen nach

Kompromissen, nach kreativen Lösungen, wo jede der beiden Konfliktparteien ein Stück auf den/die andere zugeht. Meistens gehört es wesentlich zu einem gelingenden Austausch, dass eine Bewusstwerdung des inneren, verletzten Kindes ausgesprochen wird, dass jeder von beiden ein Mitgefühl zunächst für sich selbst und diesem inneren Kind in sich entwickelt und dann auch Verantwortung für diese Thematik in sich übernimmt.

Im Weiteren heißt dies auch, den Partner aus der Verantwortung für mein eigenes inneres Kind zu entlassen und in mir selbst diese liebevolle Eltern-Instanz aufzubauen. Erst dann kann auf der Erwachsenen-Ebene eine Klärung des anstehenden Problems gefunden werden. Marshall Rosenberg, ein bekannter Lehrer der Kommunikation in Konflikten, empfiehlt folgendes Vorgehen:

- Wahrnehmen, was gerade in einem vorgeht
- Gefühl äußern
- Bedürfnis, was hinter dem Gefühl steht, äußern
- Die dazugehörige Bitte an den anderen aussprechen

So können beide als Individuen und in der Partnerschaft wachsen und reifen.

Es gibt noch eine andere Möglichkeit, die man für ein Zwiegespräch nutzen kann, indem drei Bitten geäußert werden:

- Sag mir, was du an mir magst.
- Sag mir etwas, worin wir deiner Meinung nach übereinstimmen.
- Sag mir etwas über dich selbst, von dem du denkst, dass ich es wissen sollte.

Jede Anleitung sowie jede Partnerschaftstherapie zum Gelingen einer Beziehung geht im Grunde von zwei Grundsätzen aus:

- Sich gegenseitig Anerkennung schenken
- Sich nicht verletzen

Zum Gelingen von Zwiegesprächen gehört auch die oftmals schmerzliche Anfrage, was es für mich bedeutet, dass unüberbrückbare Gegensätze in einer Beziehung auftauchen. Welche Bedeutung hat dies für mein Leben als Ganzes. Solche Konflikte bereiten oft den Weg für eine tiefere Sinnfindung im ganzen Lebensentwurf.

Kehlchakra-Meditation

Setze dich bequem in deinen Meditationssitz, halte die Wirbelsäule aufrecht und doch auch entspannt.

■ *Spüre zu deinem Atem, der ruhig ein- und ausströmt. Lenke dann nach einiger Zeit deine Aufmerksamkeit zum Kehlchakra. Beginne sehr leicht und sanft die Halswirbelsäule zu drehen. Lass dabei den Atem natürlich fließen, so wie er will, entspanne die Schultern, lass den Oberkörper unbewegt, die Drehung während der Meditation geschieht nur aus der Halswirbelsäule, das Brustbein und die Brustwirbelsäule bleiben aufgerichtet und ruhig. Lass zunächst die Augen weich geöffnet und spüre in das Schauen um dich herum, wie der Schöpfergott Brahma, der sich in seiner Schöpfung umsieht und einverstanden ist. Drehe einige Male langsam den Kopf nach links, nach rechts und zurück zur Mitte, beginne von da aus den Kopf nach unten zu neigen und lasse das Kinn nahe am Brustbein ankommen.*
Verweile dort und stelle deine Aufmerksamkeit auf deine familiären Wurzeln ein, auf deine Eltern, Ahnen, Vorfahren, verweile dort – (ca. 1 Min.) – hebe dann sehr langsam den Kopf, richte ihn über der Mitte auf und neige ihn dann sanft nach hinten, lass dabei den Unterkiefer, Mundraum sich öffnen. Verweile auch da und verbinde dich mit der vertikalen Kraft deines höheren Selbstes, der göttlichen Führung in dir und vertraue auf die Gnade und den Schutz dieser höheren Macht – (1 Min.) – richte nun den Kopf wieder auf mit einer lang gedehnten Halswirbelsäule. Lass das Gewicht des Kopfes sehr leicht auf dem Atlas, dem letzten Halswirbel, ruhen und beginne langsam mit einer Drehung nach rechts, verweile dort und schaue mit dieser Drehung in deine persönliche Vergangenheit, dein Leben in den letzten zehn Jahren, schaue, wo du damals standest auf deinem Entwicklungsweg, was dir Sorgen und Schwierigkeiten gemacht hat und wie du sie gemeistert hast – (ca. 3 Min.) – Drehe dann sehr langsam den Kopf über die Mitte zurück nach links.
Verweile dort und stelle dir deine persönliche Zukunft vor, die nächsten zehn Jahre, wie du leben möchtest und was deine persönlichen Wünsche und Ziele sind. – Verweile dort – (3 Min.) – drehe dann den Kopf wieder zurück zur Mitte, komme wieder in der Gegenwart an, atme in dein Kehlchakra, lass hellblaues Licht mit dem Einatem in dich hineinströmen und mit dem Ausatem überall in dir verströmen. Frage dich ehrlich, ob du jetzt, in der Gegenwart, wahrhaftig lebst, deiner inneren Wahrheit Ausdruck gibst oder ob du etwas ändern möchtest – (3 Min.) – verweile dann in der Heilfarbe des hellblauen Lichtes, fühle Dankbarkeit für dein Leben, so wie es jetzt ist, und bleibe in der Erfahrung, solange du möchtest. ■

Meditationen

■ *OM ist der Bogen, du bist der Pfeil, Brahman ist das Ziel. Das Herz voll Frieden, ziele gut, verliere dich in ihm, so wie der Pfeil sich in sein Ziel verliert. Im Herzenslotos weilet er, wo, wie die Speichen in die Nabe, die Nadis münden. Versenke dich in Ihn durch OM, und spielend überquerst du das Meer der Finsternis.* ■

Upanishaden

■ *Bleibe ruhig und kümmere dich nicht darum, wenn es für einige Zeit eine leere Ruhe ist. Das Bewusstsein ist oft wie ein Gefäß, dessen vermischten und unerwünschten Inhalt man leeren muss; es muss dann eine Weile leer bleiben, bis es mit neuen und wahren, mit rechten und reinen Dingen gefüllt werden kann. Eines gilt es zu vermeiden, das Wiederauffüllen des Gefäßes mit dem alten, trüben Inhalt. Warte in der Zwischenzeit, öffne dich nach oben, rufe sehr ruhig und stetig und mit nicht zu rastlosem Eifer den Frieden, damit er in das Schweigen eintreten möge – und ist einmal der Friede vorhanden, dann bitte um die Freude und die göttliche Gegenwart.* ■

Sri Aurobindo

Eine weitere Meditation finden Sie mit einem Foto auf Seite 165.

Yoga-Asanas zum Kehlchakra

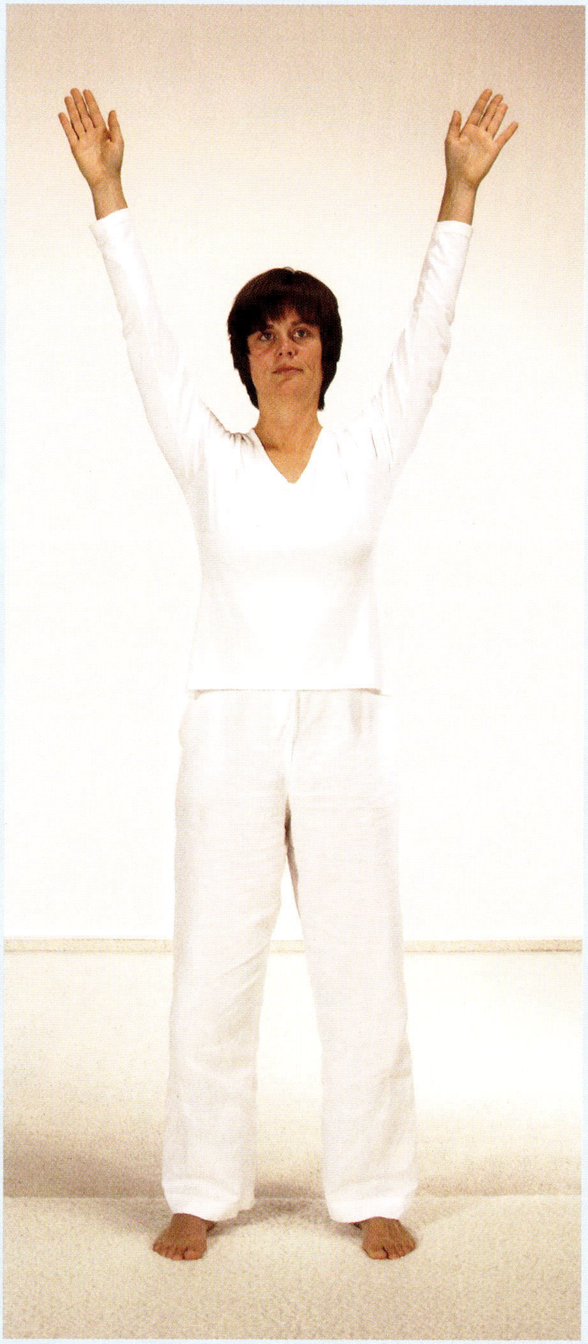

Die Windmühle
In aufrechter Standhaltung beginnen, die Arme im Einatmen heben, im Ausatmen den Oberkörper in die Waagrechte absenken, dabei die Arme breit wie Flügel halten. Weiter ausatmen, den Oberkörper mit einer Drehung des rechten Arms und der rechten Hand zum linken Fuß führen. Im Einatmen zurück zur Waagrechten, und ausatmend zur anderen Seite drehen, linke Hand zum rechten Fuß usw. Zum Ende wieder aufrichten und im aufrechten Stand nachspüren, den Atem beruhigen.

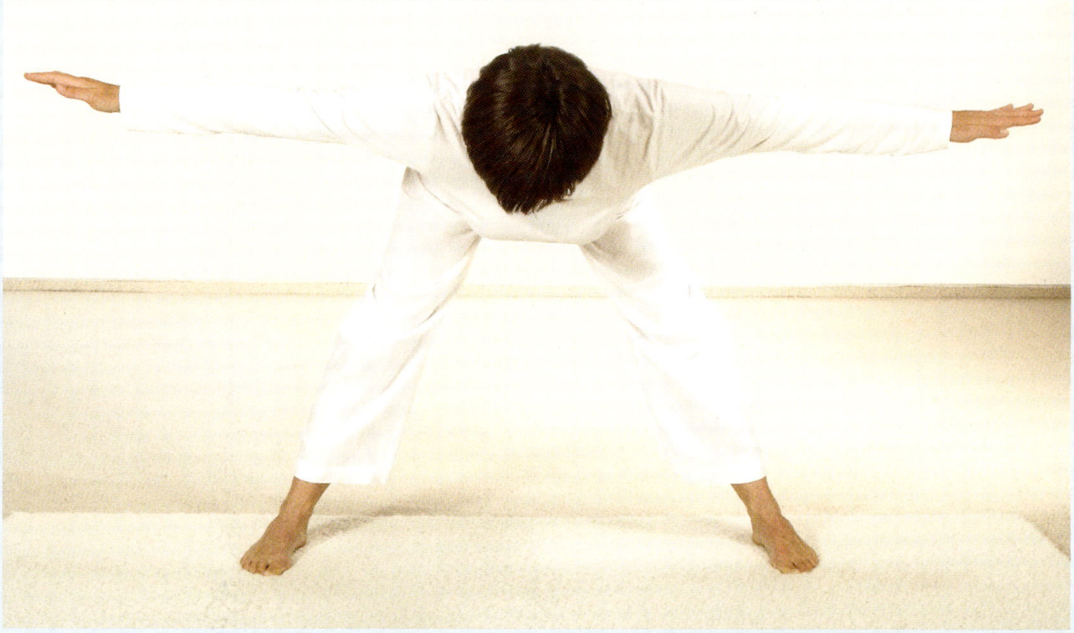

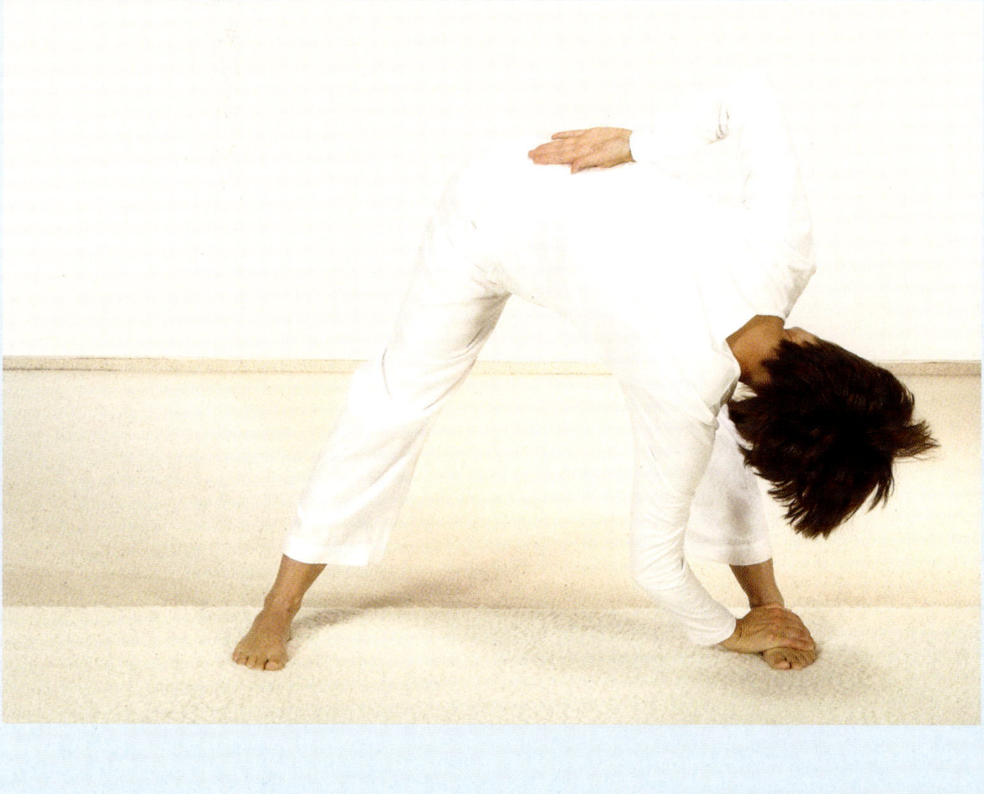

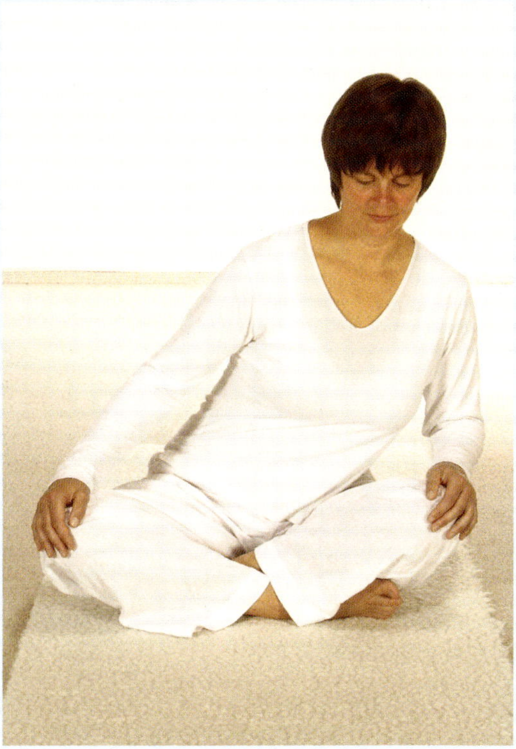

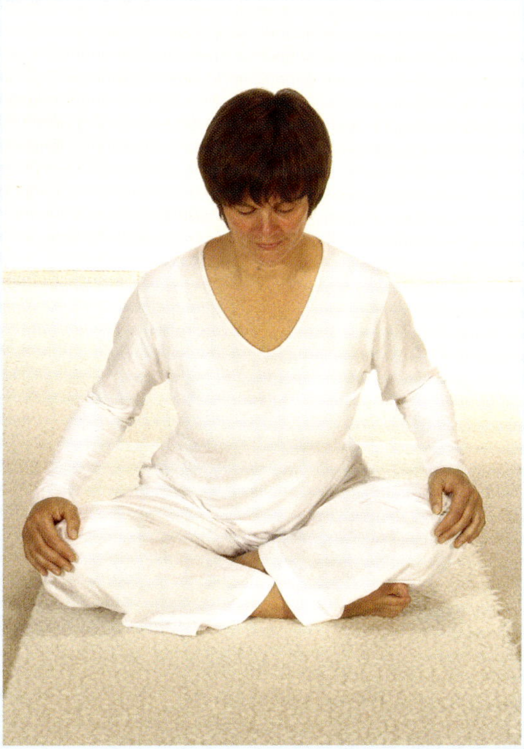

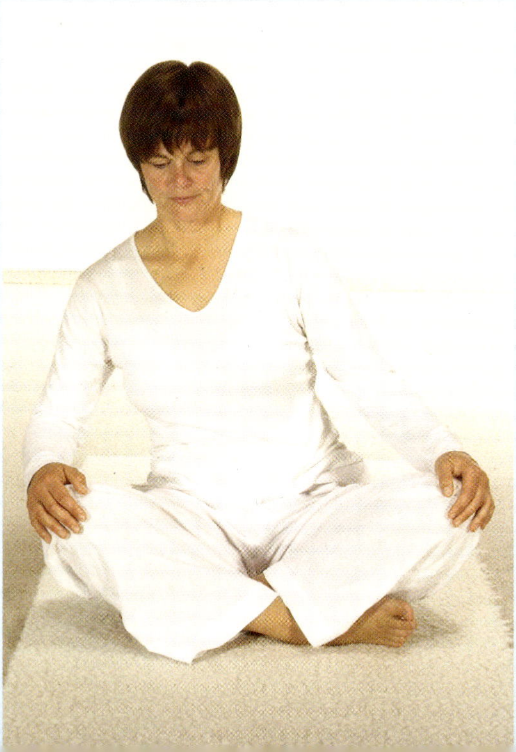

Derwischkreisen
Im Schneidersitz ankommen, Füße möglichst unter den Knien. Die Sitzbeinknochen zum Boden wachsen lassen, dann um die Sitzbeinknochen kreisen, dabei vor (Rücken lang nach vorne dehnen), seitlich und hinter den Sitzbeinknochen ankommen (den Rücken entspannen). Am Ende in der Mitte aufrecht sitzen.

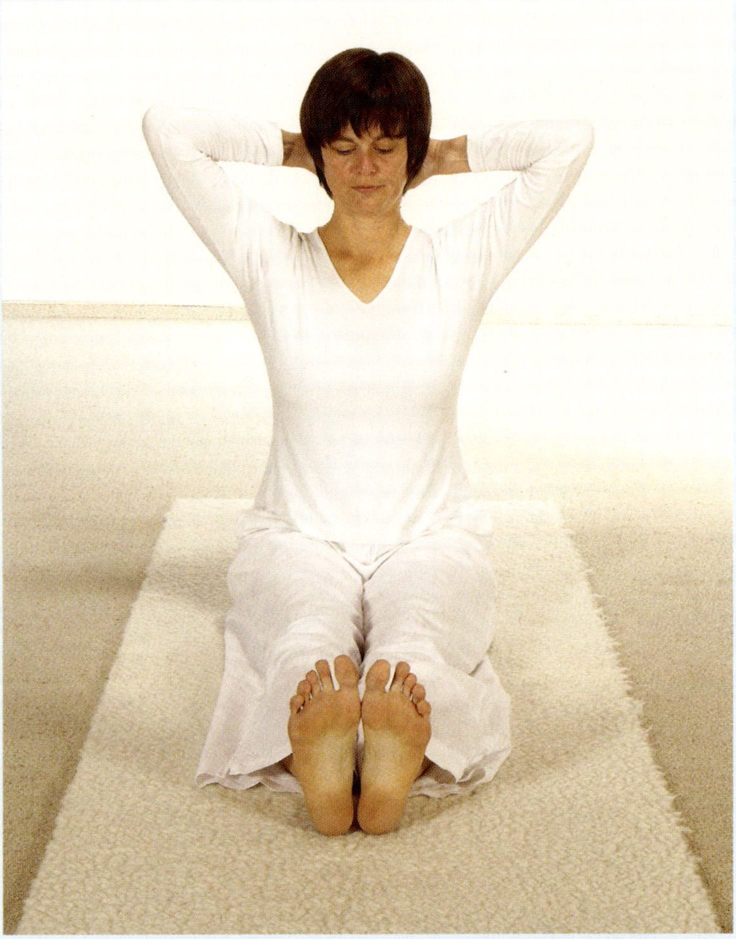

Die Stockhaltung
Im Sitzen auf Sitzbeinknochen ankommen. Beine lang nach vorne ausstrecken, Fersen nach vorne dehnen. Wirbelsäule von unten nach oben aufrichten, Arme nach oben heben, leicht geschlossene Hände am Hinterkopf anlegen, Ellenbogen nach hinten ziehen. Im Einatmen nach oben wachsen, im Ausatmen Schultern entspannen. Eine längere Zeit diese Haltung einnehmen. Am Ende in Rückenlage ausruhen.

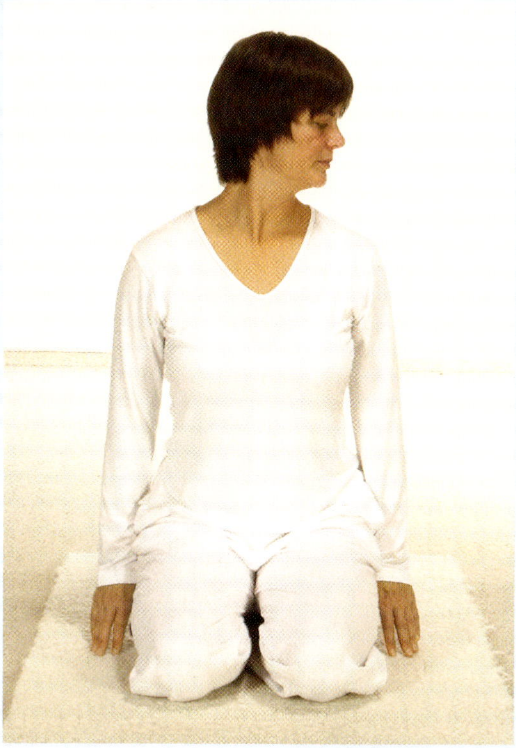

Brahma-Mudra
Im Fersensitz ankommen. Den Kopf sehr langsam im Ausatmen nach rechts drehen, im Einatmen zur Mitte und im Ausatmen nach links drehen, Brustwirbelsäule ist gut aufgerichtet, Schultern entspannt und unbewegt. Den Hals, das Kehlchakra weit und entspannt werden lassen, Augen schauen in die Weite des Raumes wie der Schöpfergott Brahma.

Der Drehsitz
In der Stockhaltung ankommen. Rechtes Bein über das linke aufsetzen, rechte Hand nach hinten führen, dort aufsetzen, langsam den Oberkörper nach rechts drehen, Kopf mitnehmen, im Drehsitz ankommen und verweilen. Dabei im Einatmen die Drehung vervollständigen. Im Ausatmen die Wirbelsäule nach oben dehnen, zurückkommen. In Rückenlage ausruhen und dann die andere Seite üben.

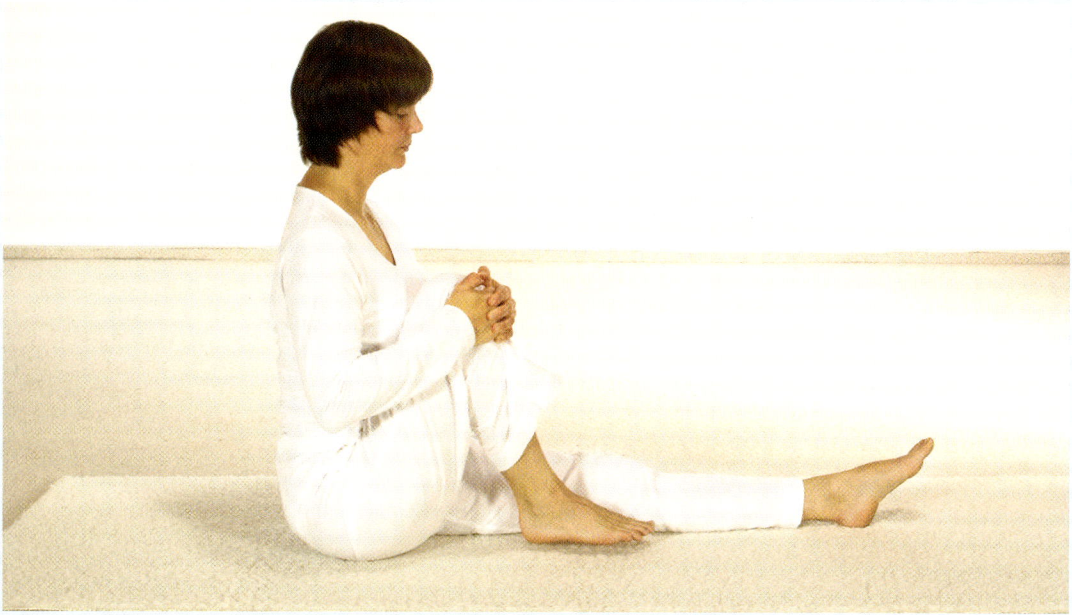

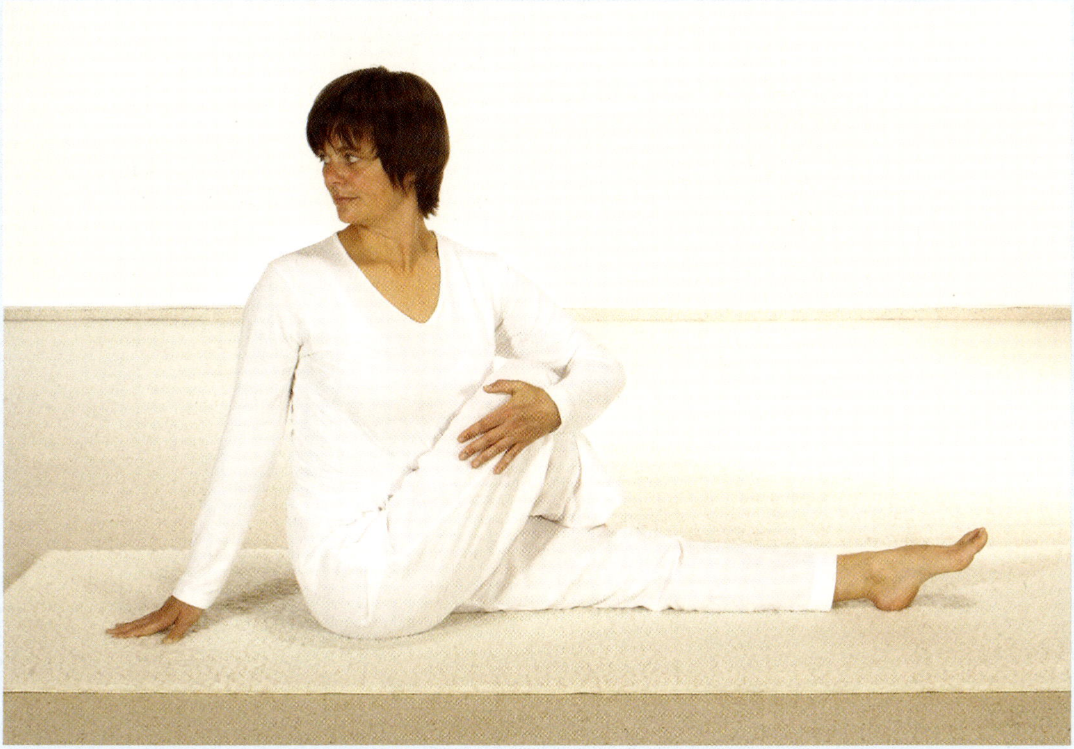

Ebenso groß wie der sichtbare Weltraum
Ist dieser Raum im Innern unseres Herzens
In ihm sind beide – Himmel und Erde beschlossen
Feuer und Wind, Sonne und Mond
Alles ist darin beschlossen

Upanishaden

SECHSTES CHAKRA
Stirnchakra
Ajna

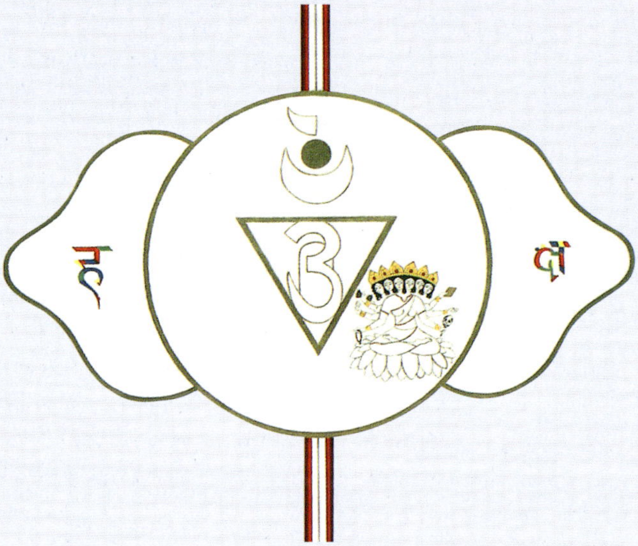

1. **Körperlicher Bereich:** Die Stirnmitte, die Augen, linke und rechte Gehirnhälfte, die Nase
2. **Farbe:** Nachtblau, lila
3. **Feinstoffliches Element:** Geistbewusstsein
4. **Tatorgan:** Denkorgan
5. **Drüse:** Hirnanhangsdrüse
6. **Bija-Mantra:** OM
7. **Gottheit:** Shakti Hakini mit den zwei Mudras: furchtabweisend und wunschgewährend, und Sambhu, der Segensreiche
8. **Symbol:** zwei weiße Lotusblätter, die einen Kreis (Mond) rechts und links umkränzen, in dem Mond das OM-Zeichen
9. **Psychische Qualität:** Intuition, Intelligenz, die mit Herzensweisheit verbunden ist, Durchdringung der Geheimnisse von Geburt, Leben und Tod, Übersteigen der Dualität, Zeugenbewusstsein, kosmisches Bewusstsein
10. **Affirmation:** »Ich folge meiner inneren Weisheit.«

Symbolische Kraft

Alles gehört ins große Gesetz

Der Sanskritname deutet auf das »Zentrum des Befehls« im dritten Auge hin, also dem Horchen auf die tiefere göttliche Stimme in uns.

Dem sechsten Chakra ist die Farbe violett oder nachtblau zugeordnet, der nachtblaue Himmel mit seinen funkelnden Sternen und Gestirnen, dem Mond, den Planeten und der Sonne. Hier werden wir erinnert, dass wir eingebunden sind in den Kosmos, in dem wir leben, wie ein Holon, das Teil des Ganzen ist und wiederum das Ganze in sich spiegelt. Im Tantrismus heißt es, der Makrokosmos spiegelt sich im Mikrokosmos. Alles, was in der Welt zu finden ist, spiegelt sich auch in der kleinsten Einheit der Welt wider. Die atomare Welt und deren Erforschung zeigt die gleichen Gesetze und Wunder wie die Welt der Astronomie, die große kosmische Zusammenhänge aufzeigt. Elektronen kreisen um das Proton, wie die Erde um die Sonne, wie der Blutkreislauf um das Herz. Je tiefer wir in die naturwissenschaftliche Welt und deren Spezialisierungen hineintauchen, umso näher kommen wir wieder an geisteswissenschaftliche Erkenntnisse. Zum Beispiel manifestiert sich jede Materie entweder als Energie oder Teilchen, je nachdem ob man den Ort oder die Zeit als Fixpunkt nimmt. Die Relativitätstheorie Einsteins hat eine große Hinwendung, Konvergenz des wissenschaftlichen und religiösen Forschens möglich gemacht.

Der Sitz dieses Chakras befindet sich zwischen den Augenbrauen, hinter der Mitte der Stirn, also im dritten Auge. Wenn wir dort verankert sind, erleben wir die tiefen Dimensionen der ganzen Wirklichkeit, das tiefe Verbundensein von allem mit allem. Die Weisheitslehren der Astrologie und der großen kosmischen Gesetze sind genauso in diesen Zusammenhang eingebunden wie etwa die Homöopathie auf der Ebene des Heilwerdens oder die Gesetze der Archetypen-Lehre von C.G. Jung oder die Farbenlehre, wie sie Goethe in klassischer Weise formuliert und dabei das Wissen aus der Antike mit einbezogen hat. Alles gehört ins große Gesetz, steht in einem großen Wirkzusammenhang und jeder kleinste Partikel spiegelt das Große wider.

Dieses Chakra erschließt die Fähigkeit, uns mit dem Geist selbst zu erkennen. Das reflexive Bewusstsein ist hier gemeint, die Möglichkeit, über uns selbst nachzudenken, über Vergangenes und Gegenwärtiges, über unsere eigene Geburt und den Tod. Darüber hinausgehend können wir mit unserem Geist die Natur des Geistes erkennen und hier wiederum in die Erfahrung der Alleinheit und Leere eintauchen.

In den alten indischen Texten wird die Welt verglichen mit einem Netz aus Diamanten. In jedem Diamant spiegelt sich das ganze Netz der Welt, ist verbunden und könnte ohne dieses Netz nicht leuchten. Das Netz wird die Kette Indras genannt als mythologische Deutung des Weltzusammenhangs.

Um eine Welt in einem Samenkorn zu sehen
und einen Himmel in einer Kirschblüte
halte die Unendlichkeit in deiner Hand
und die Ewigkeit in einer Stunde.

William Blake

Das Symbol dieses Chakras ist ein weißer Kreis mit zwei Lotusblättern, die sich aus dem Kreis herausformen. Das OM-Zeichen in der Mitte des Lotus deutet auf die Erleuchtung oder Erweckung zum strahlenden Bewusstsein der Verbundenheit mit allem hin. Hier zeigt sich auch die Kraft der Meditation. Die beiden Lotusblätter symbolisieren die beiden Gehirnhälften, die linke und die rechte, die jeweils mit den analytischen oder den synthetischen Kräften des Geistes verbunden sind.

In diesem Chakra gibt es kein grobstoffliches Element mehr, kein Sinnesorgan, keine symbolische Darstellung von Tieren. Das Tatorgan wird als Denkorgan bezeichnet mit seinen intellektuellen und kognitiven Fähigkeiten, die in uns sind und uns zunächst zu unserer Ich-Identität und zum Erkennen der Welt führen. Alle Fähigkeiten, die über die Wahrnehmung unserer fünf Sinne hinausgehen und übergeordnete Zusammenhänge bewusst werden lassen, haben hier ihren Platz. Das feinstoffliche Element ist somit unser Geistbewusstsein.

Die Intuition ist die seelische Kraft des dritten Auges. Die Dualität, der Zweifel, die Zweiheit lösen sich auf in der Erfahrung der Synthese von Gegensätzen auf einer höheren Ebene. Die Einheit, Allverbundenheit wird im dritten Auge erlebbar. Hier wird die durchdringende Verstandeskraft mit der Liebe und dem Mitgefühl aus dem Herzchakra verbunden und wir sehen dann hinter die Oberfläche, sehen weiter in den Raum, in die »fünfte« Dimension, wie es manchmal genannt wird. So sagt Saint-Exupéry: »Man sieht nur mit dem Herzen gut. Das Wesentliche ist für die Augen unsichtbar.« Hier wird die sachliche Ratio, der scharfe Intellekt vereint mit der Herzenswärme und es entsteht die Intuition, das göttliche, inspirierte Denken, die Gabe der Heilung, die Einsicht in das Wesen, das Herz aller Dinge.

Psychologischer Zugang

Kognitive Entwicklung und transpersonales Bewusstsein

Die Entwicklung des Intellekts ist zunächst beim Kind und Heranwachsenden von entscheidender Bedeutung für die Identitätsbildung. In der kognitiven Entwicklung geht es nun um immer mehr Differenzierung, Unterscheidungsfähigkeit und um analytisches Denken. Jean Piaget hat diese kognitive Entwicklung, die mit der moralischen Stufenentwicklung des Kindes einhergeht, sehr gründlich erforscht und er beschreibt, wie sich das Kind in jeder Altersstufe auf verschiedene Weise an die Umwelt anpasst, und zwar mit allen Sinnen und Denkstrukturen. Auf der anderen Seite passt das Kind auch die äußere Welt an die eigene innere Welt an, es assimiliert sich die Welt. Dieser ständige Wechsel von Anpassung und Einpassung ermöglicht dann in späteren Jahren dem Erwachsenen, sich in seiner Welt zurechtzufinden und sie mit zu gestalten. Es findet also immer ein Wechsel von Anpassung und Mitgestalten statt.

Aus der Gehirnforschung wissen wir von dem links- und rechtshemisphärischen Denken. Die linke Hemisphäre dient dem analytischen, sprachlichen, kritisch-urteilenden, mathematisch-numerischen Denken. Sie dient dem Ausüben der bewussten Kontrolle, Schritt für Schritt etwas auszuprobieren, es auch auszudrücken, einen klaren Handlungsschritt zu erkennen und umzusetzen. Die rechte Hemisphäre hingegen dient dem ganzheitlich-synthetischen Denken, der intuitiven Erfassung von Zusammenhängen, dem Ausdrücken in Bildern und Imaginationen, den umfassenderen Einsichten.

Beide Möglichkeiten des Gehirns brauchen wir, um erfolgreich zu lernen und auch tiefer in die Lebenswirklichkeit einzutauchen. So verbindet sich das Wissen der alten indischen Chakrenlehre erneut mit dem Wissen der Neuzeit aus der Gehirnforschung. Peseschkian, ein transkultureller Psychotherapeut, betont, dass im Orient die rechte, intuitive Gehirnhälfte dominiert. Die Menschen haben mehr Zeit, reden gerne miteinander, sind nicht so leistungs- und zielorientiert wie die Menschen im Okzident mit der Dominanz der linken Gehirnhälfte. Ein Aufeinander-zu-Bewegen bedeutet genau dieses Gleichgewicht auch zwischen den Kulturen wiederherzustellen. Die Kinesiologie muss hierbei als praxiserprobte Methode besonders hervorgehoben werden, die die Harmonisierung der zwei Qualitäten der Gehirnhälften einübt. Auch die Meditation als Kraftquelle im Alltag ermöglicht dieses Finden der inneren Mitte, wo wir Abstand gewinnen von dem invasiven, männlichen Herangehen an die Welt und mehr in die weiblich- empfangene Haltung des Weltzugangs übergehen.

Die kognitiven Fähigkeiten bilden die Grundlage für das gesunde Ich-Bewusstsein. Auf dieser Grundlage entfaltet sich mehr und mehr das transpersonale Bewusstsein. Damit wird die Vorherrschaft des Denkens abgelöst, und durch die Konzentration auf die Intuition, das Empfangen, das Atmen, die Achtsamkeit erweitert.

Patientengeschichten

Eine Frau mittleren Alters kam mit starken Depressionen und einer Sinnkrise, nachdem ihre Kinder ausgezogen waren, in meine psychotherapeutische Praxis. Sie hatte bisher ihr Leben für ihre Familie liebevoll aufgeopfert. Der Mann als naturwissenschaftlicher Lehrer in einem Gymnasium war sehr erfolgreich im öffentlichen Leben. Sie fühlte sich leer und ausgebrannt und wusste mit ihrem Leben nichts mehr anzufangen. Das Einzige, was sie noch interessierte, waren alternative Heilweisen. Sie hatte jedoch ständig Auseinandersetzungen mit ihrem Mann, der alle Dinge wie Yoga, Homöopathie oder Akupunktur strikt als unwissenschaftlich ablehnte.

In einer holotropen Atemsitzung konnte sie tiefer schauen. Sie sah sich als Kind, das ihrer schwachen und kränklichen Mutter ganz nah zur Seite stand. Sie erlebte sich stark, indem sie ihrer Mutter half und ihre eigenen Bedürfnisse ganz zurückstellte. Es prägte sich in ihr das Muster: »Ich selbst bin unwichtig, wenn es nur allen anderen gut geht.« Nach dieser tiefen Einsicht in ihr Lebensmuster und mit der starken Energie des Atmens hatte sie eine Vision, wie sie leben möchte. Sie entschloss sich trotz häuslicher Widerstände zu einer Ausbildung als Heilpraktikerin und Homöopathin. Die Depressionen schwächten sich immer weiter ab. Sie gewann mehr Selbstvertrauen und konnte ihre intuitiven Fähigkeiten immer weiter entfalten.

An diesem Beispiel wird deutlich, dass die rein rational-wissenschaftliche Weltsicht des Mannes zunächst bei der Frau zu einer Lebenskrise führte. Aus systemischer Sicht war die Polarisierung zwischen den Ehepartnern zu groß geworden. Einer der Partner, hier also die Frau, wurde zum »identifizierten Patienten«, obwohl letztlich das ganze Familiensystem eine krankmachende Struktur hatte.

Lebenskrisen und Ängste

In einem anderen Fall konnte eine an Brustkrebs erkrankte Frau in einer psychotherapeutischen Sitzung einen wichtigen Heilungsimpuls erleben. Sie war in einer männlich dominierten Familie aufgewachsen und schon als kleines Mädchen bemüht, mit ihren Brüdern gleichzuziehen. Leistung und Anerkennung sowie intellektuelle Entwicklung standen viele Jahre bei ihr an erster Stelle. In einer Altersregression, die initiiert war durch einen nächtlichen Traum, erlebte die Patientin, wie sie als Mädchen zusammen mit ihrer Mutter in ein archaisch-matriarchales Geschehen eintaucht. Mit der Kraft des dritten Auges konnte sie sehen, wie sie mit ihrer Mutter ein Zepter der Weiblichkeit trägt, ihren Brüdern und ihrem Vater voranschreitet und diese achtungsvoll hinter ihr hergehen.

Diese Umkehrung der Wertigkeit der beiden Pole von Mann und Frau in der Welt konnte das langersehnte Gleichgewicht in ihr herstellen. Es ging dabei um das Annehmen ihrer eigenen Fähigkeit, passiv-hingebungsvoll, naturverbunden, gebährend-hervorbringend (Yin) zu sein. Die tiefe Aussöhnung mit der Gleichwertigkeit der beiden Pole in ihr ermöglichten einen wichtigen Heilungsschritt. Sie tauchte in ein dunkelblaues Licht der Ruhe und Versöhnung in ihrem Leben ein. Tiefe Stille konnte sich in ihr ausbreiten, die auch in ihrem Leben danach wirksam wurde.

Eine weitere Patientengeschichte zeigt den Konflikt, wenn das Geistig-Intuitive zu hoch eingeschätzt wird und wenn der Kontakt zu den unteren Chakren verloren gegangen ist.

Eine Patientin kam mit einer starken Angstsymptomatik in meine Praxis. Gleichzeitig hatte sie sehr weit entwickelte, spirituelle und meditative Fähigkeiten. Es stellte sich heraus, dass sie als Kind in einer spirituellen Gemeinschaft aufgewachsen war. Sie bekam vermittelt, dass es eine gute, innere auf die Gemeinschaft bezogene Welt gab und eine schlechte, äußere Welt. Sie konnte entdecken, dass sie diese Unterscheidung vollkommen verinnerlicht hatte, obwohl sie aus dieser Gemeinschaft schon lange ausgetreten war. Sie fühlte sich von ihren nun eigenen, hohen Idealen stark eingeengt und unterdrückt.

Sie lernte diesen innerpsychischen Konflikt zwischen dem idealen Ich und dem realen Leben immer mehr aufzulösen. Sowohl die therapeutische Arbeit wie auch der Lebensprozess mit den eigenen Kindern und ihrem Mann, in dem sie sich den Themen der Sexualität und Aggression mehr und mehr stellen musste, halfen ihr dabei. So konnte sie ihre eigenen aggressiven Anteile in ihr Selbstbild integrieren und verlor damit die projektiven Bewertungen gegenüber der Außenwelt. Ihre Ängste nahmen dadurch immer mehr ab und sie entwickelte ihre besonderen, meditativen Fähigkeiten nun auf einer gesunden inneren Basis weiter.

Begleitung im Alltag

Von der Unsterblichkeit der Seele

Im sechsten Chakra haben wir die Möglichkeit, die Natur des doppelten Ursprungs unserer Existenz (Himmel und Erde) mehr und mehr zu erkennen. Gerade wenn wir älter werden, taucht die Frage nach der Endlichkeit all unsres Tuns immer häufiger auf. Der Yoga wie auch das Christentum sprechen von der Unsterblichkeit der Seele. Es ist für den aufgeklärten Verstand ein ungeheures Versprechen. Sollen wir nur getröstet, vertröstet werden auf ein jenseitiges Leben, vor allem dann, wenn wir mit dem Leid in der Welt nicht fertig werden? Patanjali in den Yoga-Sutren spricht von den fünf leidbringenden Tendenzen (Kleshas) in uns. *Raga:* etwas haben wollen, was nicht möglich ist; *dvesa:* etwas nicht haben wollen, was nicht geht; *asmita:* die Egozentrierung; *avidya:* täuschende Gedanken von uns selbst und *abhinivesha:* die Angst vor dem Tod. In den Schriften wird immer wieder darauf hingewiesen, dass die Angst vor dem Tod das uns am meisten bestimmende Klesha ist. Auch große Yogis verspüren immer noch diese Angst. Sie hängen am Leben, als gäbe es nicht dieses Versprechen.

Da der Yoga ein Erfahrungsweg im Gegensatz zum Glaubensweg ist, soll nun in vielen kleinen Schritten das Loslassen geübt werden. Jedes Ausatmen ist ein Loslassen, jedes Lösen von zu viel Ich-Anhaftung ist ein Loslassen, jedes Eintauchen in den Schlaf ist ein Loslassen und auch die Meditation bereitet uns sehr bewusst auf das große Loslassen vor. Aya Khema lehrt folgende Meditationsanleitung: In jedem Einatmen Anfang, Mitte und Ende wahrzunehmen und in jedem Ausatmen ebenfalls Anfang, Mitte und Ende zu realisieren. Die Erfahrung des Kreislaufs von Neuwerden und Vergehen in der Natur mit den Jahreszeiten, mit dem Tagesrhythmus von aufgehender und untergehender Sonne schließt die Vergänglichkeit unseres körperlichen Daseins ein. Das höhere Selbst, die Seele, der göttliche Funke bleibt. In der Meditation nehmen wir dazu Verbindung auf, er-innern uns, wer wir eigentlich sind, und werden in das Vertrauen geführt, im Loslassen etwas Größeres, als wir selbst es sind, zu finden.

Bei den Indianern gibt es das Bild, dass ein Falke als Zeichen der Weisheit auf der linken Schulter sitzt. Der Falke erinnert die Vergänglichkeit des irdischen Daseins an die unsterbliche Seele, die in dem großen Ganzen geborgen ist. Dadurch hat der Indianer die Fähigkeit, jeden Tag sehr bewusst und voll Dankbarkeit zu leben. Es könnte ja der letzte Tag auf dieser Erdenreise sein, aber auch der schönste, wenn er ihn nur bewusst erlebt.

Im Yoga hören wir oft vom Jungbrunnen, vom Nicht-Altern, etwa bei den Übungen der fünf Tibeter. Wir müssen aufpassen, nicht dem Jugendlichkeitswahn zu verfallen, eben weil das Älterwerden seine eigene Weisheit und Schönheit besitzt. Doch es ist auch meine Erfahrung, dass ein tägliches Üben von Asanas und Meditation immer wieder eine Frische, eine Beweglichkeit und die Freude fördert im Körper und mit Seele und Geist wach und lebendig zu bleiben.

Auch zur Meditation gibt es genügend Forschungsergebnisse, welche die Abläufe im Gehirn während der Meditation erklären. Bei der Meditation erfolgt ein Umschalten der Gehirnwellen von den Theta- zu den Alphawellen, die anders als im Schlafzustand einen entspannten Wachzustand erzeugen, der außerordentlich regenerationsfördernd wirkt. Die Regeneration erfolgt zunächst auf der körperlich-seelischen Ebene. Durch das Hinzukommen von konzentrativen Übungen und Versenkungsübungen werden dann auch die geistigen Kräfte entfaltet und gestärkt. In der Meditation wird gelehrt, den inneren Beobachter, den inneren Zeugen zu stärken und zu entwickeln. Es geht immer wieder darum, in die Erfahrung von Nicht-Anhaftung oder Desidentifikation zu kommen. Man übt die Achtsamkeit auf den vier Grundlagen: die Achtsamkeit auf den Körper, die Gefühle, den Geist und die Inhalte des Geistes. Achtsamkeit heißt zunächst, die Aufmerksamkeit im gegenwärtigen Augenblick zu halten und alles, was in dieser Gegenwart geschieht, wach und bewusst wahrzunehmen. Dies kann im Alltag dadurch geschehen, dass wir die Geschwindigkeit unseres Tuns verlangsamen. Wenn wir zum Beispiel die Geschirrspülmaschine ausräumen und dies wirklich langsam tun oder eine handwerkliche Tätigkeit so ausführen, dass wir jeden Schritt bewusst und achtsam erleben, dann erleben wir Präsenz.

Die Schulung der Achtsamkeit hat in allen spirituellen Traditionen absoluten Vorrang. Es geht darum, die Achtsamkeit wie eine Sonne auf jede Handlung, jede Gefühlsregung, jeden Gedanken und jede körperliche Empfindung zu legen. Thich Nhat Hanh schreibt, dass die Achtsamkeit das Mittel und das Ziel ist, Samen und Frucht des lebendigen Gewahrseins. Eine wichtige Brücke zwischen dem unbewussten Tun und der Achtsamkeit ist der Atem. Der Atem führt sofort in die Gegenwart, weil er jetzt stattfindet, und kann so zu einer Brücke zwischen der körperlichen Erfahrung und der geistigen Welt werden. Sich des Atems bewusst zu werden, ist bereits Achtsamkeit. Das Ergebnis dieser Achtsamkeitsschulung wird dann eine Erfahrung des Nicht-Anhaftens an bestimmte Inhalte des Geistes sein. Die Natur des Geistes selbst zu erfahren, den Raum zu erleben, indem sich die Inhalte des Geistes abbilden.

Die Schulung des inneren Beobachters ermöglicht eine tiefere Einsicht in die Existenz unseres Menschseins. Indem wir reflexiv die Möglichkeit haben, anders als

Tiere, Pflanzen oder Steine, Bewusstsein in unseren geistigen Bewegungen zu entwickeln, erfahren wir auch die tiefere Bedeutung der Einheit mit allem, was existiert.

In den Yoga-Sutren des Patanjali wird dies am Beispiel des »Sehers« und dem »Gesehenen« verdeutlicht. Der Seher wird »Drasth« genannt, und das Gesehene »Drsya«. Es wird davon ausgegangen, dass wir unsere Denkwerkzeuge, unsere Wahrnehmungen, Gefühle, Abstraktionen (Citta) dazu benutzen, das Gesehene zu erkennen. Ist unser Bewusstsein (Citta) wie ein Spiegel klar und rein, so können wir das Gesehene klar reflektieren und erkennen. Sind unsere Denkwerkzeuge nicht in Ordnung, kann der Seher (Drasth) das Gesehene nicht richtig erkennen, ist verwirrt oder in Illusionen.

Auf dem Yoga-Weg geht es nun darum, so viel Klarheit zu entwickeln, dass nichts zwischen dem Seher und dem Gesehenen steht, so wie der Mond sich rein in dem ruhigen, klaren See spiegelt, ohne Kräuselung des Wassers, ohne Verunreinigung des Wassers. Letztlich ist das Ziel, dass der Seher auch sich selbst in dieser Klarheit erkennen kann und diese letzte Klarheit ermöglicht ihm auch den göttlichen Kern, der in allem wohnt, in sich zu entdecken, seine Wesensidentität. Wenn alle inneren geistigen Vorgänge zur Ruhe gekommen sind, kann der Seher die Realität erkennen, so wie sie ist. Der Sehende ist im Zustand des Yoga angekommen. Es entsteht ein Gefühl von Glück, Stille und Vollkommenheit. So ist es von zentraler Bedeutung, diesem inneren Beobachter, Seher oder Zeugen immer mehr Raum zu geben, den Geist wie einen Spiegel zu reinigen, zu putzen und von allen Bewertungen, Anhaftungen, Gefühlen zu befreien, die ihn daran hindern, klar zu sehen (siehe auch Seite 38). Häufig wird im Yoga das Beispiel des Seiles verwandt, das irrtümlich vom Betrachter als Schlange wahrgenommen wird.

Nur wenn der Geist klar ist, kann er sich der Wirklichkeit öffnen. Um in diesem klaren Geist anzukommen, der ohne Verzerrung und Illusionen die Wirklichkeit sehen kann, bedarf es langer Übung und letztlich auch einer göttlichen Gnade. Die Erfahrungen auf dem Weg durch alle Chakren und alle Lebensbereiche ermöglichen es, diesem Weg zum klaren Bewusstsein auf die Spur zu kommen. Es gibt kein Ziel und doch sind wir im sechsten Chakra dem Ziel schon ein Stück näher, die Wirklichkeit so zu sehen, wie sie ist.

Stiller Weiher –
ein Frosch springt hinein –
Platsch.

Zen-Meister Basho

Übungen

Fragen zur Selbsterkennung

- Nehme ich mir Zeit, auf meine innere Weisheit zu lauschen?
- Kann ich eine Unterscheidung zwischen meiner inneren Stimme und der Stimme meines unglücklichen, inneren Kindes treffen?
- Richte ich meine Handlungen nach den Erkenntnissen meiner Intuition aus?
- Ist mein Alltag von Achtsamkeit geprägt?
- Erlaube ich mir, mein Leben hin und wieder zu verlangsamen, um so der Achtsamkeit Raum zu geben?
- Gibt es Momente, in denen ich das Leben auf mich zukommen lasse?

Nasenwechsel-Atmung (nadi shodhana)

Diese Übung ist ein Pranayama, also eine Atemübung aus dem Hatha-Yoga, und dient der Reinigung und der Konzentration auf die Wirbelsäule als Lebensachse und dem Ausgleich der Sonnen- und Mondkräfte in uns.

Setze dich bequem und aufrecht in deinen Meditationssitz. Lass zunächst deinen Atem ruhig fließen. Stelle dich darauf ein, mit deiner rechten Hand eine Mudra zu bilden, das heißt, Zeigefinger und Mittelfinger sind gebeugt, die anderen drei Finger, also Daumen, Ringfinger und kleiner Finger, sind gestreckt.

■ *Hebe nun den rechten Arm, sodass du den rechten Nasenflügel bequem mit dem Daumen verschließen kannst und den linken Nasenflügel mit dem Ringfinger. Wenn du nun beginnst, abwechselnd den rechten und linken Nasenflügel zu schließen, lass den Atem weiter fein und langsam fließen, so wie es dir möglich ist. Beginne nun mit dem Ausatmen und beim nächsten Einatmen schließe deinen linken Nasenflügel und atme durch den rechten ein. Schließe dann den rechten und atme durch den linken Nasenflügel aus. Atme links ein, schließe den linken und atme rechts wieder aus. Atme rechts ein, schließe den rechten und atme links aus. Also immer weiter in diesem Wechsel, wobei der Wechsel dieser Nasenatmung jeweils oben an der Nasenwurzel stattfindet.*

Stelle dir nun vor, du lässt deine Energie am unteren Ende der Wirbelsäule während des Einatems mit der Lenkung deines Bewusstseins nach oben fließen: Wenn du beispielsweise durch den rechten Nasenflügel einatmest, dann lasse deine Energie vom

Steißbein an der rechten Seite deiner Wirbelsäule nach oben fließen bis über den Scheitel und lass die Energie oben die Seite wechseln und dann an deiner linken Seite der Wirbelsäule wieder nach unten fließen, wenn du links ausatmest. Lass die Energie dann wieder links einatmend nach oben steigen, oben der Wechsel und im Ausatmen wieder nach unten. Erlaube es dir jeweils nach dem Einatmen, also in der Atemfülle, einen kleinen Moment der Stille zu erleben, wie auch nach dem Ausatmen, also in der Atemleere diese Stille einen kleinen Moment zu genießen.
Sei dir bewusst, dass du beim Einatmen auf der rechten Seite die Sonnenkräfte in dir stärkst und beim Atmen über deine linke Seite die Mondkräfte. Wenn dies in einem stetigen Wechsel und Gleichmaß geschieht, harmonisieren sich deine männlichen und weiblichen, deine Sonnen- und Mondkräfte zu einem Gleichmaß.
Wenn du dies eine Weile getan hast, lasse deinen Arm sinken und atme dann durch beide Nasenflügel in gleicher, feiner Weise weiter. Lass deinen Atem ohne Atemgeräusch, also ohne dass du selbst deinen Atem hörst, fließen. Verweile so in dieser feinen Atmung und im Erleben der Stille. ■

Einübung in die Meditation

Setze dich bequem und aufrecht in deinen Meditationssitz. Entspanne deinen Körper und halte die Wirbelsäule aufrecht und stabil. Fühle die Erdung mit den Sitzbeinknochen auf dem Kissen oder deiner Unterlage, fühle die Aufrichtekräfte entlang der Wirbelsäule und fühle gleichzeitig Leichtigkeit und Entspannung in deinem Sitzen.

■ *Schließe dann deine Augen, um die Aufmerksamkeit nach innen zu wenden, oder halte deine Augen leicht geöffnet nach unten. Nimm dann wahr, was in deinem Körper vorgeht: Empfindungen wie zum Beispiel Spannungen, Kälte, Wärme, Empfindungen durch den Atem, etwa in den Nasenflügeln, in der Bauchdecke, im Brustraum. – Welche Wahrnehmungen, Sinneseindrücke sind da? – Nimm weiterhin wahr, welche Gedanken durch deinen Kopf gehen, welche Inhalte diese Gedanken haben, nimm sie wahr, ohne sie weiter zu verfolgen und lasse sie wieder los. – Des Weiteren nimm wahr, welche Stimmung, welches Gefühl in dir vorhanden ist, zum Beispiel Freude, Traurigkeit, Sehnen, Angst, Ärger. – Nimm wahr, wie sich dieses Gefühl, diese Stimmung mit der Zeit und mit dem Erfahren des Vergänglichen verändert. Jedes Gefühl, das vor einigen Minuten da war, kann sich wieder in eine andere Färbung verwandeln. Nimm wahr, wie dein Atem fließt, lass alles kommen und gehen wie Wolken am Himmel, lass die Sonne der Achtsamkeit auf alles scheinen, kehre immer wieder zur Atemachtsamkeit zurück. –*

Jeder Atemzug ist jetzt – ist die Gegenwart. – Wenn du gewohnt bist, mit einem Mantra zu meditieren, etwa das OM, das MU oder JESU, dann verbinde das Mantra mit dem Ausatmen. – Lass dich von deinem Atem immer tiefer in die Stille, in den weiten Raum der Leere führen. – ■

Einatmend beruhige ich meinen Körper
Ausatmend lächle ich
Einatmend weile ich im gegenwärtigen Augenblick
Ausatmend weiß ich, dass es ein wunderbarer Augenblick ist

Thich Nhat Hanh, Und ich blühe wie die Blume ...

Vipassana-Meditation

Wenn du dich von bestimmten Gedanken oder Inhalten deines Bewusstseins mehr lösen möchtest, versuche folgende Technik: Ein bestimmter Geistesinhalt kommt in dein Bewusstsein, du findest eine Überschrift oder eine Kategorie für diesen Inhalt, legst diesen Inhalt in eine visualisierte Schublade, schließt die Schublade, beschriftest diese Schublade, zum Beispiel mit: Sorgen um mein Kind, Pläne für die Zukunft, Alltagsdinge (Was werde ich nachher einkaufen?), Partnerschaft, Erinnerungen an einen bestimmten Menschen und an Gespräche mit ihm usw. Mit diesen beschrifteten Schubladen weißt du, dass alle weiteren Gedanken, die zu diesem Thema kommen, immer wieder in einer derartigen Schublade abgelegt werden. Verfahre so mit jedem weiteren Inhalt, der entsteht: Schublade beschriften, öffnen, Inhalt hineinlegen, schließen und zum gegenwärtigen Augenblick, zum Atem zurückkehren.

Diese Meditation nennt man im Theravada-Buddhismus Vipassana oder auch Einsichts-Meditation. Je länger und häufiger man diesen inneren Beobachter schult, sowohl in der Meditation als auch im Alltag, umso mehr innerer Frieden, Klarheit und Gelassenheit werden entstehen. Einsicht erfolgt nicht nur in Bezug auf die äußeren Dinge, dass sich zum Beispiel Wesentliches von Unwesentlichem trennt, sondern letztlich auch auf die Frage: Wer bin ich in meinem tiefsten Wesen? Einsicht erfolgt dann auch in die drei wichtigen Merkmale unserer Existenz: die Vergänglichkeit, die Nicht-Wesenhaftigkeit unseres Ichs, also die tiefe Verbundenheit allen Lebens, und in die Möglichkeit der Befreiung aus leidvollem Dasein.

Tratak-Augen-Reinigungsübung

Diese Übung stammt aus dem Kriya-Yoga und ermöglicht sowohl eine Reinigung der Augentränendrüsen wie auch eine tiefere Erfahrung der Kraft des dritten Auges.

■ *Setze dich bequem in deinen Meditationssitz und richte deinen Blick auf eine Kerze. Lass deinen Blick zunächst auf dem Docht dieser brennenden Kerze ruhen. Halte den Blick weich und unentwegt offen auf diesen Docht. Wenn deine Augen zu tränen beginnen, lasse dies einfach zu, möglichst ohne zu zwinkern oder die Augen zu schließen. Nach einer Weile, vielleicht nach zwei Minuten, richte deinen Blick auf die Flamme, auf das lebendige Feuer dieser Kerze. Halte deine Augen immer noch vollkommen fokussiert auf dieses Licht. Sieh das Lebendige in diesem Feuer und die Wärme, die von diesem Licht ausgeht. Mache dir bewusst, dass dieses Licht ein Symbol ist für das Licht deines höheren Selbstes. Ebenso wie diese Kerze sich verzehrt und dabei Licht und Wärme verströmt, verströmst auch du selbst dich als Licht und Wärme in die Welt, wenn du dich dafür öffnest.*

Halte die Augen immer noch in diesem unentwegten Blick auf die lebendige Flamme. Nach einer Zeit von einigen Minuten verändert sich vielleicht deine Wahrnehmung, die Umrisse verändern sich und es können neue Empfindungsqualitäten entstehen. Lass alles zu, was geschieht, verweile mit den Augen auf der Flamme. Atme ein durch den Solarplexus und atme aus durch dein drittes Auge, also die Mitte deiner Stirn.

Verweile in dieser Weise, verbunden mit dem Fokus deiner Augen. Lass alle deine Gedanken, die sich einstellen wollen, durch die Kraft deines dritten Auges in die Kerze hineinfallen und dort verbrennen. Verweile immer noch in dieser Erfahrung der Lichtkonzentration. Nach etwa zehn Minuten schließe deine Augen und sieh das innere Licht, das in dir wohnt, das sich vielleicht jetzt als Bild in dir einstellt. Verweile solange du möchtest mit dieser Erfahrung des inneren Lichtes, das ein Spiegel des göttlichen Lichtes ist. ■

Diese Übung kann die Tränendrüsen sehr stark anregen und es entsteht ein deutliches Weinen bzw. Absondern von Tränen. Lass diese Erfahrung zu und nimm den inneren Beobachter mit, auch dann, wenn Gefühle oder Erinnerungen auftauchen.

Reise zur inneren Weisheit

Siehe hierzu eine gesprochene Reise auf meiner CD *Die Energie der Chakren*, Kösel-Verlag, München 2006 (Seite 200).

Meditationen

■ *Wenn Menschen die Erleuchtung erlangen, ist das, wie wenn der Mond sich im Wasser spiegelt. Der Mond wird nicht nass, das Wasser wird nicht durchstoßen. Obwohl es ein gewaltiges, ungeheures Licht ist, hat es Platz in einem kleinen bisschen Wasser – selbst der ganze Mond, der ganze Himmel haben Platz in einem Tautropfen im Gras, ja selbst im winzigsten Tröpfchen Wasser. Die Erleuchtung zerschmettert den Menschen nicht, wie der Mond das Wasser nicht zerteilt. Der Mensch schränkt die Erleuchtung nicht ein, wie der Tautropfen den Mond am Himmel nicht einschränkt.* ■

Zen-Meister Dogen, 1200–1253

■ *Jeder Mensch hat eine innere Aufgabe*
Du kannst die deine suchen
Du kannst sie sogar finden
Was du brauchst?
Achtsamkeit nach innen
Bewusstwerden deiner Selbst
Immer wieder ein Lächeln
Aufstehen, wenn du stolperst
Dann, wenn du spürst
»dieses Tun klingt in mir an«
nimm den Klang entgegen
und vertief dich in das Tun ■

Ursa Paul

■ *Zweierlei Menschen sind wir zugleich: ein äußerer und ein innerer. Der äußere Mensch besteht aus dem Körper und jeden Seelenkräften, die mit dem Körper zusammen wirken, mit Auge, Ohr, Zunge … Dieser äußere Mensch heißt auch der »irdische« oder »alte« Mensch. Der andere Mensch, unser guter Engel oder innerer*

Freund, unser ewiges Selbst, rät und führt uns immerfort zu dem, was zeitlos und wesentlich ist. Man kann ihn auch den »himmlischen« oder »neuen« Menschen nennen. ■

Meister Eckhart

■ *Zwei goldgefiederten Vögeln gleich,*
wohnen auf Zweigen von gleichem Baume –
unzertrennliche Gefährten –
das irdische Ich und das unsterbliche Selbst.
Das Ich kostet des Baumes süße und bittere Früchte
Das Selbst, still nur betrachtend, lässt beide unberührt. ■

Upanishaden

Eine weitere Meditation finden Sie mit einem Foto auf Seite 183.

Yoga-Asanas zum Stirnchakra

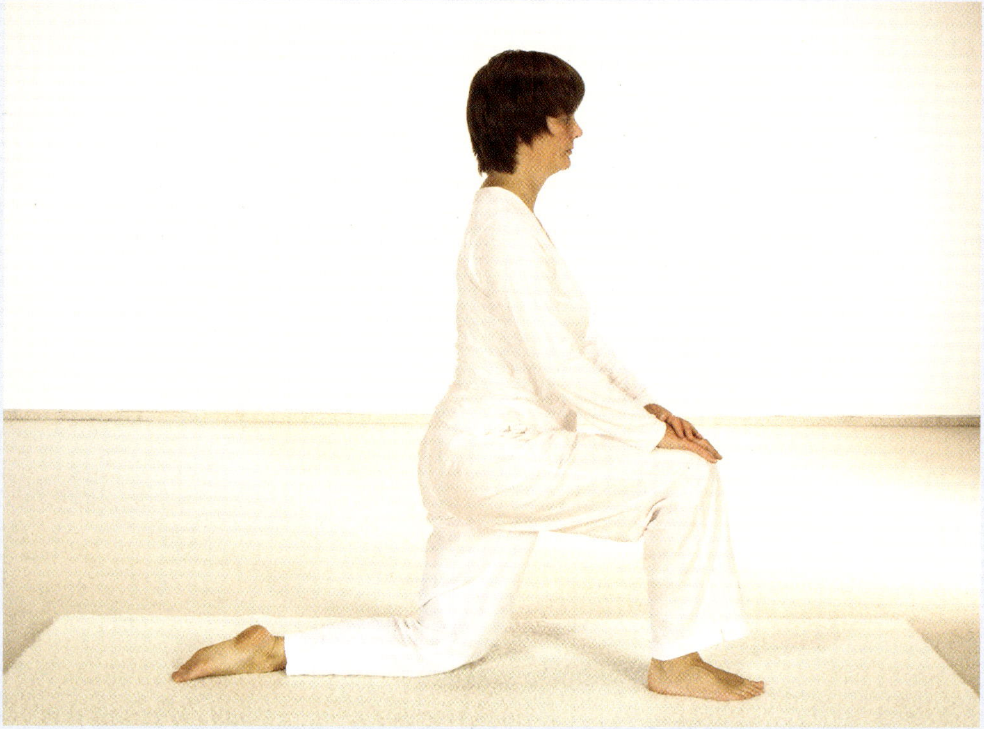

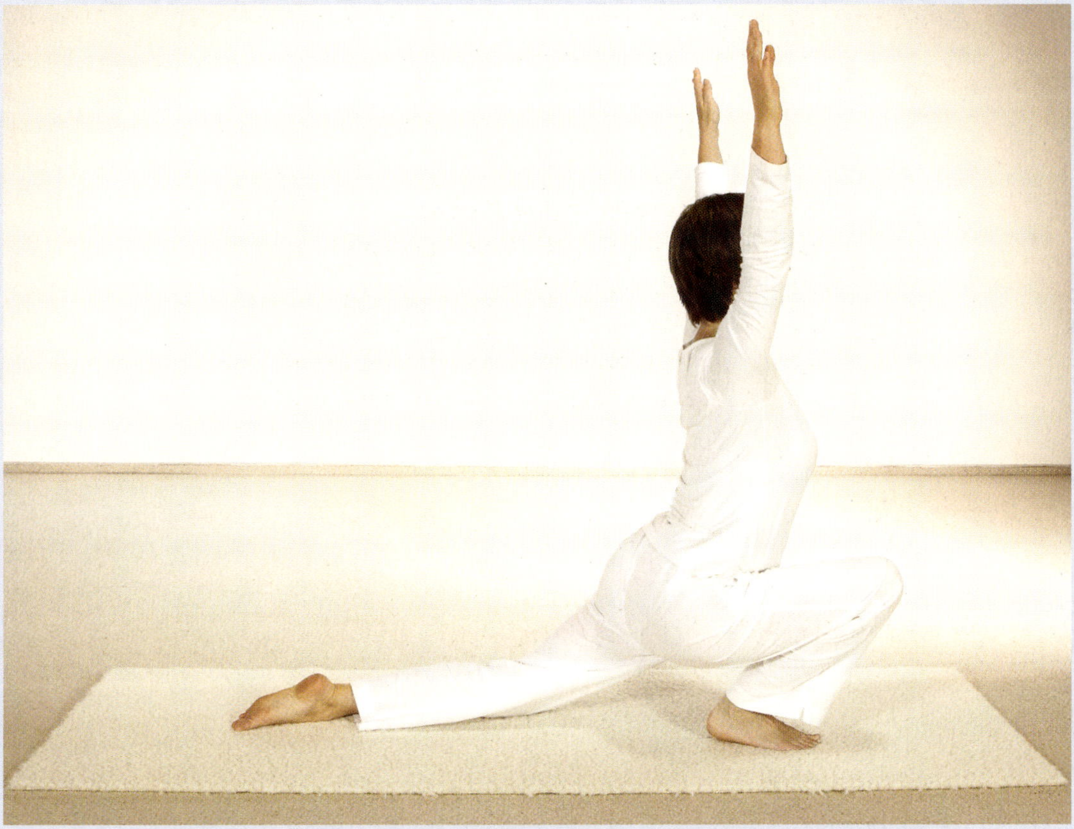

Vom halben Kniestand ausgehen. Rechten Fuß vorne aufsetzen, Wirbelsäule und Becken aufrichten, nicht im Hohlkreuz sein. Im Ausatmen Gewicht nach vorne verlagern, Hüftgelenk maximal beugen, dabei die Arme nach oben führen. Im Einatmen Arme senken, Gewicht wieder zurückverlagern. Einige Male wiederholen. Dann in der halben Kobra verweilen, mit dem Becken tief zur Erde fühlen, im Herzraum offen und weit, mit dem dritten Auge in die Unendlichkeit schauen. Ausruhen in Yoga-Mudra, dann andere Seite üben.

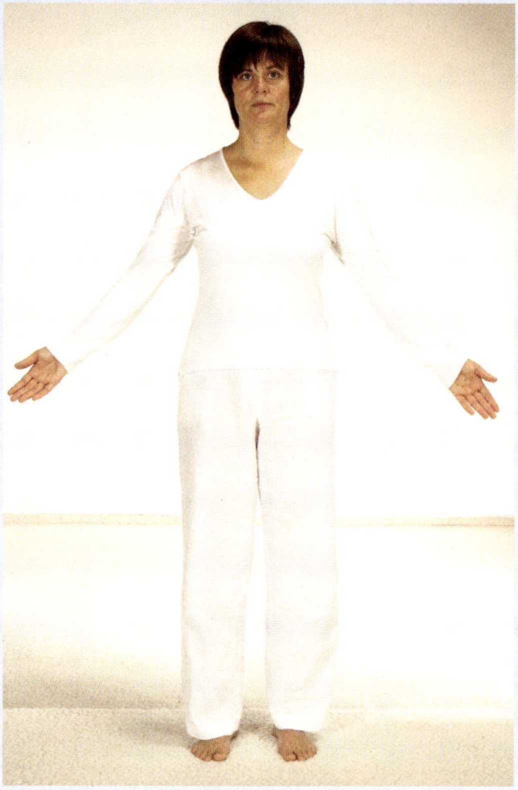

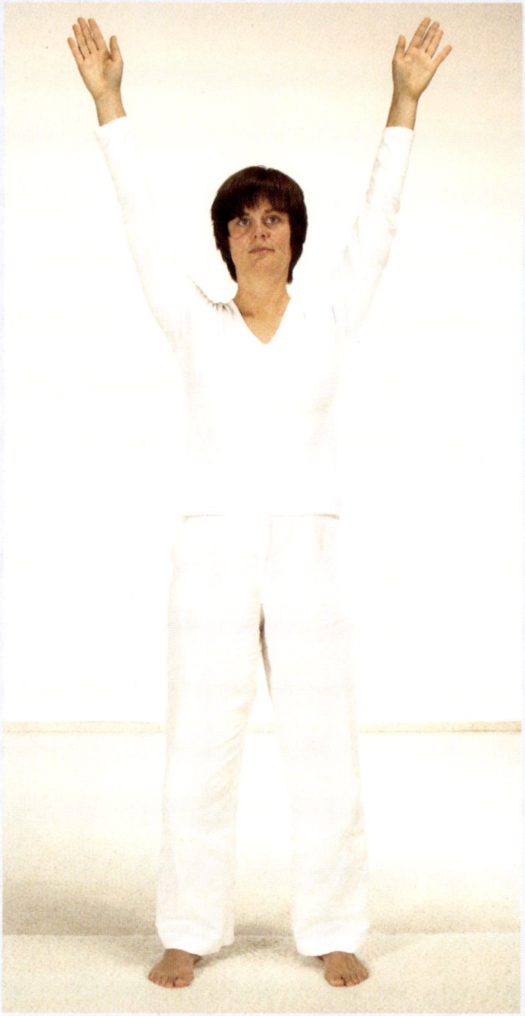

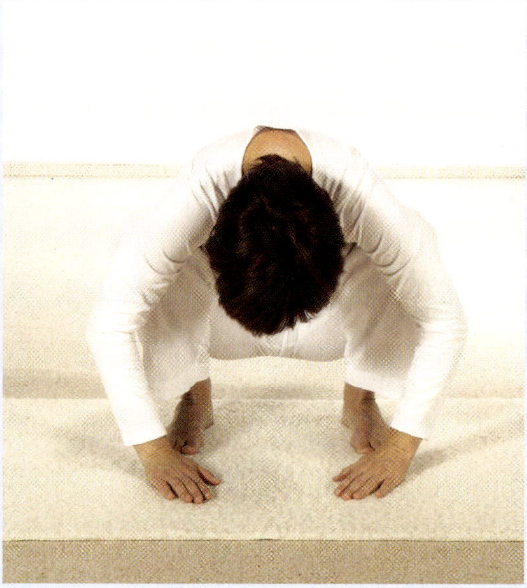

Kleiner und großer Atemkreis mit Lichthülle
Im Einatmen die Arme über die Seite heben, im Ausatmen vorne an der Aura entlang die Arme absenken. Dies einige Male wiederholen, dabei eine Lichthülle in einer transparenten Farbe (z.B. ein lichtes Blau) visualisieren, die Schutz und Geborgenheit gibt. Nach einiger Zeit den Atemkreis größer werden lassen, dabei in die Hocke gehen, die Erde berühren und im Hochgehen die Arme wieder über die Seite mit nach oben nehmen. Einige Male wiederholen. Am Ende ruhige Standhaltung einnehmen und nachspüren.

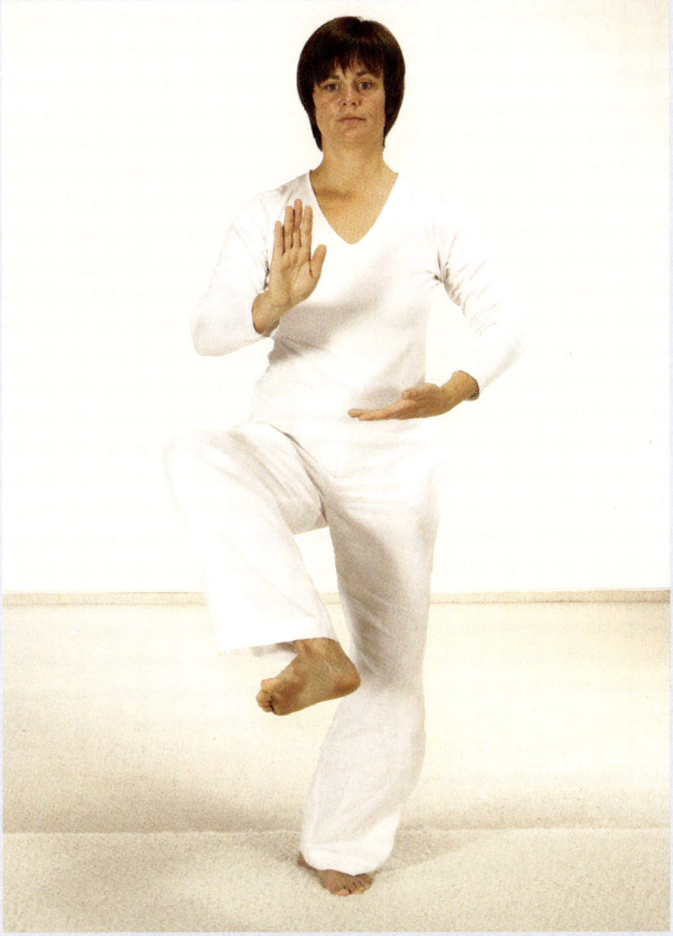

Die Shiva-Tanzhaltung
Gut geerdet mit beiden Beinen stehen. Gewicht auf linken Fuß verlagern, rechtes Bein anwinkeln, Oberschenkel fast waagrecht halten, rechte Ferse nach unten dehnen. Die rechte Hand schaut mit der Handinnenfläche nach vorne, die Geste der Schutzverheißung (Furchtabweisung). Die linke Hand ist wie eine geöffnete Schale, die Geste der Wunschgewährung (Barmherzigkeit).

Wenn der Tanz beginnt,
ist da nur der Tanz
und kein Tänzer mehr.

Upanishaden

SIEBTES CHAKRA
Kronenchakra
Sahasrara

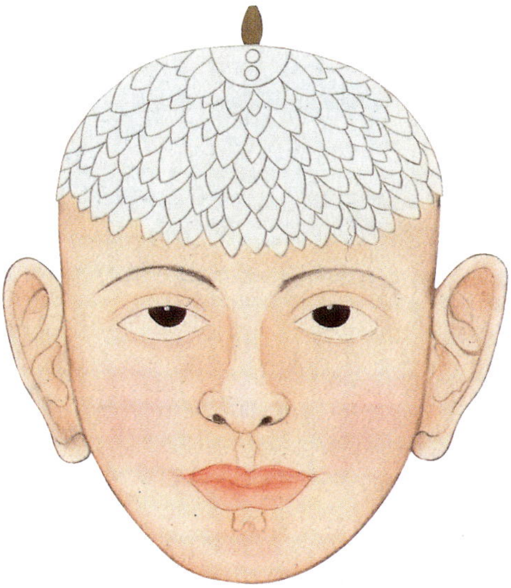

1. **Körperlicher Bereich:** Scheitel, Raum über dem Scheitel
2. **Farbe:** Weiß
3. **Drüse:** Zirbeldrüse
4. **Mantra:** mmm ... (Summen)
5. **Gottheit:** Die kosmische Hochzeit von Shiva und Shakti, die Vereinigung von reinem Bewusstsein und reiner Lebensenergie
6. **Symbol:** Der vollkommene Kreis, umringt von tausend Lotusblättern, die zur Erde weisen. In der Mitte der Bindu, der Punkt im leeren Raum.
7. **Psychische Qualität:** Das Absolute, das universale Bewusstsein, Befreiung, Erlösung, Erleuchtung, numinose Erfahrung, Überbewusstsein in der Erfahrung von Klang und Licht
8. **Affirmation:** »Ich bin reines, strahlendes Licht.«

Symbolische Kraft

Öffnung zum Unendlichen – zu Gott

Oberhalb des Scheitelpunktes befindet sich das Kronenchakra, der tausendblättrige Lotus. Im Tantrismus spricht man hier von der kosmischen Hochzeit der Shakti-Energie, der Lebensenergie, mit dem Shiva-Bewusstsein, dem reinen, ruhenden Bewusstsein. Eine Vereinigung, die in das Brahman-Bewusstsein führt, der höchsten Gottheit. Unermessliche Ruhe und Stille findet sich in diesem Chakra. Die Erfahrung der Einheit und Verbundenheit mit dem ganzen Universum, die Erfahrung der absoluten Fülle oder absoluten Leere ist hier gemeint. Die Zahl der tausend Lotusblätter deutet darauf hin, dass eine unendlich große Kraft in uns wirkt, die größer ist als wir selbst und mit der wir uns in allem verbinden können. Hier entsteht die Öffnung zum Unendlichen, zum Grenzenlosen, zu dem, was wir Gott nennen können. Der Scheitel ist in vielen religiösen Traditionen der Ort, wo göttliche Kraft eintreten und Lebensenergie – wenn wir beim Sterben und Tod in die größere Wirklichkeit hinübergehen – austreten kann. Jedes Wort versagt, um eine Beschreibung dieser Erfahrung zu verdeutlichen, und doch ist es erfahrbar und vielleicht für sehr viele Menschen auch schon ahnungsweise da gewesen.

Im Rinzai-Zen benutzt man Koans, man könnte sie geistige Denkrätsel nennen, um das gewöhnliche Bewusstsein aufzubrechen. Der Meditierende soll erkennen, dass jenseits von Intellekt und Verstand eine andere Wirklichkeit existiert. Durch ausdauerndes Üben sollen Erfahrungen tief greifenden Erwachens aktiviert werden. Dies ist sicherlich ein wichtiger Weg. Die Gefahr liegt jedoch darin, dass eine Art »Sucht« nach diesen außergewöhnlichen Zuständen entsteht oder dass diese Samadhi- bzw. Kensho-Erfahrungen benutzt werden, um das eigene Ego aufzublähen. Im Patanjali-Yoga wird ausdrücklich davor gewarnt, die so genannten Siddhi-Kräfte zu stark zu gewichten, weil dadurch eine Stagnation der spirituellen Entwicklung geschehen kann.

Die Soto-Schule aus dem Zen spricht deshalb von der Notwendigkeit, dass das Erwachen im Hier und Jetzt erfolgt und immer wieder nur in diesem heiligen Augenblick geschieht. Die Übungspraxis ist das Shikantaza, das Gewahrsein der Präsenz. So kann die Wirklichkeit in jedem Augenblick erhellt und erleuchtet sein und es sind dazu keine besonderen Gipfelerlebnisse nötig. Dies erfordert alltägliches Üben, jahrelanges Üben, bis alle Wirklichkeits- und Lebensbereiche von diesem Sakrament des Augenblicks durchflutet sind. Ähnlich kennen wir es auch im Bhakti-Yoga, wo die vollkommene Hingabe als Übungspraxis genutzt wird, jeden kleinsten Winkel unserer Handlungen, Gedanken, Gefühle von der Liebe zum Absoluten inspiriert sein zu lassen. Die Gefahr beim Üben im Rahmen dieser »Immanenz-Schulen« ist, dass wir bequem werden und das konzentrierte Bemühen um eine tiefere Wirklichkeitsschau vernachlässigen. Willigis Jäger, der in seiner Zen-Ausrichtung der Samboghyoda-Schule angehört, vereint diese beide großen Richtungen des Zen, also Rinzai und Soto, und versucht, auch hier einen gangbaren Weg für alle zu finden, die sich in eine spirituelle Übungspraxis hineinbegeben möchten.

Ein schöner Text aus dem Zen soll diesen Weg verdeutlichen.

Der wahre Weg

Ein Schüler kommt zu Zen-Meister Nansen und fragt ihn: »Was ist der wahre Weg?« Der Meister erwidert: »Der alltägliche Weg ist der wahre Weg.« Wiederum fragt der Schüler: »Kann man den Weg erlernen?« Der Meister antwortet: »Je mehr du lernst, desto weiter kommst du von dem Weg ab.« Darauf fragt der Schüler: »Wenn man dem Weg nicht durch Lernen näher kommen kann, wie kann man ihn dann erkennen?« Meister Nansen spricht: »Der Weg ist kein sichtbares Ding. Er ist nichts Erkennbares und auch nichts Unerkennbares. Suche ihn nicht, lerne ihn nicht, nenne ihn nicht. Sei weit und offen wie der Himmel, und du bist auf dem Weg.«

Zen-Meister Nansen

Im Raja-Yoga werden in den alten heiligen Schriften die Prozesse zum Erreichen des höchsten Bewusstseins oder Shamadhi in folgender Weise beschrieben. Zuerst nimmt man wahr, dass alles eine Manifestation von Brahman ist. Dies ist eine philosophische Erkenntnis, der man allein durch geistige Studien näher kommen kann. Der zweite Schritt ist die Erkenntnis, dass die Grundlage eines jeden selbst Atman ist. Dieses Atman im Inneren ist ebenfalls eine Manifestation von Brahman. Atman und Brahman werden eins. Im nächsten Schritt, den man letztlich nur als Yogi erfahren kann, entsteht die Erkenntnis: »Tat tvam asi« – »Das bist du«. Das bedeutet, dass alles du selbst ist, oder: Gott ist alles, auch du selbst.

Es geht in diesem dritten Schritt nicht um eine philosophische Erkenntnis, sondern um die Erfahrung, dass dies jeden ganz persönlich angeht. Wir sprechen nicht über irgendetwas, sondern über dich! So heißt es in den alten Schriften. Diese Erfahrung mündet letztlich in die Erkenntnis, dass Atman und Brahman gleich sind, also letztlich alles diese Manifestation des Göttlichen ist.

Psychologischer Zugang
Der Tod des Ichs

Als Beispiel für ein tief greifendes Erlebnis mit einem Patienten möchte ich nochmals Stephan Hagen erzählen lassen:

Es handelt sich bei diesem Patienten um einen Tumorpatienten, der Atheist war. Beruflich arbeitete er als Kameramann und seinen Ausgleich suchte er im Jogging-Laufen. Dieser Patient hatte schon drei Rezidive eines Hirntumors und bekam nun erneut Chemotherapie und Bestrahlung. Wir sprachen über die Traurigkeit und über die Wut, wie unpersönlich die Behandlung der ständig wechselnden Ärzte sei. »Es ist zum Verzweifeln«, sagte er.

Ich bat ihn, da mal hinzuspüren, wo die Ärzte ihn aus eigener Angst im Stich lassen. Er schloss die Augen und widmete sich von innen her ganz der Angst. Er sah einen schwarzen Fleck, wie einen Krater geformt, innen drin tiefschwarz. Ich bot ihm an, mit ihm zusammen da hineinzugehen. Auf die Frage, was er zur Begleitung brauchen könnte, legte ich auf seinen Wunsch meine Hand auf seine Stirn. Wir schauten in das schwarze Loch, auf unsicheren Boden, auf dem man weit einsinken konnte, wir sahen schwarz. Er sah schwarzen Sand, in dem er wie eingesogen unterzugehen drohte, wie ein Versinkender im Moor. Ein starker Druck auf dem Brustkorb drückte ihm die Atmung ab. Ich spürte deutlich in meinem Inneren, es geht um den Tod des »Ich«, vor dem alle so Angst haben.

Ich folgte meiner Intuition und erklärte ihm, dass es eine geistige Kraft gibt, die Signale vom Wesen, dem Inneren selbst empfängt. Erinnere dich daran, wie du dich vor vier Wochen verliebtest und plötzlich innerlich wusstest, ich muss diese Frau jetzt im Krankenhaus besuchen. Damals hast du dieser inneren Stimme, die »little voice«, wie Gandhi sie nannte, gehört und bist einfach täglich ins Krankenhaus gefahren. Daraus ist dein Verliebtsein entstanden, ein unerwartet tiefes Geschenk für dich. Das war die Erfahrung von einer geistigen Kraft, die dir geschenkt, die dich vom Inneren her geführt hat. So ist das auch im Tod, das Ich wird mit Erde verschüttet, erstickt oder wird dem Feuer überantwortet. Das Feinstoffliche, Geistige lebt weiter.

»Ich verstehe jedes Wort, das du sagst«, antwortete er aus seinem tiefsten Lebenskern. Es lag eine tiefe Ruhe und Zufriedenheit in seinem Gesicht. Ich war glücklich, meiner inneren Stimme und dem Wagnis gefolgt zu sein, ihm mein innerlich entstandenes Bild vom Ich-Tod anzuvertrauen. Es lag eine ruhige und leuchtende Kraft in und um unser Zimmer herum. Als ich meinen Tumorpatienten das letzte Mal besuchte, lag er in einem schweren Atemprozess, den die Mediziner Schnappatmung nennen. Er war zu Hause bei seiner jungen Geliebten, die ihn zu sich aufgenommen hatte. Wenige Stunden vor seinem Tode, so erzählte mir die Geliebte, setzte sich ihr Freund – aus diesem Koma der Schnappatmung, aus dieser intensiven Trance – als Vorbereitung auf die letzte Stunde noch einmal auf. Sie gingen die glücklichen und schweren Stunden ihres kurzen gemeinsamen Lebens noch einmal durch, ein letzter tiefer Austausch, dann schlief der Patient in der darauf folgenden Nacht ruhig ein und verließ friedlich seinen Körper.

Die Begleitung eines Sterbenden ist meist ein sehr großes Geschenk, ähnlich wie das Begleiten einer Geburt oder auch das Begleiten einer Psychose, in welcher Menschen häufig an spirituelle Erfahrungen herangeführt werden. Eine gute Vorbereitung für diese Sterbebegleitung oder Begleitung in spirituellen Krisen ist die bewusste Atemmeditation. Über die Atemachtsamkeit werden wir an das Erleben des Augenblicks herangeführt und unmittelbar dadurch an unseren geistigen Ursprung, können so Vertrauen bekommen, dass wir wirklich geistige Wesen sind, und dies in den Meditationserfahrungen auch wirklich in unserem Körper gegründet erleben.

Let the heaven be reflected in the earth, Lord, that the earth may turn into heaven.

Sufi-Lied

Eine gute Freundin von mir, die an einer schwer wiegenden Tumorerkrankung litt, besuchte mich in den letzten Wochen ihres irdischen Lebens. Wir sangen einige Lieder und unterhielten uns in unserer Freundes-Gruppe. Ein Gruppenmitglied fragte sie, wie es ihr ginge. Sie teilte in völlig entspanntem und ruhigem Ton mit: »Ich möchte einfach nur da sein.« Sie wollte nichts erzählen von der Vergangenheit oder der Zukunft, sondern sie konnte sich ganz in das Erleben des jetzigen Augenblicks einlassen und sich mit den Liedern und der Anwesenheit lieber Menschen tief in das Vertrauen des Geheimnisses unseres Lebens einlassen. Vier Wochen nach dieser Begegnung verließ sie friedlich ihren Körper.

Begleitung im Alltag
Der Weg geht weiter

Graf Dürckheim spricht von der numinosen Erfahrung, die einen Menschen überwältigen kann, in der er vom Göttlichen berührt wird. Er nennt dazu verschiedene Bereiche, in denen sich diese Erfahrung im Alltag aufschließen kann:

- in der Natur (z.B. ein Sonnenaufgang, ein Regenbogen);
- in der Kunst (Musik, Kunst, Poesie);
- in dem Ritus der Religionen (vom Heiligen berührt werden);
- in der Liebe (in dem Berührtwerden, der Auflösung der Ich-Grenzen und Verschmelzung mit einem anderen Menschen oder eine allumfassende Liebesempfindung).

Dies sind Bewusstseinsfelder, in die in besonderer Weise die Erfahrung des Göttlichen hereinragen kann, wo es nicht mehr heißt: Ich schaue die Blume an, sondern die Blume schaut mich an. Denn letztlich kann es in jedem Augenblick geschehen, so wie es viele Zen-Geschichten erzählen.

Immer wenn wir Gipfelerfahrungen oder -erlebnisse von außergewöhnlicher Einheit, Verbundenheit oder Erleuchtung haben, sollten wir sie als Geschenke nehmen, die uns Kraft geben, den Weg unseres persönlichen und spirituellen Lebens mutig weiterzugehen. Viele machen die Erfahrung, wieder herauszufallen, zurückzufallen in die dunkle Nacht des Getrenntseins, des Alleinseins, des Krankseins an Seele, Körper oder Geist. Der Weg geht weiter und diese dunklen Erfahrungen gehören dazu.

> *Vor der Erleuchtung sind Berge, Berge und Bäume, Bäume.*
> *Während der Erleuchtung sind Berge die Thronsitze von Göttern*
> *und die Bäume Träger der Weisheit.*
> *Nach der Erleuchtung sind Berge, Berge und Bäume, Bäume.*
>
> Zen-Weisheit, zitiert nach Jack Kornfield, Frag den Buddha und geh den Weg des Herzens

> *Vor der Erleuchtung Holz hacken, nach der Erleuchtung Holz hacken.*
>
> Zen-Weisheit

Also auch nach solchen bewusstseinserweiternden Erfahrungen landen wir wieder hart oder sanft in der ganz alltäglichen Wirklichkeit. Doch diese Wirklichkeit ist anders geworden, weil in uns selbst die Spur der Erleuchtung eine neue Wahrnehmung oder eine neue Zuversicht oder eine neue achtsamere Haltung ermöglicht. Das Bild der Chakren-Spirale (siehe Seite 50.) verdeutlicht diese Erfahrung vom immer wieder neuen Anfang, von Erlebnissen, die sich scheinbar wiederholen, die jedoch auf einer höheren Ebene, in einer anderen Erfahrungsmatrix zu neuen Entwicklungsschritten herausfordern.

Übungen

Fragen zur Selbsterkennung

- Nehme ich mir Zeit für eine tägliche Meditation oder einer Begegnung mit dem höheren, göttlichen Selbst oder einem stillen Gebet?
- Erlaube ich mir, ein Fragender zu sein, was die Geheimnisse unseres Lebens betrifft, nicht auf alles gleich eine Antwort parat zu haben?
- Nehme ich mir Zeit für das Lesen von heiligen Schriften, wie die Bibel, Buddhas Schriften, die Veden, Upanishaden, der Koran oder Texte, die zu den Weisheitslehren unserer Welt zählen?
- Erlaube ich mir einmal im Jahr eine Zeit des Rückzugs aus allen Verpflichtungen und Aufgaben (wenigstens eine Woche), um innerlich Einkehr zu halten?

Meditation: »Den inneren Weg gehen«

■ *Lege dich entspannt auf den Boden oder nimm eine bequeme Meditationshaltung ein. Entspanne deine Füße, deine Beine, dein Becken, deinen Rumpf mit der ganzen Wirbelsäule, deinen Nacken, deinen Kopf, die Schultern, deine Arme und Hände. Spüre, wie dein Atem fließt und du dich durch das Ausatmen immer mehr loslässt und den Atem der Entspannung und Ruhe überlässt. Stelle dich dann auf dein drittes Auge – also dein Stirnchakra – ein und lasse eine ganze Weile dein Bewusstsein dort zentriert sein. Beginne dann dein inneres Auge immer klarer einzustellen, als würdest du durch einen dichten Nebel von Gedanken und Dingen, die dich beschäftigen, immer mehr in eine Klarheit des Erkennens hineinkommen. Versuche den Schleier des Nicht-Wissens wegzuziehen. Und stelle dein inneres, geistiges Auge auf sanfte und doch eindringliche Weise auf dein eigenes Leben ein. So, wie man ein Fernglas auf einen Punkt einstellt. Und versuche die Einstellung immer klarer werden zu lassen.*
Schaue dann, wenn der Nebel durchdrungen ist, auf dein Leben – dich selbst – und versuche ohne Gefühle oder starke Bewertungen oder Selbstmitleid dein Leben zu betrachten – und stelle dir folgende Fragen: Was gibt es da, was mich daran hindert, wirklich ich selbst zu sein? – Hege ich Groll oder negative Gefühle gegen irgendjemanden oder gegen irgendetwas? – Was steht mir auf meinem Weg zur Vollkommenheit am meisten im Wege? – Gebe ich genug Liebe? –
Wenn sich diese Fragen klar vor deinem geistigen Auge auch mit Antworten einstel-

len, dann lasse dich wieder entspannt in das Hier und Jetzt hineingleiten – mit deinem Denken und Fühlen, wie in ein ruhiges, tiefblaues Gewässer, und ruhe dich dort aus. Bleibe in diesem sanften, blauen, ruhigen Bad, so lange, wie du es brauchst, und bis du Kraft geschöpft hast, mit der Übung fortzufahren. Stelle dich dann wieder auf dein geistiges Auge ein, versuche wiederum mit Klarheit und alles durchdringendem Auge auf dein Leben zu schauen. Nimm dich nun, vielleicht noch ganz in der Ferne, aber klar, wahr, als jemand, der auf dem Weg geht. Sieh dich, wie du selbst alle Steine, die dort als Hindernisse liegen, wegräumst, um weitergehen zu können.

Tu dies in Achtsamkeit, in Liebe und Klarheit. Allem, was dir begegnet, begegne mit dieser Grundeinstellung von Achtsamkeit, Ehrlichkeit, Klarheit und Liebe. Sieh dich dann in einem wundervollen, hellen Licht, in der Farbe, die für dich jetzt gerade stimmig ist. Du leuchtest von innen her und bist zugleich von diesem Licht umhüllt. Sieh, wie alles, was dir begegnet, von diesem Licht angeleuchtet wird, und betrachte dich diesen Weg der Liebe gehend. Nimm dich wahr in deiner inneren Schönheit und in absolutem Seelenfrieden. Lasse dir dann noch eine Weile Zeit, entspanne dich vollkommen, ruhe dich aus von dieser Erfahrung und verweile eine Zeit lang still und dankbar für das, was dir gegeben wurde. ■

Marie-Luise Stangl

Vergänglichkeits-Meditation

Sitze in deinem Meditationssitz, achte wieder auf deinen Atem und lass dich mit jedem Atemzug mehr in die Stille hineinführen. Stelle dich dann darauf ein, bei jedem Einatem innerlich den Anfang, die Mitte und das Ende des Einatems wahrzunehmen und in gleicher Weise beim Ausatem, den Anfang, die Mitte und das Ende des Ausatems zu erleben. Fahre einfach fort, solange es dir die Konzentration erlaubt. Wenn du abschweifst, kehre immer wieder zu diesem »Mantra« zurück: Anfang – Mitte – Ende ...

■ *Om asatoma sad gamaya*
Tama soma jyotir gama ya
Mrityorma amri tam gamaya
Om shanti, shanti, shanti

Führe uns von der Unwissenheit zur Wahrheit
von der Finsternis zum Licht
vom Tod zum Leben. ■

Gebet aus den Veden

Atemreise durch die Chakren-Meditation

Hierzu gibt es auch eine gesprochene Anleitung auf meiner CD *Die Energie der Chakren*, siehe Seite 200.

Lotusblüten-Meditation

Setze dich bequem in deine Meditationshaltung mit aufgerichteter Wirbelsäule. Lege deine Hände wie eine Blumenzwiebel in deinen Schoß, sodass beide Hände sich umfassen, spüre deinen Atem und lasse dich immer mehr auf das Ein- und Ausatmen ein, dein Atem kann auf diese Weise ruhiger und langsamer werden.

■ *Stelle dir dann vor, dass die Kraft in dieser Wurzel, die symbolisch in deinen Händen liegt, sich langsam entfaltet wie eine Blumenzwiebel, währenddessen deine Hände sich öffnen und langsam nach oben steigen, stelle dir vor, dass die Wurzeln dieser Lotusblüte aus dem sumpfigen Erdreich des Teiches Nahrung mitnehmen und so den Stiel dieser Blüte beleben und länger werden lassen und der Stiel durch das Wasser nach oben wächst, bis er Blätter und eine Blütenknospe entwickelt.*
Während du ruhig und tief weiteratmest, lass diese Blütenknospe weiter nach oben wachsen, an deinem Herzchakra vorbei, an deinem Stirnchakra vorbei, bis über deinen Kopf und lass es geschehen, dass diese Blüte durch das Licht der Sonne und die Luft des Universums sich immer weiter öffnet, die Blütenblätter sich dem Licht entgegen sehnen. Lass dabei deine Finger sich öffnen, wie Blütenblätter, welche die Energie der Sonne und des Lichtes aufnehmen.
Verweile in dieser Haltung der Lotusblüte und nimm so deine eigene innere Schönheit und Feinheit in dieser Erfahrung wahr. Dann lass langsam diese Blütenblätter sich bewegen, vom Regen benetzen und wieder von der Sonne bescheinen. Am Ende des Sommers werden die Blätter müde und rollen sich allmählich wieder ein. Lass deine Finger sich zusammenrollen als Zeichen des Verblühens dieser Lotusblüte. Führe deine Hände und Arme langsam zurück in deinen Schoß, bis deine Hände

sich wieder in den Wurzeln einfinden. Mache dir bewusst, wie im Kreislauf des Lebens sich alles wieder zurückzieht, sich erneut sammelt in der Zwiebel, sich von der Welt wendet in das innerste Geheimnis. Verweile in dieser Meditation von Werden und Vergehen, von Ein- und Ausatmung und schaue in die Tiefe des Geheimnisses unseres Lebens. ■

Meditationen

■ *Oh, der du mir dienst,*
wo suchest du mich?
Siehe, ich bin bei dir.
Ich bin weder im Tempel noch in der Moschee,
weder in der Kaaba noch auf dem Kailash.
Weder bin ich in Riten und Zeremonien noch im Yoga oder in der Entsagung.
Wenn du ein wahrhaft Suchender bist, wirst du mich sogleich sehen.
Mir begegnen im gleichen Augenblick.
Kabir sagt: Oh, Sadhu!
Gott ist der Atem allen Atems. ■

Kabir

■ *Gott, Guru und das wahre Selbst sind identisch. Solange wir an der Vorstellung der Dualität (des Getrenntseins) festhalten, solange werden wir den Guru als jemanden suchen, der außerhalb von uns steht. Er lehrt jedoch die Wahrheit, und man gewinnt schließlich die Einsicht, dass der wahre Guru nichts anderes als das wahre Selbst ist. Befreiung ist nur im Inneren jedes Menschen. Wenn ein Mensch Befreiung sucht, zieht der innere Meister ihn nach innen und der äußere stößt ihn ins Selbst hinein ... Das Selbst bedeutet nur Sein, nicht dies oder jenes zu sein ... Dem wahren Selbst wohnt Glück inne. Die Suche des Menschen nach Glück ist eine unbewusste Suche nach seinem wahren Selbst. Das wahre Selbst ist unvergänglich, wenn ein Mensch es also findet, findet er gleichzeitig ein Glück, das ohne Ende ist ... Ihr und ich sind nicht verschieden. Was ich erlangt habe, ist sicher euch allen möglich. Ihr seid das wahre Selbst, jetzt und könnt niemals etwas anderes sein. Werft eure Sorgen in den Wind, wendet euch nach innen und findet Frieden.* ■

Ramanah Maharshi

■ *Durch die Kraft und Wahrheit dieser Übung*
Mögen alle Wesen Glück erfahren
Und die Ursachen von Glück
Mögen alle frei sein von Leid
Und den Ursachen von Leid
Mögen alle niemals getrennt sein vom höchsten Glück
Das frei ist von Leid
Mögen alle im Gleichmut leben
Ohne allzu viel Anhaftung und Abneigung
Und mögen sie leben im Wissen
Um die Gleichheit von allem was lebt. ■

Tibetisches Gebet

Siehe auch die Meditation auf der gegenüberliegenden Seite.

Yoga-Asanas zum Kronenchakra

Alle Asanas haben ein Ziel: Sie führen in den Lotussitz. Für uns Westeuropäer ist der Lotussitz nur schwer durchführbar. Doch mit beständiger Übung, vor allem dem Beweglichmachen der Hüft- und Kniegelenke und einer Stärkung des Rückens wird allmählich ein aufrechter Sitz auf dem Kissen möglich. Die Kniegelenke sollten etwas tiefer als die Hüftgelenke sein. Wem das schwer fällt, kann genauso auf einem Stuhl aufrecht sitzen. Wichtigstes Prinzip ist, dass die Wirbelsäule aufrecht, stabil und leicht (möglichst entspannt) gehalten werden kann.

Meditationshaltung (Seite 195)
In der Ruhe und Stille des Meditationssitzes ankommen. Dem Atem lauschen. Die Gedanken nicht zum Tee einladen, sondern vorbeiziehen lassen wie Wolken am Himmel. Immer wieder dieser Atemzug, die Stille, die Weite.

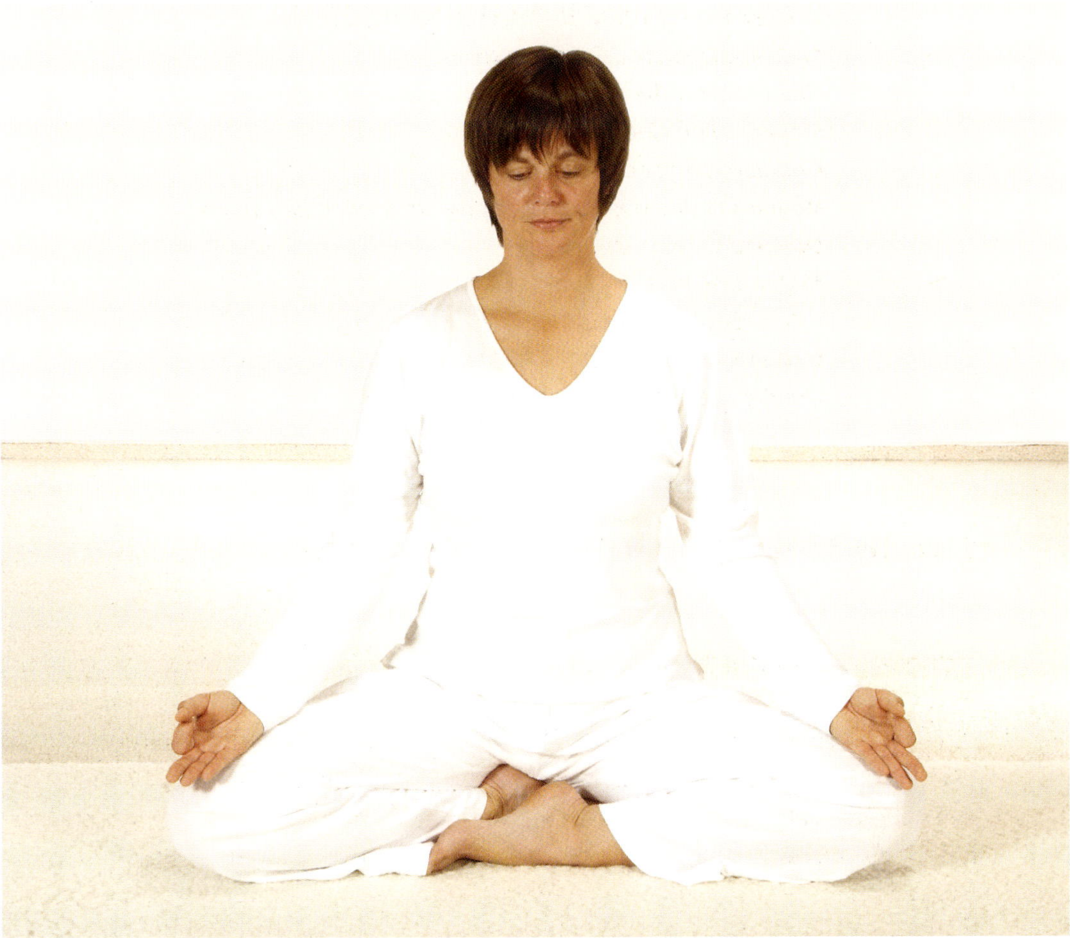

Die Seele ist licht

Rein und unbewegt

Sie ist mein wahres Wesen

Mein geistiges Selbst

Ich bin in meinem innersten Wesen

eins mit diesem Selbst

Ich ruhe in meinem innersten Wesen

Anneliese Harf

Die Reise durch die sieben Energiezentren findet im Kronenchakra ihren Höhepunkt und nimmt dort ihren Anfang für einen erneuten Weg durch die sieben Bewusstseinsebenen. Das Leben führt uns immer aufs Neue – mal von außen, mal von innen geleitet – auf das für jeden persönlich wichtige Chakren-Thema. So wachsen wir in Spiralbewegungen von einer Lebensstufe zur nächsten, von einer Bewusstseinsfarbe in die andere. Heilung und Reinigung alter seelischer Verletzungen werden möglich und öffnen den Weg des Erkennens und der Liebe.

Der Weg ist das Ziel!

Er bedeutet ein immer währendes Beginnen und beständiges Weiterwachsen. Möge unser Regenbogenkörper mehr und mehr leuchten, uns Heilung, Harmonie und Erneuerung bringen, auf dass dieses Leuchten unmittelbar in unserer Welt sichtbar werde. Auf diese Weise entdecken wir die ursprüngliche Quelle in uns, aus der wir leben – die Liebe als die schöpferische Kraft der Allverbundenheit.

DANK

- an meinen Mann Stephan Hagen, mit dem ich in einem immer währenden, fruchtbaren Wachstumsprozess stehe, für seine Liebe, Weisheit und praktische Unterstützung, von dem unendlich viele Erfahrungen in diesem Buch Eingang gefunden haben und ohne den dieses Projekt nie zustande gekommen wäre;
- an meine Kinder: Jonas, der mit künstlerischem und ästhetischem Können die Musik einfühlsam komponierte und als Audioproduzent die CD herstellte,
- und Dominik, der mir immer wieder geduldig den Computer mit seinen Möglichkeiten und Fallstricken erklärte;
- an meine Eltern, die mir zeitlebens volles Vertrauen in meinen Lebensweg geschenkt haben;
- an Eva Szabo, meine tantrische Lehrerin und Freundin, die mir mit Leidenschaft und Feingefühl die Chakrenlehre vorlebt;
- an Willigis Jäger, der mir seit vielen Jahren unerschütterlich den mystischen Weg der Gotteserkenntnis lehrt;
- an alle YogalehrerInnen, insbesondere Sri Ram, Roswitha Maria Kröner und Charlotte Bossinger, die mir den Yoga mit Liebe und dem Geist der Erneuerung vermittelt haben;
- an alle meine SchülerInnen, PatientInnen, KlientInnen, von denen ich unendlich viel gelernt habe;
- an meine YogafreundInnen, die mich ermutigt und beflügelt haben, meine Erfahrungen aufzuzeichnen;
- an meine Yogaschülerin Georgia Schneider, die alle Yogaübungen auf den Fotos präzise und anschaulich darstellte;
- an Wolf-Dietrich Weissbach, der mit geschultem, künstlerischem Blick die Yogaübungen fotografierte.
- an Angela Volkmann, die fachfraulich Korrektur gelesen hat, und an Ute Feldle, die in geduldiger Kleinarbeit meine Aufzeichnungen in den Computer eingegeben hat.
- an Ulrike Reverey, meiner Lektorin im Kösel-Verlag, und dem Kösel-Team, die mit außerordentlicher Klarheit mir wertvolle und freundliche Unterstützung für die Struktur und kreative Umsetzung dieses Buches gaben.

LITERATUR UND QUELLEN

Anand, Margot: *Tantra oder Die Kunst der sexuellen Ekstase* (Sky-Dancing-Tantra). Goldmann, München 1996

Aurobindo, Sri: *Der integrale Yoga*. Rowohlt TB, Reinbek 1986

Avalon, Arthur (Woodroffe Sir John): *Die Schlangenkraft*. Scherz, München 2003

Ayya, Khema: *Kleine Schritte auf dem Weg des Buddha*. Ihana, Oy-Mittelberg 1992

BDY – Berufsverband Deutscher Yogalehrer (Hrsg.): *Der Weg des Yoga. Handbuch für Übende und Lehrende*. Via Nova, Petersberg 1991

Böll, Heinrich, in: Traber, Otmar, a.a.O.

Bradshaw, John: *Das Kind in uns*. Droemer-Knaur, München 2000

Bruyére, Rosalyn: *Das Geheimnis der Chakras*. Heyne, München 1998

Buber, Martin, in: Kalender »Worte durch das Jahr 2001«. Kiefel-Verlagshaus, Gütersloh 2000

Buddha, in: Kornfield, Jack: *Frag den Buddha und geh den Weg des Herzens*, a.a.O.

Campbell, Joseph: *Die Kraft der Mythen*. Artemis & Winkler, Zürich 1994, S. 149

Desikachar, T.K.V.: *Über Freiheit und Meditation*. Via Nova, Petersberg 2003

Dürckheim, Graf Karl: *Hara. Die Erdmitte des Menschen*. O.W. Barth, Bern 2003

Epstein, Mark: *Gedanken ohne den Denker*. Krüger, Frankfurt 1996, S. 99

Gibran, Khalil: *Der Prophet*. © Patmos Verlag GmbH & Co. KG/Walter Verlag, Düsseldorf 2003, S. 13 ff./S. 15 f.

Govinda, Lama A.: *Grundlagen tibetischer Mystik*. O.W. Barth, Bern 1975

Grof, Stanislav: *Geburt, Tod und Transzendenz*. Rowohlt TB, Reinbek 1991

Haich, Elisabeth: *Sexual Energy and Yoga*. New York 1982

Haikel, Reb, H., in: Anand, Margot, a..a.O.

Harf, Anneliese: *Yoga. Weg zur Harmonie*. Falken, Niedernhausen/Ts. 1989, S. 12

Hess, Irmgard: *Vertrauen gegen die Angst*. In: »Münsterschwarzacher Bildkalender«, Bammental 1998

Hinze, Oskar, M.: *Der göttliche Tanz*. Kunzelmann, Adliswil 1998

Indianische Weisheit, in: Recheis, Käthe/Bydlinsky, Georg, a.a.O.

Jäger, Willigis/Grimm, Beatrice: *Der Himmel in dir*. Kösel, München 2000

Jäger, Willigis: *Die Welle ist das Meer*. Herder, Freiburg 2000

Jäger, Willigis: *Suche nach der Wahrheit*. Via Nova, Petersberg 1998, S. 95

Jellouschek, Hans: *Die Kunst als Paar zu leben*. Kreuz Verlag, Stuttgart 2002

Jung, Carl Gustav.: *Archetyp und Unbewusstes*. Walter, Zürich 1996

Jung, Carl Gustav.: *Mensch und Kultur*. Walter, Zürich 1995

Kabbal, Jeru: *Die Anwendung des Pendels, um die Kraft Deines Geistes zu erschließen*. apt-Institut, Mill Valley/CA. 1990

Kabir: *Im Garten der Gottesliebe*. Kristkreitz, Heidelberg 2005

Kornfield, Jack: *Frag den Buddha und geh den Weg des Herzens*. Kösel, München 2000, S. 30, 337

Kornfield, Jack: *Die Lehren Buddhas*. Knaur, München 2002, S. 23

Kurtz, Ron: *Hakomi – Körperzentrierte Psychotherapie*. Synthesis, Essen 1988

Laotse: *Tao Te King*. Hugendubel, München 2004
Lysebeth van, André: *Tantra für Menschen von heute*. Fribourg 1988
Maharshi, Ramanah, in: Harf, Anneliese, a.a.O.
Mallasz, Gitta: *Die Antwort der Engel*. Daimon, Einsiedeln 1991
Meister Eckhart: *Deutsche Predigten und Traktate*. Diogenes, München 1979
Moeller, Michael, L.: *Die Wahrheit beginnt zu zweit*. Rowohlt, Reinbek 1998
Mookerjee, Ajit: *Kundalini*. Origo, Bern 1984
Osho: *Das Licht der Bewußtheit*. Innenwelt, Zürich 2002
Patanjali/Bäumer, Bettina: *Die Wurzeln des Yoga*. O.W. Barth, Bern 1985, S. 120
Paul, Ursa, in: »Münsterschwarzacher Bildkalender«, Bammental 1998
Poeplau, Wolfgang: *In die Mitte der Welt führt Deine Spur. Texte Indianischer Weisheit*. Christopherus, Freiburg 1984, S. 46
Radhakrishnan, Sarvepalli: *Die Bhagavadgita*. Holle, Baden-Baden 1958
Recheis, Käthe/Bydlinsky, Georg: *Weißt du, dass die Bäume reden. Weisheit der Indianer*. Herder, Freiburg 1986
Reimers, Rita, in: *Münsterschwarzacher Bildkalender*
Rilke, Rainer, M.: *Sämtliche Werke in 6 Bänden*. Insel, Frankfurt/Main 1980
Rinpoche, Drukpa: *Tibetische Weisheiten*. dtv, München 1999
Rogers, Carl: *Der neue Mensch*. Klett-Cotta, Stuttgart 1997
Sams, Jamie/Carson, David: *Karten der Kraft*. Windpferd, Aitrang 1993, S. 62
Satir, Virginia: *Selbstwert und Kommunikation*. Klett-Cotta, Stuttgart 2002, S. 172
Schellenbaum, Peter: *Die Wunde der Ungeliebten*. Kösel, München 1990
Schweitzer, Albert, in: Vogel, W./Dorschner, M., a.a.O.
Sharamon, Shalila/Baginski, Bodo, J.: *Das Chakra-Handbuch*. Windpferd, Aitrang 2001
Smith, Jean: *Dem Lauf des Wassers folgen. Zen-Meditationen*. dtv, München 2001
Stangl, Marie-Luise: *Die Welt der Chakren*. Econ, München 1992, S. 68
Szabo, Eva/Schröter, Aman, P./Hövel ten, Gabriele: *Verführung zur Ekstase*. Nietsch, Freiburg 2000
Thich Nhat Hanh: *Mit dem Herzen verstehen*. © Theseus Verlag, Stuttgart 2005, S. 19 f.
Thich Nhat Hanh: *Nenne mich bei meinen wahren Namen*. Theseus Verlag, Berlin 1997
Thich Nhat Hanh: *Und ich blühe wie die Blume …* Aurum, Braunschweig 1995, S. 27
Traber, Otmar: *Beziehungskisten*, in: Prospekt »Katholisches Bildungswerk«, Ludwigsburg 2003, S. 6
Trökes, Anna/Tatzky, Boris/Pinter-Neise, Jutta: *Theorie und Praxis des Hatha-Yoga*. Via Nova, Petersberg 1998
Upanishaden, die schönsten. *Der Hauch des Ewigen*. Bauer, Freiburg 1994, S. 61
Vogel, Werner/Dorschner, Marlies: *Yoga mit Heilwirkungen*. Schnitzer, St. Georgen o.J., S. 99
Weiss, Halko (Hrsg.): *Quellen des Yoga*. O.W. Barth, Bern 1986
Widmer, Samuel: *Im Irrgarten der Lust*. Edition Heuwinkel, Allschwil 1997
Wilber, Ken: *Eine kurze Geschichte des Kosmos*. Fischer TB, Frankfurt 1997, S. 319
Wilber, Ken: *Vom Tier zu den Göttern*. Herder, Freiburg 1997
Wilber, Ken: *Wege zum Selbst*. Goldmann, München 1991
Zenkei Shibayama: *Zu den Quellen des Zen*. Heyne, München 1988, S. 156
Zink, Jörg: *Zwölf Nächte. Was Weihnachten bedeutet*. © 1991 Verlag am Eschenbach GmbH, Eschbach/Markgräflerland
Zink, Jörg: *Erde, Feuer, Luft und Wasser*. Kreuz Verlag, Stuttgart 1986, S. 181